高等职业教育医学卫生类专业规划教材

全国高职高专院校教材

供助产、妇幼卫生、护理等专业用

助产技术

Midwifery Techniques

张 红 主编

U0190471

重庆大学出版社

内容提要

本书涵盖了生理产科、病理产科、胎儿及新生儿学等方面的内容,包含孕产妇及围生儿临床处置和护理方面的新知识、新技术、新技能,内容全面、重点突出、实用性强。

本书是助产、妇幼卫生及护理等专业学生职业能力培养的核心教材,也是临床助产士实用的学习参考用书。

图书在版编目(CIP)数据

助产技术/张红主编.—重庆:重庆大学出版社,
2016.8(2022.1 重印)
高等职业教育医学卫生类专业规划教材
ISBN 978-7-5624-9739-4

Ⅰ.①助… Ⅱ.①张… Ⅲ.①助产学—高等职业教育
—教材 Ⅳ.①R717

中国版本图书馆 CIP 数据核字(2016)第 085614 号

高等职业教育医学卫生类专业规划教材
助产技术
(ZHUCHAN JISHU)
主编 张红
策划编辑:梁 涛
责任编辑:陈 力 何 敏 版式设计:梁 涛
责任校对:关德强 责任印制:赵 晟

*

重庆大学出版社出版发行
出版人:饶帮华
社址:重庆市沙坪坝区大学城西路 21 号
邮编:401331
电话:(023)88617190 88617185(中小学)
传真:(023)88617186 88617166
网址:http://www.cqup.com.cn
邮箱:fxk@ cqup.com.cn(营销中心)
全国新华书店经销
重庆升光电力印务有限公司印刷

*

开本:787mm×1092mm 1/16 印张:18.25 字数:433 千
2016 年 8 月第 1 版 2022 年 1 月第 3 次印刷
印数:3 501—5 000
ISBN 978-7-5624-9739-4 定价:45.00 元

本书是为适应我国"十三五"高等职业教育的改革和发展,以现代助产理念为指导,培养具有职业素养和实践操作能力的助产人员而编写的,是高职高专助产专业学生职业能力培养的核心教材,也是临床助产士实用的学习参考用书。

本书突破传统助产学教材编写顺序,以助产岗位需求为导向,归纳分析助产岗位任务,分类序化工作任务,选取 10 个典型的工作任务作为教学任务,分别置于孕妇保健(孕期保健门诊工作)、产妇及围生儿处理(产室工作)、常见孕产妇疾病护理(病室工作)3 个教学情境中进行项目教学编写,在每一个典型的工作任务中有完成任务必须具备的岗位职业能力及相对应的实践操作项目。本书突显了以任务引领,以职业实践能力培养为中心,寓教、学、做于一体的课程教材体系。

本书编写过程中摒弃了国内临床产科不再应用的操作项目,引进了孕产妇及围生儿临床处置和护理方面的新知识、新技术、新技能,内容全面、重点突出、实用性强。

为便于开展教学活动,本书编写时在每一个教学任务前设置有学习目标、知识点、案例导入,让学生能掌握学习重点及提高学习兴趣;正文中有知识链接,帮助学生了解助产相关新知识及新举措;正文后有思考题,以复习和巩固所学知识。

本书参编人员由医学类相关专业学校的"双师型"教师和临床一线的产科主任及资深助产士参加,使内容更加充实,贴近临床实际。本书在编写过程中得到编者所在学校及医院的大力支持,编写者付出了辛勤劳动,谨在此表示诚挚感谢! 本书编写参阅了国内知名专家学者近几年出版的《妇产科学》《助产学》及《妇产科护理》等教材,在此致以崇高的敬意!

因水平所限,疏漏之处在所难免,敬请广大师生及同行提出宝贵意见,以趋不断完善。

编 者
2016 年 3 月

项目 1 孕妇保健

项目 2 产妇及围生儿护理

项目 3　常见孕产妇疾病护理

项目 1

孕妇保健

任务 1　孕前妇女健康指导及优生保健

1.1　女性生殖结构保健指导

案例导入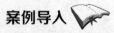

　　患者,女,18 岁。在进行体育锻炼练习跨栏时不慎摔倒,致外阴血肿疼痛难忍而就诊。

　　问题:请你评估该患者最易出血的部位是哪里? 为什么?

1.1.1　外生殖器

女性外生殖器又称外阴,是指生殖器官的外露部分,位于两股内侧之间,包括阴阜、大阴唇、小阴唇、阴蒂和阴道前庭,前为耻骨联合,后以会阴为界(图 1.1)。

【阴阜】

阴阜为耻骨联合前面隆起的脂肪垫。青春期该部皮肤开始生长阴毛,分布呈尖端向下的三角形,其粗细、色泽、疏密与种族等有关。阴毛是女性的第二性征之一。

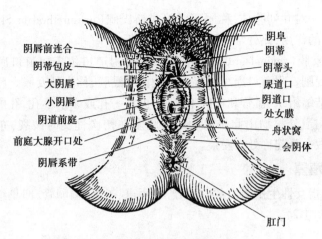

阴唇前连合
阴蒂包皮
大阴唇
小阴唇
阴道前庭
前庭大腺开口处
阴唇系带

阴阜
阴蒂
阴蒂头
尿道口
阴道口
处女膜
舟状窝
会阴体

肛门

图 1.1　女性外生殖器

【大阴唇】

大阴唇为两股内侧的一对隆起的皮肤皱襞,前接阴阜,后连会阴。大阴唇外侧面为皮肤,皮层内含有皮脂腺和汗腺,青春期长出阴毛;其内侧面皮肤湿润似黏膜。大阴唇皮下脂肪层富含血管、淋巴管和神经。受伤后极易出血形成血肿。未产妇女两侧大阴唇自然合拢,遮盖阴道口及尿道外口;经产妇因分娩影响大阴唇向两侧分开;绝经后大阴唇呈萎缩状,阴毛稀少。

【小阴唇】

小阴唇是指位于大阴唇内侧的一对薄皮肤皱襞。表面湿润、色褐、无毛,富含神经末梢,极敏感。两侧小阴唇前端相互融合,且分为两叶,前叶包绕阴蒂并形成阴蒂包皮,后叶形成阴蒂系带。大、小阴唇后端会合,在正中线形成一条横行皱襞,称阴唇系带。

【阴蒂】

阴蒂位于两侧小阴唇顶端的会合处,部分被阴蒂包皮围绕,与男性阴茎海绵体组织相似,具有勃起性。阴蒂由阴蒂头、阴蒂体、阴蒂脚三部分组成。阴蒂头神经末梢丰富,极其敏感。

【阴道前庭】

阴道前庭为两小阴唇之间的菱形区。前为阴蒂,后为阴唇系带,两侧为小阴唇。前方有尿道外口,后方有阴道口。阴道口与阴唇系带之间有一浅窝,称舟状窝(又称阴道前庭窝)。此区域内有以下结构:

1.前庭球(vestibular bulb)　又称球海绵体,位于前庭两侧,由具有勃起性的静脉丛构成。前接阴蒂,后邻前庭大腺,其上覆盖球海绵体肌。

2.前庭大腺(major vestibular glands)　又称巴多林腺(Bartholin glands),位于大阴唇后部,为一对黄豆大小的腺体,表面为球海绵体肌所覆盖。腺管细长 1~2 cm,开口于前庭后方小阴唇与处女膜之间的沟内。性兴奋时分泌黄白色黏液起润滑作用。正常情况下不能触及此腺,若感染或腺管开口闭塞,可形成前庭大腺脓肿或囊肿,此时则能看到或触及。

3.尿道外口(external orifice of urethra)　位于阴蒂头后下方及前庭前部,圆形,为尿道的开口。其后壁上有一对并列腺体,称尿道旁腺或斯氏腺(paraurethral or Skene glands),其分泌物有润滑尿道口的作用,此处常为细菌潜伏的场所。

4.阴道口及处女膜(vaginal orifice and hymen)　阴道口位于尿道口后方,前庭的后部。其大小、形状常不规则。阴道口周缘覆有一层较薄的黏膜,称为处女膜。膜的两面均为鳞状上皮所覆盖,内含结缔组织、血管和神经末梢,中央有一孔或多个小孔,孔的大小、形状、厚薄因人而异,经血及阴道分泌物由此排出。处女膜多在初次性交时破裂,亦可因剧烈活动受损,分娩后仅残留数个隆起称处女膜痕。

1.1.2　内生殖器

女性内生殖器指女性生殖器内藏的部分,由阴道、子宫、输卵管、卵巢组成。输卵管与卵巢称为子宫附件(图1.2)。

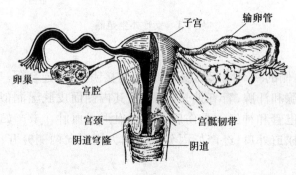

图1.2　女性内生殖器

【阴道】

阴道是性交的器官,也是月经血排出与胎儿娩出的通道。

1.位置与形态　位于真骨盆下部中央,为上宽下窄的管道,前壁长7~9 cm,后壁长10~12 cm,平时前后壁紧贴。阴道前壁与膀胱及尿道紧贴,后壁和直肠相邻。上端包绕子宫颈,下端开口于阴道前庭后部。环绕宫颈周围的部分称阴道穹隆,穹隆分前、后、左、右四部分。因阴道后壁较长,故后穹隆最深,其顶端与子宫、直肠陷凹紧密相贴,临床上可经此处穿刺或引流,是某些疾病诊断或手术时的重要途径。

2.组织结构　阴道壁由黏膜、肌层和纤维组织膜构成,有许多横纹皱襞和弹力纤维,故伸展性较大。阴道黏膜由复层鳞状上皮覆盖,色泽淡红,无腺体。性成熟期女性阴道黏膜受性激素影响发生周期性变化。幼女及绝经后妇女的阴道黏膜上皮菲薄,皱襞少,伸展性小,极易受伤而致感染。阴道肌层由内环外纵的两层平滑肌纤维构成,其外覆盖一层纤维组织膜,含多量弹力纤维及少量平滑肌纤维。阴道壁富含静脉丛,故局部受损伤易出血或形成血肿。

【子宫】

子宫为一壁厚、腔小的肌性空腔脏器。腔内覆有黏膜即子宫内膜,自青春期始至绝经过渡期,子宫内膜受性激素的影响,发生周期性改变并产生月经;性交时,是精子到达输卵管的通道;受孕后,是孕育胚胎及胎儿的场所;分娩时,子宫平滑肌收缩促使胎儿及其附属物娩出。

1.形态　成年未孕子宫呈前后略扁的倒置梨形，前面扁平，后面稍突出。重 50~70 g，长 7~8 cm，宽 4~5 cm，厚 2~3 cm，容量 5 mL。子宫上部较宽称子宫体（corpua uteri），其上端隆突部分为子宫底（fundus uteri），两侧为子宫角（cornua uteri）。子宫下部较窄呈圆柱状，称子宫颈（cervix uteri）。子宫体与子宫颈的比例在青春期前为 1∶2，育龄妇女为 2∶1，绝经后为 1∶1（图 1.3）。

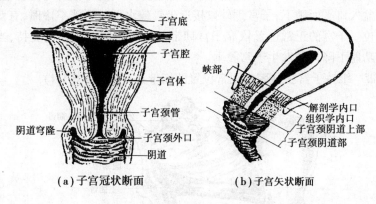

（a）子宫冠状断面　　　　（b）子宫矢状断面

图 1.3　子宫各部

子宫腔（uterine cavity）为上宽下窄的三角形，两侧与输卵管相通，尖端朝下接子宫颈管。子宫体与子宫颈间狭窄的部分，称子宫峡部（isthmus uteri），非孕期长约 1 cm，峡部上端在解剖学上最狭窄，称解剖学内口；峡部下端因宫腔黏膜在此处转变为子宫颈黏膜，称组织学内口。妊娠后，子宫峡部逐渐变薄伸长，为 7~10 cm，形成子宫下段，分娩时成为软产道的一部分。子宫颈内腔呈梭形，称子宫颈管（cervical canal），成年妇女的长 2.5~3.0 cm，其下端为宫颈外口。子宫颈以阴道附着部为界限分为宫颈阴道上部和宫颈阴道部。未产妇女的子宫颈外口呈圆形；经产妇受分娩影响，子宫颈外口横裂，分为前、后唇。

2.组织结构　子宫体与子宫颈的组织结构不同。

（1）子宫体：宫体壁由 3 层组织构成，由内至外分别为子宫内膜层、肌层、浆膜层（脏腹膜）。

子宫内膜衬于宫腔表面，软而光滑。可分为 3 层：致密层、海绵层和基底层。其表面 2/3 为致密层与海绵层，称功能层，从青春期开始受卵巢分泌的性激素影响，发生周期性变化；基底层为靠近子宫肌层的 1/3 内膜，不受卵巢分泌性激素影响，无周期性变化。

子宫肌层是子宫壁最厚的一层，非孕时厚约 0.8 cm。肌层由平滑肌束、弹力纤维及胶原纤维组成。肌束纵横交错似网状，分为 3 层：内层环行排列，中层多相互交织，外层纵行排列。肌层中含有血管，当子宫平滑肌收缩时血管受到压迫，能有效防止子宫出血。

子宫浆膜层即覆盖于子宫体底部及前后壁的脏腹膜，与肌层紧贴。在子宫前壁近峡部处，腹膜与子宫壁结合较疏松并向前反折覆盖膀胱，形成膀胱子宫陷凹，又称膀胱子宫返折腹膜；在子宫后壁，腹膜沿子宫壁向下至子宫颈后方及阴道后穹隆上方时，折向直肠形成直肠子宫陷凹（rectouterine pouch），又称道格拉斯陷凹（Douglas pouch），此处是盆腔最低点。

（2）子宫颈：主要由结缔组织构成，含少量平滑肌纤维、血管及弹力纤维。子宫颈管黏膜上皮细胞为单层高柱状上皮,内有许多腺体,分泌碱性黏液形成黏液栓堵塞宫颈管,可防御细菌上行感染。子宫颈管黏膜受性激素影响,发生周期性变化。子宫颈阴道部为复层鳞状上皮覆盖,表面光滑。柱状上皮与鳞状上皮在子宫颈外口交界,为子宫颈癌的好发部位。

3.位置　子宫位于盆腔中央,前为膀胱,后邻直肠,下端接阴道,两侧有输卵管和卵巢。子宫底位于骨盆入口平面稍下,子宫颈外口接近坐骨棘水平。膀胱空虚时,育龄妇女子宫呈轻度前倾前屈位。子宫的正常位置依靠子宫韧带与盆底肌肉及筋膜的支持,当上述支持组织结构破坏或功能下降均可发生子宫脱垂。

4.子宫韧带　维持子宫在盆腔内正常位置的韧带共有4对(图1.4)。

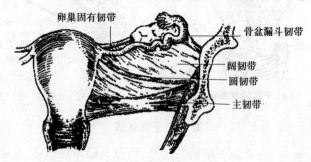

图1.4　子宫各韧带

(1)圆韧带(round ligament):呈圆索状,长12～14 cm,由结缔组织和平滑肌组成,表面为阔韧带前叶的腹膜覆盖。起自于两侧子宫角前面、输卵管近端下方,向前下方伸展达两侧骨盆侧壁,穿过腹股沟管终止于大阴唇前端。具有维持子宫前倾位置的作用。

(2)阔韧带(broad ligament):为一对翼形的双层腹膜皱襞。由覆盖子宫前后壁的腹膜于子宫两侧汇合,向两侧延展达盆壁构成。阔韧带分为前后两叶,其上缘游离,内2/3包围输卵管(伞端无腹膜遮盖),外1/3部由输卵管伞端下方向外延展达骨盆壁,称骨盆漏斗韧带(infundibulopelvic ligament),或称卵巢悬韧带(suspensory ligament of ovary)。卵巢的动静脉由此穿过。卵巢内侧与子宫角之间的阔韧带稍增厚,称卵巢韧带或卵巢固有韧带。卵巢与阔韧带后叶连接处称卵巢系膜。在输卵管以下、卵巢附着处以上的阔韧带称输卵管系膜,内有结缔组织及中肾管遗迹。子宫体两侧的阔韧带中血管、神经、淋巴管丰富,并有大量疏松结缔组织,称子宫旁组织,子宫附件的感染及晚期癌瘤常蔓延或转移至此。子宫动、静脉和输尿管均从阔韧带基底部穿过。阔韧带限制子宫向两侧倾斜,保持子宫位于盆腔中央。

(3)主韧带(cardinal ligament):又称子宫颈横韧带。位于阔韧带下部,横行于宫颈两侧和骨盆侧壁之间。为一对坚韧的平滑肌与结缔组织纤维束,是固定子宫颈位置,保持子宫不致向下脱垂的重要结构。

(4)子宫骶韧带(uterosacral ligament):从子宫颈后面的侧上方(相当于组织学内口水平),向两侧绕过直肠,终止于第二、三骶椎前面筋膜。韧带外有腹膜遮盖,内含平滑肌、结缔组织和支配膀胱的神经。韧带短厚有力,将宫颈向后向上牵引,间接维持子宫前倾位置。

【输卵管】

输卵管是卵子与精子结合的场所,也是运送受精卵至子宫腔的管道。

1.位置与形态　是一对细长而弯曲的管道,长8~14 cm,位于阔韧带上缘内,内侧与子宫角相连通,外侧游离呈漏斗状,与卵巢邻近。据其形态由内向外可分为4部分(图1.5):①间质部:即通入子宫壁内的部分,短而狭窄,长约1 cm;②峡部:位于间质部外侧,管腔狭窄细直,长2~3 cm;③壶腹部:在峡部外侧,管腔较宽大弯曲,长5~8 cm;④漏斗部或伞部:为输卵管末端,长1~1.5 cm,开口于腹腔,游离端呈漏斗状,管口处有许多指状突起,有"拾卵"作用。

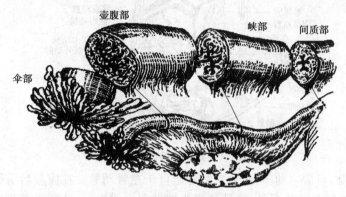

图1.5　输卵管各部及横切面

2.组织结构　输卵管管壁由浆膜层、平滑肌层、黏膜层构成。外层为浆膜层,是腹膜的一部分,即阔韧带的上缘;中层为平滑肌层,由内环外纵两层平滑肌组成,平滑肌收缩有助于孕卵向宫腔运行;内层为黏膜层,由单层高柱状上皮组成,上皮细胞分为纤毛细胞、无纤毛细胞、楔状细胞及未分化细胞4种。纤毛细胞的纤毛摆动有助于运送孕卵至子宫腔;无纤毛细胞分泌浆液起润滑作用;楔形细胞可能为无纤毛细胞的前身;未分化细胞又称游走细胞,为上皮的储备细胞。输卵管肌肉的收缩和黏膜上皮细胞的形态、分泌及纤毛摆动均受性激素影响,有周期性变化。

【卵巢】

卵巢是女性的性腺,具有生殖和内分泌功能,产生和排出卵子,分泌性激素。

1.位置与形态　为一对扁椭圆形器官,位于输卵管的后下方,内侧以卵巢固有韧带与子宫相连接,外侧以骨盆漏斗韧带连于骨盆壁,前缘借卵巢系膜与阔韧带后叶相连,后缘游离。卵巢前缘中部为卵巢门,其血管及神经由此出入卵巢。青春期前不排卵,表面光滑;自青春期开始排卵,表面凹凸不平;育龄妇女卵巢重5~6 g,约4 cm×3 cm×1 cm大小,呈灰白色;绝经后卵巢萎缩变小变硬。

2.组织结构　卵巢表面无腹膜,由单层立方上皮覆盖,称生发上皮。其内有一层致密纤维组织称卵巢白膜。卵巢白膜下即卵巢组织,分为皮质和髓质,皮质居外,内含数以万计的原始卵泡(又称始基卵泡)及致密结缔组织;髓质在中心,无卵泡,内有血管、淋巴管、神经、疏松结缔组织及少量平滑肌纤维。

1.1.3 血管、淋巴及神经

【血管】

1.动脉　女性内、外生殖系统的血液供应,主要来自卵巢动脉、子宫动脉、阴道动脉及阴部内动脉(图 1.6)。

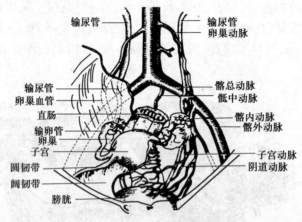

图 1.6　盆腔动脉的血液供应

(1)卵巢动脉:自腹主动脉分出,左侧可起自于左肾动脉。在腹膜后沿腰大肌下行至盆腔,跨过输尿管与髂总动脉下段,经骨盆漏斗韧带向内侧横行,从卵巢系膜进入卵巢门。卵巢动脉在进入卵巢门时分出若干分支供应输卵管,其末端在子宫角附近与子宫动脉上行的卵巢支相吻合。

(2)子宫动脉:为髂内动脉前干的分支。在腹膜后沿骨盆侧壁向下向前行至阔韧带基底部,至子宫外侧距子宫颈内口水平约 2 cm 处横跨输尿管,行至子宫侧缘,然后分为上下两支:

①子宫体支:较粗,沿子宫外侧迂蜒上行,至子宫角处分为子宫底支、卵巢支及输卵管支,分布于宫底部、输卵管、卵巢处。

②子宫颈阴道支:也称宫颈-阴道支。较细,下行分布于子宫颈、阴道上部及膀胱。

(3)阴道动脉:为髂内动脉前干的分支,与子宫颈阴道支及阴部内动脉的分支相吻合,分布于膀胱顶、膀胱颈及阴道的中、下部。故阴道上部由子宫动脉宫颈-阴道支供应,阴道中部由阴道动脉供应,阴道下部由阴部内动脉及痔中动脉供应。

(4)阴部内动脉:为髂内动脉前干终支,从坐骨大孔的梨状肌下孔穿出骨盆腔,绕过坐骨棘背面,经坐骨小孔达会阴及肛门,分为 4 支:①痔下动脉,分布于直肠下段及肛门部;②会阴动脉,分布于会阴浅部;③阴唇动脉,分布于大、小阴唇;④阴蒂动脉,分布于阴蒂及前庭球。

2.静脉　盆腔静脉均与同名动脉伴行,但数量多于动脉,在相应器官及其周围吻合形成静脉丛,盆腔感染及癌瘤极易蔓延和转移。卵巢静脉出卵巢门后形成静脉丛,与同名动脉伴行,右侧汇入下腔静脉,左侧汇入左肾静脉,故左侧盆腔静脉曲张较多见。

【淋巴】

女性生殖器官具有丰富的淋巴系统,淋巴结与相应的血管伴行。分为外生殖器淋巴与盆腔淋巴两组。

1.外生殖器淋巴 外生殖器淋巴分为深浅两部分。

(1)腹股沟浅淋巴结:分上、下两组,上组沿腹股沟韧带排列,收纳外生殖器、阴道下段、会阴及肛门部的淋巴;下组位于大隐静脉末端周围,收纳会阴及下肢的淋巴。其输出管大部分注入腹股沟深淋巴结,少部分注入髂外淋巴结。

(2)腹股沟深淋巴结:位于股管内、股静脉内侧,收纳阴蒂、股静脉区及腹股沟浅淋巴,汇入闭孔、髂外等淋巴结。

2.盆腔淋巴 盆腔淋巴分为3组。

(1)髂淋巴组:由闭孔、髂内、髂外及髂总淋巴结组成。

(2)骶前淋巴组:位于骶骨前面。

(3)腰淋巴组:也称腹主动脉旁淋巴组,位于腹主动脉旁。

阴道下段淋巴主要回流入腹股沟浅淋巴结。阴道上段淋巴回流与子宫颈淋巴回流相同,大部分汇入闭孔与髂内淋巴结,小部分汇入髂外淋巴结,并经髂总淋巴结汇入骶前淋巴结和(或)腰淋巴组。子宫底、输卵管、卵巢淋巴大部分汇入腰淋巴结,小部分汇入髂内外淋巴结。子宫体前后壁淋巴分别回流入膀胱淋巴结和直肠淋巴结。子宫体两侧淋巴沿圆韧带汇入腹股沟浅淋巴结。当女性生殖器官发生感染或癌瘤时,极易通过淋巴管蔓延和转移,导致相应淋巴结肿大。

【神经】

1.外生殖器的神经支配 主要由阴部神经支配。由第Ⅱ、Ⅲ、Ⅳ骶神经的分支组成,含感觉和运动神经纤维,与阴部内动脉走行一致。在坐骨结节内侧下方分成会阴神经、阴蒂背神经及肛门神经(又称痔下神经),分布于会阴、阴唇、阴蒂、肛门周围。

2.内生殖器的神经支配 主要由交感神经与副交感神经支配。交感神经纤维自腹主动脉前神经丛分出,入盆腔后分为两部分:①卵巢神经丛:分布于卵巢和输卵管;②骶前神经丛:大部分在子宫颈旁形成骨盆神经丛,分布于子宫体、子宫颈、膀胱上部等。骨盆神经丛中有来自第Ⅱ、Ⅲ、Ⅳ骶神经的副交感神经纤维及向心传导的感觉神经纤维。子宫平滑肌还具有自律活动,因此完全切断神经后子宫仍可产生节律性收缩,能完成分娩活动。临床上可见截瘫产妇仍能完成自然分娩。

1.1.4 骨 盆

女性骨盆(pelvis)是产道的重要组成部分,经阴道分娩时为胎儿娩出的必经通道,其大小、形状与能否顺利分娩密切相关。

【骨盆的组成】

1.骨盆的骨骼 由骶骨、尾骨及左右两块髋骨组成。每块髋骨又由髂骨、坐骨及耻骨融合而成;骶骨由5~6块骶椎融合而成,第一骶椎前突形成骶岬,是骨盆内测量及妇科腹腔镜手术的重要标志之一;尾骨由4~5块尾椎构成,上缘与骶骨相连形成骶尾关节(图1.7)。

2.骨盆的关节

(1)耻骨联合:位于骨盆前方,由两侧耻骨间的纤维软骨组成。

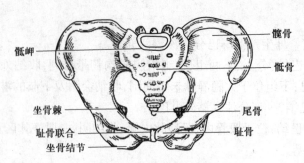

图1.7　正常女性骨盆

（2）骶髂关节：位于骨盆后方，在骶骨与左、右髂骨相连处。

（3）骶尾关节：位于骨盆后下方，为骶骨与尾骨联合处。

3.骨盆的韧带　较重要的两对韧带是骶棘韧带和骶结节韧带。

（1）骶棘韧带：起自骶骨、尾骨，终止于坐骨棘，其宽度即坐骨切迹宽度，是判断中骨盆是否狭窄的重要指标。

（2）骶结节韧带：起自骶骨、尾骨，终止于坐骨结节。

妊娠期受激素的影响，上述关节活动度有所增加，韧带可稍松弛，有利于分娩（图1.8）。

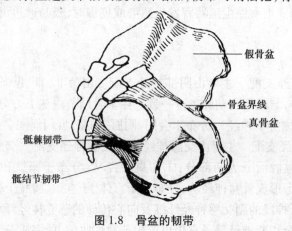

图1.8　骨盆的韧带

【骨盆的分界】

以耻骨联合上缘、髂耻缘及骶岬上缘的连线为界限，将骨盆分为假骨盆和真骨盆两部分。

1.假骨盆（false pelvis）　又称大骨盆。位于骨盆分界线以上。为腹腔的一部分，前方为腹壁下部，后方为第五腰椎，两侧为髂骨翼。假骨盆与分娩无直接关系，临床上测量假骨盆某些径线的长度可间接了解真骨盆的大小。

2.真骨盆（true pelvis）　又称小骨盆。位于骨盆分界线之下。分娩时，是胎儿娩出的通道，也称骨产道（bony birth canal）或硬产道。真骨盆有上、下两口，称骨盆入口与骨盆出口，两者之间为骨盆腔。骨盆腔前浅后深，前壁为耻骨联合和耻骨支，后壁为骶骨与尾骨，两侧分别为坐骨、坐骨棘及骶棘韧带。

【骨盆平面】

为了解分娩时骨产道（真骨盆）的结构，将骨盆分为三个假想平面。

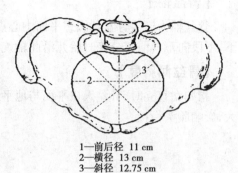

1—前后径　11 cm
2—横径　13 cm
3—斜径　12.75 cm

图1.9　骨盆入口平面及其径线

1.入口平面　指真假骨盆的交界面，即骨盆腔上口，呈横椭圆形。前方为耻骨联合上缘，两侧为髂耻缘，后方为骶岬上缘。有4条径线（图1.9）。

（1）入口前后径：又称真结合径。耻骨联合上缘中点至骶岬上缘正中间的距离，正常值平均11 cm，影响胎先露衔接。

（2）入口横径：两侧髂耻缘间最大的距离，正常值平均13 cm。

（3）入口斜径：左右各一，左或右骶髂关节至对侧髂耻粗隆间的距离，正常值平均12.75 cm。

2.中骨盆平面　为骨盆最小平面，是骨盆最狭窄部分，呈前后径长的纵椭圆形。有2条径线（图1.10）。

（1）中骨盆前后径：耻骨联合下缘中点通过两侧坐骨棘连线中点至骶骨下端间的距离，正常值平均11.5 cm。

（2）中骨盆横径：又称坐骨棘间径。两坐骨棘之间的距离，正常值平均10 cm。是胎头下降通过中骨盆的重要径线与标志，影响胎先露内旋转。

3.骨盆出口平面　即骨盆腔下口。由两个不同平面的三角形组成。前三角平面顶端为耻骨联合下缘，两侧耻骨降支；后三角平面顶端为骶尾关节，两侧为骶结节韧带，两个平面共一条底边为坐骨结节间径，有4条径线（图1.11）。

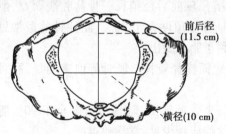

前后径
(11.5 cm)

横径(10 cm)

图1.10　中骨盆平面及其径线

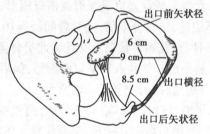

出口前矢状径
6 cm
9 cm
8.5 cm
出口横径
出口后矢状径

图1.11　骨盆出口平面及其径线

（1）出口前后径：耻骨联合下缘至骶尾关节间的距离，正常值平均11.5 cm。

（2）出口横径：又称坐骨结节间径。两坐骨结节末端内缘间的距离，正常值平均9 cm。其长短与分娩关系密切。

（3）出口前矢状径：耻骨联合下缘至坐骨结节间径中点间的距离，正常值平均6 cm。

（4）出口后矢状径：骶尾关节至坐骨结节间径中点间的距离，正常值平均8.5 cm。如出口横径稍短，而后矢状径较长，两径之和大于15 cm时，正常大小的胎头可通过后三角区经阴道分娩。

【骨盆轴】

骨盆轴为连接骨盆各假想平面中心点的轴线。产妇直立时,此线上段向下向后,中段向下,下段向下向前。分娩时胎儿沿此轴娩出,又称产轴(图 1.12)。

【骨盆倾斜度】

指妇女直立时,骨盆入口平面与地平面所形成的角度,一般为 60°(图 1.13)。若角度过大,影响胎头衔接。

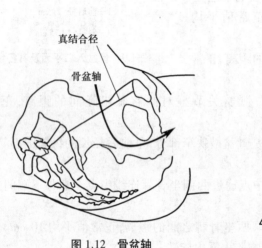

图 1.12　骨盆轴

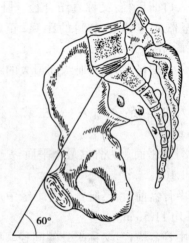

图 1.13　骨盆倾斜度

【骨盆类型】

骨盆的类型与分娩关系密切。临床上根据骨盆形状分为 4 种类型。

1.女型　骨盆入口呈圆形或横椭圆形,入口横径较前后径稍长。骨盆腔浅而宽,骶骨岬前突不明显,坐骨棘平伏,坐骨棘间径≥10 cm,耻骨弓角度大于 90°。此种骨盆最常见为女性正常骨盆,我国半数以上女性为此类骨盆,有利于胎儿娩出。

2.扁平型　骨盆入口呈扁椭圆形,前后径较短而横径较长。骶骨岬前突明显,耻骨弓宽大,骶骨短直,故骨盆较浅。较常见。

3.男型　骨盆入口略呈三角形,两侧壁内聚,坐骨棘突出,耻骨弓角度小于 90°,骶骨直而前倾,致出口后矢状径短,呈漏斗状。该类骨盆临床较少见,常导致难产。

4.类人猿型　骨盆入口呈纵椭圆形,骨盆入口、中骨盆和骨盆出口的横径均缩短,前后径稍长。两侧壁稍内聚,坐骨棘突出,耻骨弓较窄,骨盆前部较窄而后部宽,因此骨盆腔较深。

1.1.5　骨盆底

骨盆底(pelvis floor)由多层肌肉和筋膜组成,封闭骨盆出口,承载骨盆腔内各器官并保持于正常位置。尿道、阴道及直肠由骨盆底贯穿而出。若骨盆底组织因分娩等因素致结构或功能异常可影响盆腔脏器位置及功能。

骨盆底前为耻骨联合下缘和耻骨弓,后为尾骨尖,两侧为耻骨降支、坐骨升支及坐骨结节。两侧坐骨结节前缘的连线将骨盆底分为前、后两个三角区:前部为尿生殖三角,亦称尿生殖区,有尿道和阴道通过。后部为肛门三角,又称肛区,有肛管通过。骨盆底分为 3 层。

【外层】

外层由浅层筋膜和肌肉组成。位于外生殖器、会阴皮肤及皮下组织下面。由一层会阴浅筋膜与浅层肌肉组成。此层肌肉的肌腱在阴道外口与肛门之间汇合形成中心腱。浅层肌肉包括:

1.球海绵体肌　位于阴道两侧,覆盖前庭球及前庭大腺,向后与肛门外括约肌相互交叉混合。此肌收缩时能紧缩阴道,亦称阴道缩肌。

2.坐骨海绵体肌　自两侧坐骨结节内侧沿坐骨升支内侧与耻骨降支向上,最终汇合于阴蒂脚部。

3.会阴浅横肌　由两侧坐骨结节内侧面向中线汇合于中心腱。

4.肛门外括约肌　为围绕肛门的环形肌束,前端于中心腱汇合,后端与肛尾韧带相连。

【中层】

中层即泌尿生殖膈(urogenital diaphragm)。由上、下两层坚韧的筋膜与一薄层肌肉组成,覆盖于耻骨弓与两侧坐骨结节形成的骨盆出口前部三角平面上,又称前三角韧带。尿道和阴道由此层穿过。该薄层肌肉为:

1.会阴深横肌　即薄层肌肉的后部,由两侧坐骨结节至中心腱。

2.尿道括约肌　即薄层肌肉的前部,位于尿道周围,又称尿道括约肌。

【内层】

内层即盆膈(pelvic diaphragm)。为骨盆底最坚韧的一层,由肛提肌及其筋膜组成。其上有尿道、阴道及直肠穿过。

肛提肌是位于骨盆底的成对扁阔肌,向下向内合成漏斗形。每侧肛提肌从前内至后外由三部分构成:

1.耻尾肌　为肛提肌主要部分,位于最内侧。肌纤维由耻骨降支内面沿阴道、直肠向后,终止于尾骨,其中有小部分肌纤维终止于阴道和直肠周围,经产妇的此层组织易受损伤而导致膀胱、直肠膨出。

2.髂尾肌　为居中部分,从腱弓(即闭孔内肌表面筋膜的增厚部分)后部开始,向中间及向后走行,与耻尾肌会合,再经肛门两侧至尾骨。

3.坐尾肌　为靠外后方的肌束,自两侧坐骨棘至尾骨及骶骨。

肛提肌是支托盆底的最重要的结构,且部分肌纤维在阴道及直肠周围交织,有加强肛门与阴道的括约肌作用。若此层组织在分娩时损伤可导致膀胱、直肠脱垂。

【会阴】

广义的会阴是指封闭骨盆出口的所有软组织,前始于耻骨联合下缘,后至尾骨尖,两侧为耻骨下支、坐骨升支、坐骨结节和骶结节韧带。狭义的会阴是指阴道口与肛门之间的楔状软组织,厚 3~4 cm,又称会阴体,由外向内为皮肤、皮下脂肪、筋膜、部分肛提肌及会阴中心腱。会阴中心腱由部分肛提肌和筋膜、会阴浅横肌、会阴深横肌、球海绵肌和肛门外括约肌的肌腱会合而成。会阴有很大的伸展性,妊娠期会阴组织变软有利于分娩。分娩时,保护会阴或酌情切开会阴是防止盆底及会阴撕裂伤的重要措施。

1.1.6 邻近器官

女性生殖器官的邻近器官包括尿道、膀胱、输尿管、直肠及阑尾。当女性生殖器官位置及结构变化或病变如创伤、感染、肿瘤时,易影响其邻近器官。在妇产科疾病的诊断、治疗和手术时,了解邻近器官的解剖结构意义重大。

【尿道】

尿道为长 4~5 cm,直径约 0.6 cm 的肌性管道,位于耻骨联合之后,阴道之前。始于膀胱三角尖端,穿过泌尿生殖膈,开口于阴道前庭的尿道外口。由两层组织构成:黏膜和肌层。肌层分两层:内层是纵行排列的平滑肌,为不随意肌,称尿道内括约肌;外层是横纹肌,为随意肌,称尿道外括约肌,与会阴深横肌关系密切。女性尿道短而直,且邻近阴道,易引起泌尿系统感染。

【膀胱】

膀胱为一空腔肌性器官,排空的膀胱位于耻骨联合之后、子宫之前。其大小、形状可因其充盈度及邻近器官情况而改变。膀胱空虚时位于骨盆腔,充盈时可凸向盆腔甚至腹腔。膀胱分为顶、底、体和颈 4 个部分,各部之间无明显界限。前腹壁下部腹膜覆盖膀胱顶,向后移行达子宫前壁,两者之间形成膀胱子宫凹陷。膀胱底部黏膜形成一三角区称膀胱三角,三角的尖端向下为尿道内口,三角底部两侧为输尿管开口,两口相距约 2.5 cm。膀胱底部与子宫颈及阴道前壁紧邻。膀胱充盈影响子宫和阴道位置,故妇科检查或手术时必须排空膀胱。

【输尿管】

输尿管为一对肌性圆索状长管,各长约 30 cm,粗细不一,由黏膜、肌层及外膜 3 层构成。输尿管在腹膜后始于肾盂沿腰大肌下行(腰段),在骶髂关节处跨过髂外动脉起点的前方进入骨盆腔(盆段)继续下行,达阔韧带基底部向前内方行走,于子宫颈旁 2 cm 处,在子宫动脉后方与之交叉,再经阴道侧穹隆顶端绕向前方进入膀胱壁(膀胱段),在壁内斜行 1.5~2 cm,开口于膀胱三角区外侧角。在输尿管走行中,支配肾、卵巢、子宫及膀胱的血管分支在相应段输尿管周围吻合成丰富的血管丛,为其提供营养。妇科手术如施行子宫切除术结扎子宫动脉时,应注意输尿管行走方向,避免损伤误扎输尿管。

【直肠】

直肠位于盆腔后部,长 15~20 cm,其上端在第三骶椎水平接乙状结肠,穿过盆膈,下端连肛管。前为子宫及阴道,后为骶骨。直肠上段有腹膜覆盖,至直肠中段腹膜折向前上方覆盖子宫颈与子宫后壁,形成子宫直肠陷凹,直肠下段无腹膜覆盖。肛管长 2~3 cm,其周围有肛门内、外括约肌及肛提肌。分娩及妇科手术时应注意,避免损伤肛管与直肠。

【阑尾】

阑尾为连于盲肠的盲端细管,长 7~9 cm,常位于右髂窝内。其位置、长度等个体差异较大,有时其下端可达右侧附件部位。女性阑尾炎时可累及右侧附件甚至整个盆腔。妊娠期阑尾位置随子宫增大而逐渐向外上方移位。女性阑尾炎特别是妊娠期阑尾炎应注意鉴别。阑尾亦是黏性肿瘤常见的原发部位,故卵巢黏液性恶性肿瘤手术时应常规切除阑尾。

1.2　女性生殖功能保健指导

案例导入

小张,16 岁,高二学生。13 岁月经初潮。现月经周期为 24~32 d,经期为 5 d。近 3 个月来诉月经来潮时下腹及腰骶部酸胀,以月经第一天最明显,伴头痛、失眠,在家长陪伴下前来医院咨询。

问题:针对小张的情况,请你给予咨询指导,并对小张进行月经期健康教育。

1.2.1　女性各阶段的生理特点

女性从胎儿形成至衰老是一个渐进的生理过程,也是下丘脑-垂体-卵巢轴功能发育、成熟和衰退的过程。根据其生理特点妇女一生分为 7 个阶段,但无截然界限,可因遗传、营养、环境和气候等影响而出现个体差异。

【胎儿期】

受精卵是由父系和母系来源的 23 对(46 条)染色体组成的新个体,其中 1 对性染色体 X 与 Y 决定着胎儿的性别,即 XX 合子发育为女性,XY 合子发育为男性。胚胎 6 周后原始性腺开始分化,若不含 Y 染色体即无 H-Y 抗原时,性腺分化缓慢,至胚胎 8~10 周性腺组织才出现卵巢的结构。原始生殖细胞分化为初级卵母细胞,性索皮质的扁平细胞围绕卵母细胞构成原始卵泡。卵巢形成后,因无雄激素,缺乏副中肾管抑制因子,中肾管退化,两条副中肾管发育成为女性生殖道。

【新生儿期】

出生后 4 周内称新生儿期。女性胎儿在母体内受到母体卵巢及胎盘分泌的激素影响,出生时新生儿外阴较丰满,乳房和子宫可有一定程度的发育。出生后脱离胎盘循环,血中女性激素水平迅速下降,可出现少许泌乳或少量阴道流血。这些生理变化不需处理,短期内均能自然消退。

【儿童期】

从出生 4 周到 12 岁为儿童期。儿童早期(约 8 岁前),下丘脑-垂体-卵巢轴功能处于抑制状态,性腺和生殖器官呈幼稚状态,卵泡无发育,外阴、阴道抵抗力低下,子宫、输卵管及卵巢位于腹腔内。儿童后期(约 8 岁后),下丘脑促性腺激素释放激素抑制状态解除,卵巢受垂体促性腺激素刺激,少量卵泡开始发育并分泌少量性激素,无排卵,内外生殖器开始发育,子宫、输卵管及卵巢逐渐向骨盆腔内下降。胸、髋、肩部及耻骨前等处皮下脂肪逐渐增多,乳房开始发育,开始出现女性特征。

【青春期】

自月经初潮至生殖器官逐渐发育成熟的阶段。世界卫生组织(WHO)规定青春期为10~19岁。青春期体格生长加速,身高快速增长,在形态发育的同时各器官的生理功能也发生变化,体形渐达成人女性。此时由于促性腺激素作用,卵巢增大,卵泡开始发育和分泌雌激素,生殖器从幼稚型变为成人型。阴阜隆起,大小阴唇变肥厚并有色素沉着;阴道长度及宽度增加,阴道黏膜变厚并出现皱襞;子宫增大,尤其子宫体明显增大,占子宫全长的2/3;输卵管变粗;卵巢增大,皮质内有不同发育阶段的卵泡,致卵巢表面稍呈凹凸不平。除生殖器官变化外,还出现第二性征如音调变高、乳房丰满隆起,出现阴毛及腋毛,骨盆横径发育大于前后径,胸、肩部皮下脂肪增多,显现女性特有体态。

女性第一次月经来潮称月经初潮,是青春期开始的重要标志。月经来潮提示卵巢产生的雌激素可导致子宫内膜增殖,当雌激素达到一定水平且有明显波动时,致子宫内膜脱落出现月经。此时中枢对雌激素的正反馈机制尚未成熟,故卵泡发育成熟也不能排卵,所以月经周期常不规律,经2~5年建立规律性周期性排卵后,月经逐渐正常。青春期除了女性身体向成熟阶段过渡,智力发育明显,同时萌发了性意识,富于想象,容易激动,心理情绪变化很大。

【性成熟期】

又称生育期,是卵巢生殖机能与内分泌机能最旺盛的时期。一般自18岁左右开始,历时约30年。此期妇女性功能旺盛,卵巢功能成熟并分泌性激素,已建立规律的周期性排卵。生殖器官各部及乳房在卵巢分泌的性激素的作用下发生周期性变化。

【绝经过渡期】

从开始出现绝经趋势直至最后一次月经的时期。可始于40岁,历时短至1~2年,长至10~20年。此期卵巢功能逐渐衰退,卵泡数明显减少且易发生卵泡发育不全,多数妇女在绝经前月经不规律,常为无排卵性月经。月经永久性停止称绝经。我国妇女平均绝经年龄为49.5岁,80%为44~54岁。此期以往称"更年期",1994年WHO推荐采用"围绝经期"一词,将其定义为从卵巢功能开始衰退直至绝经后1年内的时期。此期因雌激素水平降低,可出现血管舒缩障碍和神经精神症状,表现为潮热、出汗、情绪不稳定、不安、抑郁或烦躁、失眠等,称为围绝经期综合征。

【绝经后期】

指绝经后的生命历程。早期卵巢停止分泌雌激素,但卵巢间质仍能分泌少量雄激素,后者在外周转化为雌酮,是循环中的主要雌激素。60岁以后机体逐渐老化进入老年期,卵巢功能完全衰竭,内分泌功能停止。骨代谢失常引起骨质疏松,易发生骨折。脂代谢失调,血中胆固醇升高,可引起动脉硬化性心血管病或肥胖。

1.2.2 月经及月经期的健康教育

【月经】

月经指子宫内膜随卵巢的周期性变化而出现周期性脱落及出血。是生殖功能成熟的标志之一。

【月经初潮】

月经第一次来潮称月经初潮。月经初潮年龄多为 13~14 岁。月经初潮的迟早,受遗传、营养等内外因素影响。近年来月经初潮年龄有提前趋势。

【月经周期】

两次月经第 1 日的间隔时间称一个月经周期,一般为 21~35 d,平均为 28 d。

【月经持续时间及出血量】

月经持续时间称经期,一般为 2~8 d,平均 4~6 d。一次月经总失血量为经量,正常月经量为 20~60 mL,超过 80 mL 为月经过多。

【月经血的特征】

月经血呈暗红色,除血液外,还有子宫内膜碎片、宫颈黏液及脱落的阴道上皮细胞。月经血中含前列腺素及来自子宫内膜的大量纤维蛋白溶酶,故月经血不凝固,但出血多时偶尔亦有小血凝块。

【月经期的症状】

一般月经期无特殊症状。少数妇女可有下腹及腰骶部下坠感,个别可出现尿频、头痛、失眠、精神忧郁、易于激动或食欲不振、恶心、呕吐、便秘或腹泻,一般不影响工作和学习。

【月经期的健康教育】

1.保持外阴清洁　养成良好的卫生习惯,每晚用温开水清洗外阴,洗澡以淋浴为宜,卫生用品要使用柔软清洁消毒的合格产品,勤换内裤,大便后要从前向后擦拭,经期应避免房事。

2.注意劳逸结合　经期可正常参加学习与工作,适当开展体育锻炼,可从事轻体力劳动,但应避免重体力劳动和剧烈运动,勿过劳、过累,避免腹压增加及盆腔震动,以免引起月经过多、经期延长及腹痛、腰酸等,应劳逸结合,保证足够休息与睡眠。

3.注意保暖　经期注意腹部及足部的保暖,切忌受湿着凉。潮湿及寒冷会引起月经失调,造成经血过多、经期延长或痛经等不良后果。

4.加强营养　经期应加强营养,合理饮食,多进食高蛋白、高热量、富含钙及铁的食物,不食生冷辛辣食物,减少子宫充血;多喝开水,多吃水果、蔬菜,饮食清淡,保持大便通畅。

5.调节情绪　正确了解月经知识,放松身心,避免情绪紧张,保持积极乐观向上的心态。

1.2.3　卵巢功能及其周期性变化

【卵巢的功能】

为女性性腺,具有产生卵子和分泌性激素功能,即生殖功能与内分泌功能。

【卵巢周期性变化】

从青春期至绝经前,卵巢形态和功能呈周期性变化,称卵巢周期。

1.卵泡发育及成熟　卵泡发育始于胚胎时期,新生儿出生时卵巢约有 200 万个原始卵泡。儿童期多数卵泡退化,到青春期下降至约 30 万个。从青春期开始卵泡在促性腺激素的刺激下,逐渐发育至成熟。妇女一生中只有 400~500 个卵泡发育成熟并排卵,其余卵泡在发育过程中退化,称卵泡闭锁。成熟卵泡结构由外向内为:卵泡外膜、卵泡内膜、颗粒细胞、卵泡腔、卵丘、放射冠、透明带、卵母细胞(图 1.14)。

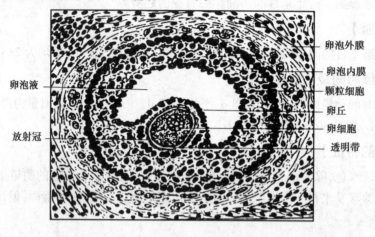

卵泡外膜
卵泡内膜
颗粒细胞
卵丘
卵细胞
透明带

卵泡液
放射冠

图 1.14 成熟卵泡示意图

2.排卵 成熟卵泡移向卵巢表面,卵母细胞和它周围的卵丘颗粒细胞一起被排出的过程称排卵。排卵多发生在下次月经来潮前 14 d 左右。

3.黄体形成及退化 排卵后卵泡液流出,卵泡壁塌陷,血液流入卵泡腔内凝成血块形成血体。血体中出现颗粒细胞和卵泡内膜细胞在 LH 的作用下素化形成黄体细胞,血体变成黄体。排卵后 7~8 d,黄体体积和功能达到高峰,直径 1~2 cm,分泌大量雌激素及孕激素。若卵子受精,黄体发育成妊娠黄体;若卵子未受精,黄体在排卵后 9~10 d 开始退化,由结缔组织替代为白体。黄体衰退后月经来潮,卵巢中新的卵泡发育,开始新的周期。

【卵巢分泌的性激素及功能】

主要为雌激素、孕激素和少量雄激素等甾体激素,卵巢还分泌多肽激素(抑制素、激活素、卵泡抑制素)和生长因子等。

1.雌激素 由颗粒细胞、卵泡内膜细胞和黄体细胞产生。卵泡开始发育时,雌激素分泌量很少,随卵泡的发育逐渐增加,于排卵前达第一个分泌高峰,排卵后下降。在排卵后 7~8 d 黄体成熟时,形成第二个高峰(低于前一高峰)。此后黄体萎缩,雌激素水平急剧下降,至月经前达最低水平。雌激素的生理功能为:

(1)子宫:促进子宫肌细胞增生和肥大,肌层增厚,促使子宫发育;增加子宫平滑肌对缩宫素的敏感性;使子宫内膜呈增生期改变;使宫颈口松弛、扩张,宫颈黏液分泌量增多、性状变稀薄,富有弹性,易拉成丝状。

(2)输卵管:促进输卵管发育、上皮细胞分泌及纤毛生长;加强输卵管节律性收缩,有利于受精卵向宫腔运行。

(3)阴道上皮:使阴道上皮细胞增生角化,使细胞内糖原含量增加,保持阴道酸性环境(pH<4.5),使阴唇发育、丰满,色素增加。

(4)卵巢:协同FSH促进卵泡发育。

(5)乳腺:使乳腺腺管增生,乳头、乳晕着色。大量雌激素可抑制泌乳。

(6)下丘脑和垂体:通过对下丘脑正、负反馈调节作用,控制垂体促性腺激素的分泌。

(7)代谢作用:促进水钠潴留,促进钙盐及磷盐在骨质内沉积,影响骨基质代谢。降低血中胆固醇水平。

2.孕激素 由黄体细胞分泌。卵泡期无分泌,排卵前开始少量分泌,排卵后随黄体发育孕酮逐渐增加,至排卵后7~8 d黄体成熟时,分泌量达最高峰,以后逐渐下降,至月经来潮时降到卵泡期水平。孕激素的生理功能:

(1)子宫:降低子宫平滑肌兴奋性及其对缩宫素的敏感性,抑制子宫收缩,有利于胚胎及胎儿宫内生长发育;使子宫内膜由增生期转变为分泌期,为受精卵着床做好准备;使子宫颈口闭合,黏液分泌减少、变稠,拉丝度变小。

(2)输卵管:抑制输卵管平滑肌节律性收缩的振幅。

(3)阴道:加快阴道上皮细胞脱落。

(4)乳房:促进乳腺腺泡发育。

(5)下丘脑和垂体:在月经中期,增强雌激素对垂体LH排卵峰释放的正反馈作用,在黄体期对下丘脑和垂体有负反馈作用。

(6)体温:兴奋下丘脑体温调节中枢,使健康妇女在排卵后基础体温升高0.3~0.5 ℃,临床上作为排卵的重要指标。

(7)代谢作用:促进水钠排泄。

3.雄激素 主要来自肾上腺,少量来自卵巢,由卵泡膜和卵泡间质细胞产生,是合成雌激素的前体。雄激素的生理功能:

(1)对女性生殖系统影响:促使阴蒂、阴唇和阴阜发育,促进阴毛、腋毛生长。有抗雌激素的作用,可减缓子宫及其内膜的生长及增殖,抑制阴道上皮的增生和角化。

(2)对代谢影响:促进蛋白质的合成,促进肌肉生长。刺激骨髓中红细胞的增生,参与造血功能。促进水钠重吸收,保留钙盐,性成熟期前促进骨生长。

1.2.4 子宫内膜及其他生殖器官的周期性变化

【子宫内膜的周期变化】

子宫内膜在形态学上分为基底层和功能层。功能层贴近子宫腔,受卵巢激素影响呈周期性变化;基底层靠近子宫肌层,不受卵巢激素的影响,无周期性变化,在月经后可再生修复并形成新的子宫内膜功能层。正常一个月经周期以28 d为例,子宫内膜周期性变化历经增生期、分泌期、月经期三期变化。

1.增生期 月经周期第5~14 d。相当于卵泡发育及成熟阶段。在雌激素作用下,子宫内膜腺体和间质呈增生状态,内膜增厚,腺体增多;间质致密,间质细胞呈星状,并相互结合成网状;组织水肿明显,小动脉管腔增大呈弯曲状,并形成毛细血管网。

2.分泌期 月经周期第15~28 d。与黄体期相对应。子宫内膜在雌、孕激素的影响下,继续增厚,腺体增长弯曲呈分泌状,间质疏松水肿,血供充足,小动脉因增长超出内膜厚度而呈卷曲状。适宜受精卵植入和发育。

3.月经期 月经周期第1~4 d。因黄体萎缩,雌、孕激素水平降低,子宫内膜螺旋小动脉痉挛,导致组织缺血坏死,使血管破裂导致内膜底部血肿形成,促使组织坏死剥脱,即月经来潮。

【其他生殖器官的周期性变化】

1.子宫颈黏液周期性变化 排卵前随雌激素水平不断增加,宫颈黏液分泌逐渐增加,稀薄透明,排卵期其拉丝度可达10 cm,涂片检查显微镜下可见羊齿状结晶。排卵后受黄体产生的孕激素影响,宫颈黏液分泌减少,黏稠、浑浊,拉丝度降低,若作涂片检查可见椭圆体。临床上可通过检查宫颈黏液的周期性变化判断卵巢功能。

2.阴道黏膜周期性变化 排卵前阴道上皮受雌激素影响,增生和角化,黏膜变厚,细胞内富含糖原,使阴道呈现弱酸性环境,增强局部的抵抗力。排卵后在孕激素作用下,阴道上皮加快脱落。临床上据此变化了解体内雌激素水平及有无排卵。

3.输卵管周期性变化 排卵前雌激素使输卵管肌层发育和上皮分泌,增强输卵管平滑肌节律性收缩的振幅。排卵后孕激素抑制输卵管平滑肌节律性收缩的振幅及频率。

1.2.5 月经周期的调节

卵巢的周期性变化,引起整个生殖器官各部发生周期性变化,称为性周期。月经是性周期最明显的表现。月经周期的调节机制极为复杂,主要受下丘脑、垂体和卵巢的影响。子宫内膜的变化受卵巢激素的影响,卵巢功能受垂体促性腺激素的控制,垂体的活动又受下丘脑分泌的促性腺激素释放激素(GnRH)的调节,而下丘脑接受大脑皮质的支配。下丘脑、垂体和卵巢之间相互调节、相互影响,形成一个完整而协调的神经内分泌系统,称下丘脑-垂体-卵巢轴(hypothalamus-pituitary-ovary axis,HPOA)。任何内、外因素的刺激均可影响下丘脑-垂体-卵巢轴的调节而引起月经的变化。其中卵巢分泌的激素又通过正、负反馈,影响下丘脑与垂体的功能(图1.15)。

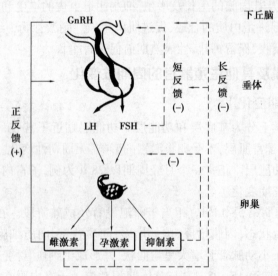

图1.15 下丘脑-垂体-卵巢轴之间的相互关系

【下丘脑促性腺激素释放激素】

下丘脑分泌促性腺激素释放激素(GnRH),包括促卵泡激素释放激素(FSH-RH)和黄体生成素释放激素(LH-RH)。由下丘脑弓状核神经细胞分泌,经垂体门脉系统输送到腺垂体。其作用是调节垂体产生促性腺激素。下丘脑是 HPOA 的启动中心,GnRH 的分泌受垂体促性腺激素和卵巢性激素的反馈调节,亦受多种神经递质如多巴胺、去甲肾上腺素等的调节。

【腺垂体促性腺激素】

腺垂体产生促性腺激素,包括促卵泡素(FSH)和黄体生成素(LH)。FSH 促进卵泡生长发育,在少量 LH 协同下使卵泡成熟,分泌雌激素。LH 在少量 FSH 共同作用下促进排卵并形成黄体,分泌雌、孕激素。

【月经周期的调节】

下丘脑分泌 GnRH 作用于垂体,促使垂体产生 FSH,FSH 使卵巢中的卵泡发育成熟,分泌雌激素,雌激素作用于子宫内膜发生增生期改变。由于卵巢中雌激素的水平不断升高,反馈作用于下丘脑,使腺垂体分泌 LH,FSH 下降。在增高的 LH 和一定量的 FSH 作用下,促使成熟卵泡排卵,并形成黄体。在 LH 和少量 FSH 的作用下,黄体分泌大量雌激素和孕激素,子宫内膜由增生期向分泌期改变。由于黄体分泌大量雌激素和孕激素,对下丘脑和腺垂体产生负反馈,LH、FSH 迅速减少,若卵子未受精,黄体逐渐萎缩,雌激素和孕激素下降,子宫内膜失去激素支持脱落出血,月经来潮。因雌激素和孕激素降低,对下丘脑的负反馈作用解除,GnRH 重新分泌,进入新的月经周期(图 1.16)。

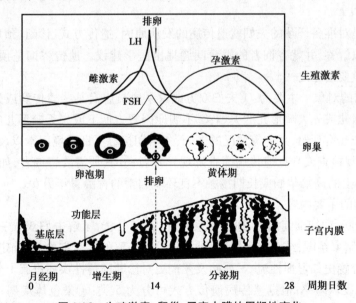

图 1.16　生殖激素、卵巢、子宫内膜的周期性变化

1.3 孕前优生保健指导

案例导入

　　王女士,26 岁,已婚。孕 1 产 0,2014 年 5 月因唐氏综合征"胎停育"终止妊娠。否认夫妻近亲结婚,其母患糖尿病。丈夫吸烟。现希望再次妊娠,遂前来医院咨询。

　　问题:针对王女士情况,请你给予遗传咨询,并对王女士进行孕前健康指导。

　　孕前优生保健是指通过评估和改善计划妊娠夫妇的健康状况,降低或消除导致出生缺陷等不良妊娠结果的危险因素,降低孕产妇死亡和出生缺陷,提高出生人口素质的重要措施,是孕期保健的前移。孕前优生保健指导为准备怀孕的夫妇提供孕前优生健康咨询、孕前健康状况检查与评估、孕前健康指导为主要内容的保健服务。

1.3.1 孕前健康咨询

　　出生缺陷是指婴儿在出生前已经存在(在出生前或出生后数年内发现)的结构或功能异常。我国为出生缺陷高发国家之一,出生缺陷是导致儿童和成人残疾的主要原因,给家庭和社会带来极为沉重的负担。孕前健康咨询是防范出生缺陷的重要环节。

【遗传咨询】

　　遗传咨询是对准备怀孕的夫妇就遗传病的发病原因、遗传方式、诊断、预后、复发风险和防治等问题予以解答,并就咨询者的婚育问题提出医学建议。遗传咨询是预防遗传性疾病和提倡优生的重要措施之一。

　　1.遗传咨询的对象　主要为:①夫妇双方或家系成员患有某些遗传病或先天畸形者,曾生育过遗传病患儿或先天畸形儿的夫妇;②不明原因智力低下或先天畸形儿的父母;③不明原因的反复流产或有死胎、死产等情况的夫妇;④孕期接触不良环境因素以及患有某些慢性病的孕妇;⑤常规检查或常见遗传病筛查发现异常者;⑥其他需要咨询者,如婚后多年不育的夫妇、35 岁以上的高龄孕妇或长期接触不良环境因素的育龄青年男女。

　　2.遗传咨询的主要内容

　　(1)明确诊断:详细询问病史,通过家系调查、系谱分析,了解夫妇双方三代直系血亲相关疾病状况,绘制家系图,结合临床特征,进行体检及必要的实验室检查,确定是否存在遗传病。既往不良分娩史如习惯性流产、死胎及死产史对诊断遗传性疾病也有十分重要的意义。

　　(2)预测复发风险率:根据遗传病遗传方式可分为 5 类:①染色体疾病;②单基因遗传病;③多基因遗传病;④体细胞遗传病;⑤线粒体遗传病。各类遗传病子代再发病的风险率不同。单基因遗传病较少见,但遗传至后代危害性很大。多基因遗传病是遗传因素与环境因素相互作用的结果。染色体疾病最常见,绝大多数在妊娠早期因胎儿死亡流产,0.5%的新生儿可患此类疾病,目前尚无有效的治疗方法,应早期诊断及时终止妊娠。体细胞遗传病与线粒体遗传病多发生在成人。

（3）提出医学建议和对策：对发现影响婚育的遗传病或先天畸形，指导咨询者能否结婚，能否生育。通过产前遗传筛查与产前诊断技术，部分遗传病或先天畸形可在产前得以诊断，从而向患者或家属提出医学建议和对策，如宫内治疗（手术、药物或基因治疗）及选择性终止妊娠，达到知情同意和降低患儿出生的目的。

【优生咨询】

运用现代医学科学原理，从婚前、孕前采取一系列干预措施，获得优良的后代称优生。优生咨询是由专业人员对遗传病或先天畸形患者或其亲属，提出有关该病的病因、遗传方式、诊断、预后、防治以及在亲属子女中再发此病的风险率等问题进行解答，并就患者及其亲属的婚配与生育等问题提出建议与指导，从而控制不良因素，预防胎儿发育缺陷，达到优生目的。优生咨询是优生工作的重要组成部分，不仅适合有遗传病史或具有某些不利因素接触史的对象，也适用于广大健康生育年龄的男女。优生咨询的内容包括：①婚前咨询：是优生工作的基础。通过咨询对即将结婚的男女进行全身健康检查和生殖器检查，必要时做实验室检查，对其进行婚育指导；②孕前咨询：指导选择最佳生育年龄、受孕时机，避免不良因素影响，养成良好的生活习惯，保持心理健康，保证孕期母儿的健康。

1.3.2　孕前健康检查

孕前健康检查指夫妻准备生育之前到医院进行全面检查，目的是查找可能导致出生缺陷等不良妊娠结局的风险因素，从而得到全面的健康指导，达到优生优育的目的。孕前检查的最佳时间是在计划怀孕前3~6个月内进行。

【常规保健】

1.询问病史　仔细询问病史，评估孕前高危因素：①询问准备妊娠夫妇的健康状况；②孕产史，详细了解不良孕产史；③既往慢性疾病史；④家族和遗传病史；⑤生活方式、饮食营养、职业状况及工作环境、运动（劳动）情况、家庭暴力、人际关系等。

2.体格检查　通过全面的体格检查，评估健康状况，及早发现和治疗疾病，为受孕做好准备：①测定身高、体重、血压、心率，检查头部、颈部、胸部、腹部、脊柱及四肢；②妇科检查，了解生殖器官发育及有无畸形。

【辅助检查】

1.必查项目　①血常规；②尿常规；③血型；④肝功能；⑤肾功能；⑥血糖；⑦乙型肝炎血清学检查；⑧梅毒螺旋体；⑨艾滋病病毒（HIV）筛查；⑩宫颈细胞学检查（1年内未查者）。

2.备查项目　①弓形虫、风疹病毒、巨细胞病毒和单纯疱疹病毒等（TORCH）筛查；②宫颈阴道分泌物检查（阴道分泌物常规、淋球菌、沙眼衣原体）；③甲状腺功能检测；④地中海贫血筛查；⑤75 g口服葡萄糖耐量试验（OGTT；针对高危妇女）；⑥血脂检查；⑦妇科超声检查；⑧心电图检查；⑨胸部X线检查；⑩心电图。

1.3.3　孕前健康指导

遵循普遍性指导和个性化指导相结合的原则，主要内容如下。

【有准备、有计划的妊娠】

对准备怀孕的夫妇提供保健指导，首先是指导选择最佳生育年龄。无论是从医学角度还是社会学视野考量,最佳生育年龄男性为 25~35 岁,女性为 24~29 岁。此年龄阶段男女双方身体发育完全成熟且功能协调,生殖系统功能旺盛,精子及卵子质量最佳,受孕率高,能很好地保证子代健康,达到优生目的,同时女性骨盆韧带与肌肉弹性好,不易发生难产,可降低产科损伤性疾病的产生;此时的男女双方已参加工作,有了一定的经济基础,对哺育婴儿十分有利。应避免低龄或高龄妊娠,若双方的年龄尤其是女性年龄小于 18 岁或大于 35 岁均为高风险因素。年龄过低,女性生殖系统及骨盆发育不完善,心智亦不健全,加之经济基础薄弱,不能承受妊娠、分娩所致的负担,难产的概率较高,不利于优生优育。夫妇年龄越大,生育畸形儿和低能儿的风险就越大。高龄妊娠尤其是女性超过 35 岁,则卵巢功能逐渐衰退,卵子的质量不佳,容易发生流产、畸胎等病理情况,妊娠分娩过程发生妊娠期高血压疾病、子宫收缩乏力等风险也相应增加;由于女性骨盆韧带与肌肉弹性下降,难产发生率增高。因此,对计划受孕的夫妇应指导在最佳年龄以最佳的健康状况迎接胎儿。

受孕时机对优生也十分重要。月经周期规律的女性,排卵时间一般在下次月经来潮前 14 d 左右,正确估算排卵期可以把握受孕时机。卵子在排出后可存活 24 h,精子可存活 72 h,在排卵前后 1~2 d 内同房,会提高受孕率。掌握女性的排卵时期,合理安排性生活,则可把握受孕的良机。

最佳受孕季节以夏末秋初之际为佳。秋季水果蔬菜十分丰富,营养物质供应齐全。流感等传染病少,秋高气爽,孕妇心情舒畅,有利于胚胎及胎儿孕育。第二年春末夏初分娩,对新生儿生长发育十分有利,也有利于母亲康复。但也要根据男女双方的实际情况,选择在双方体质和心理都健康的状态下受孕。

新婚夫妻最好在婚后 3~6 个月后受孕为宜;停止口服或埋植避孕药受孕时间应在停药或取出后 6 个月再妊娠,以降低药物带来的不利因素。

【营养指导】

规律的饮食,均衡的营养,是精子与卵子质量的保证,同时也为妊娠期胎儿的生长发育进行营养物质储备。孕前 3~6 个月每日要摄入足够的优质蛋白、维生素、矿物质、微量元素和适量的脂肪。叶酸有助于胎儿神经系统发育,应多进食富含叶酸的食物,准备怀孕的妇女在怀孕前 3 个月开始每日服用 0.4 mg 叶酸,对高危人群如有神经管畸形分娩史者,每日应服用叶酸 4 mg。常吃含铁食物,必要时补充铁剂,以预防妊娠期贫血。适当摄入海产品保证碘供应。饮食注意营养均衡,荤素搭配,做到营养平衡合理,保持适宜的体重,将女性体重指数控制为 18.5~24,防止营养缺乏出现不孕、妊娠期高血压疾病等不良结局,同时也要防止营养过剩引起体重过重,导致难产、糖尿病等。

【建立良好的生活方式】

1.改变不良生活习惯　烟草中的尼古丁及代谢产物,可以使胎儿发育延缓,造成流产、早产、畸胎、死胎,影响精子活力。准备怀孕的夫妇双方均要戒烟,妇女还应避免处于吸烟的环境,以减少被动吸烟。酒精通过胎盘进入胎儿,影响胎儿脑细胞发育,引起胎儿出现酒精中毒综合征,使婴儿身材矮小,智力低下。准备怀孕的妇女不适宜饮酒。浓茶、咖啡具有兴奋作用,可以刺激胎儿增加胎动次数,甚至危害胎儿的生长发育,引起流产。在药物对胎儿致畸的动物实验中,发现咖啡因能引起小动物畸形。因此准备怀孕的夫妇不要饮浓茶和咖啡,可乐型的饮料中含有高浓度糖和某些兴奋剂,也应该避免饮用。

2.保持适当运动　孕前适当的运动,可以增强体质,抵抗疾病,使骨盆韧带、肌肉富有弹性,关节更加灵活,有利于分娩及产后康复,可缓解妊娠与分娩期的紧张焦虑情绪。可以选择慢跑、快走、游泳及瑜伽等活动方式,循序渐进,逐渐提高身体素质。

【避免有毒有害物质的影响】

环境中某些不良因素可影响精子、卵子的质量,对胚胎发育造成危害,引起流产、畸形、死胎等不良妊娠结局。因此在计划妊娠前,应做好孕前健康指导工作,避免有毒有害物质的影响。

1.物理因素　如电离辐射、噪声、高温。妊娠早期胎儿对辐射十分敏感。电离辐射如手机辐射、家电辐射及医疗工业辐射等,孕妇长时间接触可以引起胎儿神经系统畸形如无脑儿、脊柱裂、腭裂等。噪声可影响下丘脑-垂体-卵巢调节轴,导致受精卵发育异常,使胎儿遗传基因改变。高温条件导致胎儿畸形及胎儿神经系统缺陷。

2.化学物质　重金属如铅影响胎儿神经系统发育致流产、早产。汞可蓄积于胎盘,致胎盘功能减低,导致胎儿智力低下、耳聋等。镉可造成胎儿宫内发育不良,甚至死胎。

3.生物因素　风疹病毒、巨细胞病毒、弓形体、梅毒螺旋体、乙肝病毒、艾滋病病毒,对胚胎和胎儿发育均可引起不良影响。孕妇若感染了风疹病毒,可以通过胎盘进入胎儿体内,引起腭裂、小头、白内障、骨发育障碍等。越是妊娠早期感染风疹病毒,致畸的风险越大。计划妊娠妇女应少去公共场所,感染风疹病毒初愈者6个月内最好不要怀孕。弓形体多寄生于猫、狗等体内,密切接触者,或常吃生或半生肉类食品者,容易受到感染。弓形体通过胎盘影响胎儿,致流产、畸形及神经系统损害。结核杆菌破坏胎盘结构,分娩时胎儿吸入含结核杆菌的羊水,以及抗结核治疗不当均可导致胎儿畸形、先天性结核等。部分激素类生物制剂,可以通过胎盘直接对胚胎造成毒害作用,引起流产、早产。

4.药物因素　部分药物如抗癌药、激素类药、抗菌药、镇静药及抗癫痫药,对胎儿有明显的致畸作用。计划妊娠的夫妇尤其要注意药物对胎儿的影响,要在医生指导下慎重用药。

【防治各种疾病,做好免疫接种】

1.疾病期　母亲的健康直接影响胎儿,同时妊娠又可能加重病情,关系到母儿双方安危和后代的健康。孕前检查时发现严重疾病,如心脏病、病毒性肝炎、肾炎等处于活动期时,应指导采取避孕措施,积极治疗,待疾病治愈后,由相关专科医师进行健康评估包括评估药物的影响后,根据评估结果决定是否妊娠。口腔疾病如牙龈炎等可引起血管内膜炎,影响胎盘功能致早产。备孕夫妇要注意口腔保健,注重口腔卫生,积极治疗口腔疾病,以防孕期口腔疾病加重对母婴健康带来的不利影响。

2.免疫接种　需要疫苗接种的情况主要包括:①风疹抗体检测阴性者;②乙肝表面抗原、乙肝表面抗体及乙肝核心抗体检测都呈阴性者;③与乙型肝炎病人有密切接触者;④处于流感高发期的女性。接种疫苗期间不能怀孕。风疹疫苗接种后3～6个月或检查风疹抗体IgG阳性后再妊娠,接种乙肝疫苗应该在完成最后一针3个月待乙肝疫苗表面抗体阳性以后再怀孕。

【保持心理健康】

妊娠虽然是一种自然的生理现象,但孕前良好的心理状态对优生影响很大。任何情绪变化都可引起神经内分泌的改变,影响激素及神经递质的合成与释放,关系到精子、卵子的质量,与胎儿的生长发育密切联系。妇女在妊娠期内对丈夫的依赖性增强,行动不便,家务增多,经济负担加重,甚至担心胎儿性别与健康状况等,这些均给备孕妇女情绪和心理带来负面影响。孕前应鼓励准备怀孕的夫妇做好充分的思想准备,解除精神压力,保持心理健康,建立和谐的家庭关系,克服"重男轻女"的错误观念,保持心情舒畅。夫妻双方同心协力,共同做好迎接小生命的心理准备。

实践 1.1　孕前优生指导技术

【目的及意义】
为准备怀孕的夫妇提供孕前优生指导。

【操作准备】
1.挂图、模型、电脑、投影仪、音箱设备。
2.孕前优生指导活动登记表、优生知识答卷、优生知识读本、孕前优生健康处方。

【操作方法】
1.表情亲切,自我介绍。
2.发放孕前优生指导活动登记表、优生知识答卷、优生知识读本。
3.运用电脑、投影仪向参加活动的备孕夫妇进行优生知识的宣讲并进行优生指导。
4.为每对备孕夫妇开出孕前优生健康处方。

【结果标准】
1.每对备孕夫妇能正确估算排卵期,掌握最佳生育年龄与受孕时机。
2.每对备孕夫妇明白建立良好的生活方式的重要性,了解有毒有害物质的危害。

【注意事项】
1.排卵期可受情绪、疾病及药物等因素的影响,每位妇女的月经周期有个体差异,注意普遍指导与个体指导相结合。
2.针对健康问题加强具体指导,提出建议或对相关疾病提出进一步处理意见。

思考题

选择题

1.下列哪项不是女性内生殖器官?(　　)

A.阴道　　　　　　　　　　B.子宫　　　　　　　　　　C.阴阜

D.输卵管　　　　　　　　　　　　E.卵巢

2.维持子宫颈正常位置防止子宫脱垂的主要结构是(　　)。

A.圆韧带　　　　　　　　B.骨盆漏斗韧带　　　　　　C.主韧带

D.阔韧带　　　　　　　　E.子宫骶骨韧带

3.关于骨盆的描述,不正确的是(　　)。

A.真骨盆是胎儿娩出的骨产道　　B.骨盆的倾斜度为60°

C.出口平面最狭窄　　　　　　　D.骨盆的骨骼由骶骨、尾骨及左右两块髋骨组成

E.骨盆的界限是耻骨联合上缘、髂耻缘及骶岬上缘的连线

4.下列不是女性生殖器官的邻近器官的是(　　)。

A.直肠　　　　　　　　　　B.输尿管　　　　　　　　C.阑尾

D.膀胱　　　　　　　　　　E.乙状结肠

5.有关卵巢激素,下列说法正确的是(　　)。

A.雌激素降低子宫平滑肌对缩宫素的敏感性

B.雌激素使阴道上皮细胞内糖原减少

C.雌激素使子宫内膜呈分泌期变化

D.孕激素使子宫内膜呈增生期变化

E.孕激素提高健康成年妇女基础体温0.3~0.5 ℃

6.李女士,29 岁,停经49 d。因突发腹痛伴少量阴道流血入院。妇科检查:阴道后穹隆饱满、触痛,宫颈举痛,子宫稍大而软。右侧附件触及包块。尿妊娠试验阳性。考虑输卵管妊娠,为进一步诊断可行(　　)。

A.腹腔穿刺　　　　　　　　B.阴道后穹隆穿刺　　　　　　C.膀胱穿刺

D.直肠穿刺　　　　　　　　E.阴道前穹隆穿刺

7.李女士,28 岁。平素月经规律。月经周期为34 d,其排卵时间约在月经周期的(　　)。

A.第14 d　　　　　　　　B.第16 d　　　　　　　　C.第20 d

D.第22 d　　　　　　　　E.第17 d

8.王女士,39 岁,G2P1。因月经过多、经期延长入院。检查血红蛋白57 g/L,拟行全子宫切除术,保留双侧附件。术中处理下列哪个组织时最易损伤输尿管? (　　)

A.阔韧带　　　　　　　　　B.输卵管　　　　　　　　C.子宫动脉

D.阴部内动脉　　　　　　　E.卵巢固有韧带

9.某学校开展青春期健康教育,关于月经期相关知识,下述错误的是(　　)。

A.月经第一次来潮称月经初潮　　B.月经期忌食生冷食物、忌着凉

C.月经血呈暗红色,凝固　　　　D.月经期保持外阴清洁

E.正常月经量为20~60 mL

10.用以防治胎儿发生神经管畸形,应选择服用(　　)。

A.维生素 A　　　　　　　　B.钙　　　　　　　　C.叶酸

D.维生素 C　　　　　　　　E.锌

(冯　玲　叶　芬)

任务 2　妊娠期检查及保健指导

📖 学习目标

- 掌握妊娠、受精、植入、胎先露、胎产式、胎方位的概念;掌握早、中、晚期妊娠的临床表现。
- 熟悉妊娠期母体的主要变化;熟悉产前检查的时间、方法和内容。
- 了解不同孕周胎儿的特点、胎儿附属物及其功能;了解产前筛查内容。
- 能运用护理程序对孕妇进行妊娠期检查及保健指导。
- 尊重、关爱孕妇,具有较好的沟通能力。

📖 知识点

- 四步触诊;骨盆外测量;妊娠图;胎儿宫内监护;胎儿畸形与遗传性疾病宫内筛查。

妊娠是胚胎和胎儿在母体内发育成长的过程。成熟卵子受精是妊娠的开始,胎儿及其附属物自母体排出是妊娠的终止。临床以末次月经第 1 d 作为妊娠的开始,全过程共 10 个妊娠月(1 个妊娠月为 4 周),共 280 d。

2.1　孕期保健指导

案例导入

王女士,26 岁,已婚,初孕妇,现妊娠 37 周,于昨晚长时间仰卧位后,出现头晕、恶心、呕吐、胸闷、面色苍白、出冷汗、感心慌,家属急送医院后,医生立即嘱其左侧卧位,当转为侧卧位后,上述症状即减轻。

请问:王女士最可能发生了什么情况?为什么会出现这种情况?如何预防?

2.1.1　受精及受精卵发育、输送与着床

【精子获能与受精】

精液射入阴道内,精子经过宫颈管、子宫腔进入输卵管,在此过程中精子顶体表面的糖蛋白被生殖道分泌的 α、β 淀粉酶降解,同时顶体膜中胆固醇与磷脂比率和膜电位发生变化,顶体膜稳定性降低,此过程称为精子获能。获能的精子与次级卵母细胞在输卵管相遇,结合形成受精卵的过程称为受精。受精发生在排卵后 12 h 内,整个受精过程约需 24 h。卵子从卵巢排出,经输卵管伞部进入输卵管内,当卵子与精子相遇,精子头部顶体外膜破裂,释放出顶体酶,溶解卵子外围的放射冠和透明带,称为顶体反应。借助此反应,精子穿过放射冠和透明带,进入卵子内。随后卵子迅即完成第二次减数分裂形成卵原核,卵原核与精原核融合,形成二倍体的受精卵,完成受精过程。

【受精卵的发育与输送】

受精后,借助输卵管蠕动及输卵管上皮纤毛推动,受精卵向宫腔方向移动,同时进行有丝分裂。受精后 50 h 分裂为 8 细胞阶段,受精后 72 h 分裂为 16 个细胞的实心细胞团,称为桑椹胚,随后早期囊胚形成。受精后第 4 d 早期囊胚进入宫腔,受精后第 5~6 d 早期囊胚继续分裂发育,形成晚期囊胚。

【受精卵着床】

晚期囊胚侵入子宫内膜的过程,称为植入,也称着床。受精后第 6~7 d 开始,第 11~12 d 完成。着床经过定位、黏附和侵入 3 个过程。受精卵着床必须具备的条件有:①透明带消失;②囊胚细胞滋养细胞分化出合体滋养细胞;③囊胚和子宫内膜同步发育且功能协调;④孕妇体内分泌足够量的孕酮。子宫有一个极短的窗口期允许受精卵着床(图 2.1)。

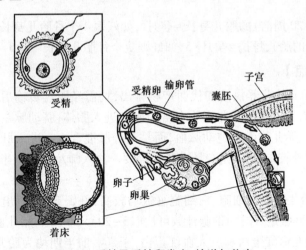

图 2.1　受精及受精卵发育、输送与着床

2.1.2　胚胎、胎儿发育特征及胎儿生理特点

【胚胎、胎儿发育特征】

以 4 周为一孕龄单位,描述胚胎及胎儿发育的特征。妊娠 10 周(受精后 8 周)内的人胚

称为胚胎,是器官分化、形成的时期。自妊娠 11 周(受精第 9 周)起称为胎儿,是生长、成熟的时期。胎儿发育特征如下:

4 周末:可以辨认出胚盘与体蒂。

8 周末:胚胎初具人形,头大,占整个胎体近一半。能分辨出眼、耳、鼻、口、手指及足趾,各器官正在分化发育,心脏已形成。

12 周末:胎儿身长约 9 cm,体重约 20 g。外生殖器已可初辨性别。胎儿四肢可活动。

16 周末:胎儿身长约 16 cm,体重约 110 g。从外生殖器可确认胎儿性别。头皮已长出毛发,胎儿已开始出现呼吸运动。皮肤菲薄、深红色,无皮下脂肪。部分孕妇已能自觉胎动。

20 周末:胎儿身长约 25 cm,体重约 320 g。皮肤暗红,出现胎脂,全身覆盖毳毛,并可见少许头发。开始出现吞咽、排尿功能。自该孕周起胎儿体重呈线性增长。胎儿运动明显增加,10%~30%时间胎动活跃。

24 周末:胎儿身长约 30 cm,体重约 630 g。各脏器均已发育,皮下脂肪开始沉积,因量不多皮肤呈皱缩状。肺泡已经发育。出生后可有呼吸,但生存力极差。

28 周末:胎儿身长约 35 cm,体重约 1 000 g。皮下脂肪不多。皮肤表面覆盖胎脂,四肢活动好,有呼吸运动。出生后可存活,但易患特发性呼吸窘迫综合征。

32 周末:胎儿身长约 40 cm,体重约 1 700 g。皮肤深红多皱。出生后注意护理可能存活。

36 周末:胎儿身长约 45 cm,体重约 2 500 g。皮下脂肪较多,身体圆润。指(趾)甲已达指(趾)端。出生后生活力良好,基本能存活。

40 周末:胎儿身长约 50 cm,体重约 3 400 g。皮肤粉红色,外观体形丰满。足底皮肤有纹理。男性睾丸已降至阴囊内,女性大小阴唇发育良好。出生后哭声响亮,吸吮能力强,能很好存活。

妊娠前 5 个月(20 周前)的胎儿身长 = 孕月^2,如妊娠 4 个月胎儿身长 = 4^2 = 16 cm。妊娠后 5 个月(20 周后)的胎儿身长 = 孕月×5,如妊娠 7 个月胎儿身长 = 7×5 = 35 cm。

【胎儿生理特点】

1.循环系统　胎儿的营养供给和代谢产物排出,均需经胎盘转输后由母体完成。胎儿脐静脉携带来自胎盘的含氧和营养物质丰富的血液进入胎体,脐动脉主要携带来自胎儿含氧量较低的混合血。胎儿体内无纯动脉血,而是动静脉混合血。进入肝、心、头部及上肢的血液含氧量较高,营养较丰富,以适应胎儿生长需要。注入肺及身体下半部的血液含氧量及营养相对较少。

2.血液系统　胎儿体内红细胞、白细胞总数均较高,妊娠 32 周后出生的新生儿红细胞数约为 $6.0×10^{12}$/L,妊娠足月时白细胞计数可达$(15~20)×10^9$/L。胎儿血红蛋白分为 3 种,即原始血红蛋白、胎儿血红蛋白和成人血红蛋白,于妊娠前半期均为胎儿血红蛋白,至妊娠最后 4~6 周,成人血红蛋白增多,至临产时胎儿血红蛋白仅占 25%。

3.呼吸系统　胎儿期胎盘代替肺脏功能,母儿血液在胎盘进行气体交换,但出生前胎儿已具备呼吸道、肺循环及呼吸肌发育,可见呼吸运动。新生儿出生后肺泡扩张,开始呼吸功能。出生时胎肺不成熟可导致呼吸窘迫综合征,影响新生儿存活力。糖皮质激素可刺激肺表面活性物质的产生。

4.神经系统　胎儿大脑随妊娠进展逐渐发育长大,妊娠 24~26 周胎儿在宫内已能听见一些声音。妊娠 28 周胎儿眼对光开始出现反应,对形象及色彩的视觉出生后才逐渐形成。

5.消化系统　妊娠 11 周小肠已有蠕动,妊娠 16 周胃肠功能基本建立,胎儿能吞咽羊水,吸收水分、氨基酸、葡萄糖及其他可溶性营养物质。胎儿肝内缺乏许多酶,无法结合因红细胞破坏产生的大量游离胆红素。胆红素经胆道排入小肠氧化成胆绿素,胆绿素的降解产物导致胎粪呈黑绿色。

6.泌尿系统　妊娠 11~14 周胎儿肾已具有排尿功能,妊娠 14 周胎儿膀胱内已有尿液,胎儿通过排尿参与羊水循环。

7.内分泌系统　妊娠第 6 周甲状腺开始发育,妊娠 12 周已能合成甲状腺素。甲状腺素对胎儿各组织器官的正常发育均有作用,尤其是大脑的发育。胎儿肾上腺发育良好,肾上腺皮质可产生大量甾体激素,与胎儿肝、胎盘、母体共同完成雌三醇的合成。胎儿胰腺于妊娠12 周开始分泌胰岛素。

8.生殖系统及性腺分化发育　胎儿的性别由性染色体决定,性染色体 XX 或 XY 在受精卵形成时已确定。若胚胎细胞含 Y 染色体,原始生殖细胞分化为睾丸。若胚胎细胞不含 Y 染色体,原始生殖细胞分化为卵巢。

【足月胎头】

足月胎头是胎体的最大部分,也是通过产道最困难的部分,助产士必须要熟悉胎儿头颅的结构和特点。

1.结构　胎头头颅由两块顶骨、两块额骨、两块颞骨及 1 块枕骨构成。颅骨之间的缝隙称为颅缝,缝与缝之间的空隙称为囟门(图 2.2)。颅缝共有 5 条,分别是:①矢状缝:位于头顶部中央,两顶骨之间;②冠状缝:位于两顶骨与两额骨之间;③额缝:位于两额骨之间;④人字缝:位于两顶骨与枕骨之间;⑤颞缝:位于颞骨与顶骨之间。胎头前方的菱形空隙为前囟门,又称大囟门;胎头后方三角形的空隙为后囟门,又称小囟门。颅缝与囟门被软组织覆盖,使骨板有一定的活动余地,胎头也存在一定的可塑性。分娩过程中,颅骨可轻度重叠,头颅变形、体积缩小,有利于胎头娩出。

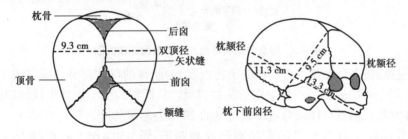

图 2.2　胎头结构与径线

2.胎头的径线

(1)双顶径(BPD):为两侧顶骨隆突之间的距离,是胎头的最大横径。临床常用 B 型超声测此值,可判断胎儿大小,妊娠足月时胎头双顶径平均约为 9.3 cm。

(2)枕额径:为鼻根至枕骨隆突间的距离,平均 11.3 cm。胎头以此径线衔接。

(3)枕下前囟径:又称小斜径,为前囟门中央至枕骨隆突下方之间的距离,妊娠足月时平均约为 9.5 cm。胎头俯屈后以此径线通过产道。

(4)枕颏径:又称大斜径,为颏骨下方中央至后囟门顶部间的距离,妊娠足月时平均值约13.3 cm。

2.1.3 胎儿附属物的形成与功能

胎儿附属物包括胎盘、胎膜、脐带和羊水。

【胎盘】

1.胎盘的构成　胎盘由羊膜、叶状绒毛膜及底蜕膜构成。

(1)羊膜:构成胎盘的胎儿部分。为附着在胎盘胎儿面的半透明薄膜,光滑,无血管、神经及淋巴。正常羊膜厚 0.02~0.05 mm。

(2)叶状绒毛膜:为胎盘的主要结构。晚期囊胚着床后,着床部位的滋养层细胞迅速分裂增殖,表面形成毛状突起称为绒毛。滋养层内面有一层胚外中胚层,与滋养层共同组成绒毛膜。与底蜕膜相接触的绒毛营养丰富发育良好,称为叶状绒毛膜;与包蜕膜接触的绒毛因缺乏血液供应而萎缩退化,称为平滑绒毛膜。叶状绒毛膜的绒毛分两种,少数绒毛像树根一样紧紧长入蜕膜深部,称为固定绒毛;大部分绒毛末端游离,称为游离绒毛。绒毛之间的间隙称绒毛间隙。绒毛间隙充满母体血液,游离绒毛悬浮于其中,母儿间物质交换在游离绒毛处进行(图 2.3)。

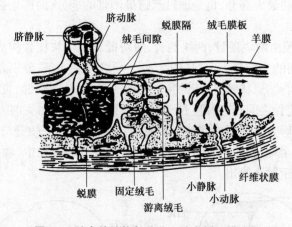

图 2.3　胎盘的结构与胎儿—胎盘循环模式图

(3)底蜕膜:是来自胎盘附着部位的子宫内膜,为胎盘的母体部分。固定绒毛的滋养层细胞与底蜕膜共同形成绒毛间隙的底,称为蜕膜板。从此板向绒毛膜伸出蜕膜间隔,不超过胎盘厚度的 2/3,将胎盘母体面分成肉眼可见的 20 个左右母体叶。

2.胎盘的结构　妊娠足月胎盘呈圆形或椭圆形,重 450~650 g,直径 16~20 cm,厚1~3 cm,中央厚,边缘薄。胎盘分胎儿面和母体面。胎儿面被覆羊膜,呈灰白色,光滑半透明,脐带动静脉从附着处分支向四周呈放射状分布直达胎盘边缘,其分支穿过绒毛膜板,进入绒毛干及其分支。母体面呈暗红色,蜕膜间隔形成若干浅沟分成母体叶。

3.胎盘的功能

(1)气体交换:母儿间 O_2 和 CO_2 在胎盘中以简单扩散方式交换,相当于胎儿呼吸系统的功能。一些疾病状态,如心功能不全、贫血、肺功能不良、子痫前期等,母血 PO_2 降低,胎儿获

得 O_2 明显不足,容易发生胎儿宫内生长受限或胎儿窘迫。

(2)营养物质供应:葡萄糖是胎儿代谢的主要能源,胎儿所需的葡萄糖均来自母体,以易化扩散方式通过胎盘。氨基酸、钙、磷、碘和铁以主动运输方式通过胎盘。脂肪酸、钾、钠、镁、维生素 A、D、E、K 以简单扩散方式通过胎盘。胎盘中还含有多种酶,能将复杂化合物分解为简单物质,如将蛋白质分解为氨基酸、脂质分解为非酯化脂肪酸等,也能将简单物质合成后供给胎儿,如葡萄糖合成糖原、氨基酸合成蛋白质等。

(3)排出胎儿代谢产物:胎儿代谢产物如尿素、尿酸、肌酐、肌酸等,经胎盘进入母血,由母体排出体外。

(4)防御功能:胎盘的屏障作用极为有限。各种病毒(如风疹病毒、巨细胞病毒等)及大部分药物均可通过胎盘,影响胎儿。细菌、弓形虫、衣原体、螺旋体不能通过胎盘屏障,但可在胎盘部位形成病灶,破坏绒毛结构后进入胎体感染胚胎及胎儿。母血中免疫抗体如 IgG 能通过胎盘,使胎儿在出生后短时间内获得被动免疫力。

(5)免疫功能:胎儿是同种半异体移植物。正常妊娠母体能容受、不排斥胎儿,其具体机制目前尚不清楚,可能与早期胚胎组织无抗原性、母胎界面的免疫耐受以及妊娠期母体免疫力低下有关。

(6)合成功能:胎盘能合成多种激素、酶和细胞因子。

①人绒毛膜促性腺激素(HCG):HCG 的主要功能是维持月经黄体寿命,使月经黄体增大成为妊娠黄体,增加甾体激素的分泌以维持妊娠。受精后第 6 日滋养细胞开始分泌微量 HCG,在受精后 10 日可由母体血清中测出,成为诊断早孕的最敏感方法。妊娠 8~10 周血清 HCG 浓度达高峰,持续约 10 日迅速下降,一般产后 2 周内消失。

②人胎盘生乳素(HPL):HPL 的主要功能是促进乳腺腺泡发育,刺激乳腺合成乳白蛋白、乳酪蛋白和乳珠蛋白,为产后泌乳作准备。妊娠 5~6 周用放射性免疫法可在母体血浆中测出 HPL,其分泌量随妊娠进展持续增加,至妊娠 34~36 周达高峰并维持至分娩,产后迅速下降,产后 7 h 即测不出。

③雌激素:妊娠早期由卵巢黄体产生,妊娠 10 周后主要由胎儿-胎盘单位合成。至妊娠末期,雌三醇值为非孕妇女的 1 000 倍,雌二醇及雌酮值为非孕妇女的 100 倍。

④孕激素:妊娠早期由卵巢妊娠黄体产生。妊娠 8~10 周后,主要由胎盘合体滋养细胞生成。随妊娠进展,母血孕酮值逐渐增高。在雌激素协同作用下,孕激素对妊娠期子宫内膜、子宫肌层、乳腺以及母体其他系统的生理变化发挥重要作用。

⑤缩宫素酶:随妊娠进展逐渐增多,至妊娠末期达高峰。其生物学意义尚不十分明了。

⑥耐热性碱性磷酸酶(HSAP):妊娠 16~20 周母血清中可测出,随妊娠进展而增多,胎盘娩出后其值下降,产后 3~6 d 消失。动态监测其数值,可作为检查胎盘功能的一项指标。

⑦细胞因子与生长因子:在胚胎和胎儿营养及免疫保护中起一定作用。

【胎膜】

胎膜由两层膜组成:外层为平滑绒毛膜,内层为羊膜。羊膜为无血管膜,结实、坚韧而柔软,与覆盖胎盘、脐带的羊膜层相连,能转运溶质和水,参与羊水平衡的维持。至妊娠晚期平滑绒毛膜与羊膜轻轻贴附并能分开。胎膜的重要作用是维持羊膜腔的完整性,保护胎儿,在分娩发动上有一定作用。

【脐带】

脐带是连接胎儿与胎盘的条索状组织,是母体与胎儿进行气体交换、营养物质供应和代谢产物排出的重要通道。胎儿借助脐带悬浮于羊水中。足月胎儿的脐带长 30～100 cm,平均约 55 cm,直径 0.8～2.0 cm。脐带表面有羊膜覆盖呈灰白色,内有两条脐动脉和一条脐静脉,脐血管周围有大量丰富的胶样组织,称为华通胶,能保护脐血管。如脐带受压,可致胎儿缺氧,甚至危及胎儿生命。

【羊水】

充满在羊膜腔内的液体,称为羊水。

1.羊水的来源　妊娠早期的羊水主要来源于母体血清经胎膜进入羊膜腔的透析液;妊娠中、晚期,胎儿尿液成为羊水的主要来源。

2.羊水的吸收　约 50% 由胎膜完成;足月妊娠胎儿每日可吞咽羊水 500～700 mL;脐带每小时能吸收羊水 40～50 mL;妊娠 20 周前,胎儿角化前皮肤有吸收羊水的功能,但量很少。

3.母体、胎儿、羊水三者间的液体平衡　羊水在羊膜腔内不断进行液体交换,以保持羊水量相对恒定。母儿间的液体交换主要通过胎盘,每小时约 3 600 mL;母体与羊水的交换主要通过胎膜,每小时约 400 mL;羊水与胎儿间的交换主要通过胎儿消化管、呼吸道、泌尿道以及角化前皮肤。

4.羊水量、性状及成分　随妊娠进展羊水量逐渐增加,妊娠 38 周约 1 000 mL,此后量逐渐减少,妊娠 40 周约 800 mL,过期妊娠羊水量明显减少至 300 mL 以下。妊娠早期羊水为无色澄清液体,足月时羊水略混浊、不透明,可见羊水内悬有小片状物(胎脂、胎儿脱落上皮细胞、毳毛、毛发、少量白细胞、白蛋白、尿酸盐等)。羊水中含大量激素和酶。足月妊娠时羊水比重为 1.007～1.025,pH 值约为 7.20。临床上通过产前羊水检查可监测胎儿的成熟度,还有助于一些先天性疾病的诊断。

5.羊水的功能

(1)保护胎儿:羊水对胎儿起缓冲作用,避免胎儿受到挤压,防止胎肢粘连,避免子宫肌壁或胎儿对脐带直接压迫所致的胎儿窘迫;临产时,羊水可使宫缩压力均匀分布,避免胎儿局部受压所致的胎儿窘迫。胎儿吞咽或吸入羊水可促进胎儿消化道和肺的发育。

(2)保护母体:在妊娠期可减少胎动所致的不适感;临产后,前羊水囊借助楔形水压扩张宫口及阴道;破膜后羊水冲洗阴道,减少感染机会。

2.1.4　妊娠期母体变化

妊娠期孕妇体内各系统发生一系列生理变化,以适应胎儿生长发育的需要并为分娩做准备。

【生殖系统的变化】

1.子宫

(1)子宫大小:随妊娠进展,子宫体逐渐增大变软。至妊娠足月时子宫体积达 35 cm×25 cm×22 cm,容量约 5 000 mL,质量约 1 000 g。妊娠 12 周后,增大子宫逐渐超出盆腔,在耻骨联合上方可触及。妊娠晚期子宫轻度右旋,与乙状结肠占据在盆腔左侧有关。

自妊娠 12～14 周起,子宫可出现一种生理性收缩,特点为宫缩稀发、不规律、不对称及无痛性,随妊娠进展而逐渐增加,但宫缩时宫腔内压力通常为 5~25 mmHg,持续时间不足 30 s,不伴宫颈的扩张,这种生理性无痛宫缩称为 Braxton Hicks 收缩。

(2)子宫血流量:妊娠期子宫血管扩张、增粗,子宫血流量增加,以适应胎儿—胎盘循环的需要。子宫收缩时子宫螺旋血管被紧压,子宫血流量明显减少。

(3)子宫内膜:受精卵着床后,在孕激素、雌激素作用下子宫内膜发生蜕膜变,此时的子宫内膜称为蜕膜。按蜕膜与囊胚的关系,将蜕膜分为 3 个部分:底蜕膜、包蜕膜和真蜕膜(图 2.4)。

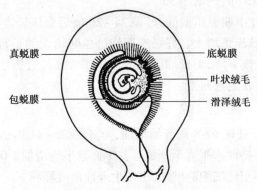

图 2.4　早期妊娠子宫蜕膜与绒毛的关系

(4)子宫峡部:为宫体与宫颈之间最狭窄的组织结构。非孕时长约 1 cm,妊娠后子宫峡部变软,逐渐伸展拉长变薄,扩展成宫腔一部分,临产后伸展至 7~10 cm,成为软产道的一部分,称为子宫下段。

(5)宫颈:在激素的作用下,宫颈充血、水肿,宫颈管内腺体增生、肥大,宫颈自妊娠早期逐渐变软,呈紫蓝色。妊娠期宫颈关闭维持至足月,分娩期宫颈扩张以及产褥期宫颈迅速复旧。妊娠期宫颈黏液增多,形成黏稠黏液栓,保护宫腔免受外来感染侵袭。

2.卵巢　妊娠期卵巢新卵泡发育和排卵均停止。卵巢黄体于妊娠 6~7 周前产生大量雌激素及孕激素,以维持妊娠继续。妊娠 10 周后黄体功能由胎盘取代,黄体开始萎缩。

3.输卵管　妊娠期输卵管伸长,但肌层并不增厚。黏膜层上皮细胞稍扁平,在基质中可见蜕膜细胞。有时黏膜呈蜕膜样改变。

4.阴道　妊娠期阴道黏膜变软,水肿、充血呈紫蓝色(Chadwick 征)。阴道壁伸展性增加,有利于分娩时胎儿的通过。阴道分泌物增多呈白色糊状。阴道上皮细胞含糖原增加,乳酸增多,使阴道 pH 降低,不利于致病菌生长,有利于防止感染。

5.外阴　妊娠期外阴部充血,皮肤增厚,大小阴唇色素沉着。伸展性增加,有利于分娩时胎儿的通过。部分孕妇可有外阴曲张,产后多自行消失。

【乳房的变化】

乳房于妊娠早期开始增大,充血明显,孕妇自觉乳房发胀。乳头增大变黑,易勃起。乳晕颜色加深,其外围的皮脂腺肥大形成散在的结节状隆起,称为蒙氏结节。妊娠末期,尤其在接近分娩期挤压乳房时,可有少量淡黄色稀薄液体溢出称为初乳。妊娠期间并无乳汁分泌,产后胎盘娩出,新生儿吸吮乳头,乳汁开始分泌。

【循环系统的变化】

1.心脏　妊娠期增大的子宫使膈肌升高,心脏向左、上、前方移位,心尖搏动左移1~2 cm。部分孕妇可闻及心尖区Ⅰ~Ⅱ级柔和吹风样收缩期杂音,产后逐渐消失。心电图因心脏左移出现电轴左偏约15°。心脏容量至妊娠末期约增加10%,心率于妊娠晚期休息时每分钟增加10~15次。

2.心排出量　心排出量自妊娠10周逐渐增加,至妊娠32~34周达高峰,持续至分娩,左侧卧位测量心排出量较未孕时约增加30%。

3.血压　妊娠早期及中期血压偏低,妊娠24~26周后血压轻度升高。一般收缩压无变化,舒张压轻度降低,使脉压稍增大。妊娠晚期仰卧位时增大的子宫压迫下腔静脉,回心血量减少、心排出减少使血压下降,形成仰卧位低血压综合征。妊娠中、晚期鼓励孕妇侧卧位休息能解除子宫压迫,改善血液回流。

【血液的改变】

1.血容量　血容量于妊娠6~8周开始增加,至妊娠32~34周达高峰,增加40%~45%,平均约增加1 450 mL,维持此水平直至分娩。其中血浆平均增加1 000 mL,红细胞平均增加450 mL,血浆量的增加多于红细胞的增加,出现生理性血液稀释。

2.血液成分

(1)红细胞:妊娠期骨髓造血增加,网织红细胞轻度增多。由于血液稀释,红细胞计数约为$3.6×10^{12}$/L(非孕妇女约为$4.2×10^{12}$/L),血红蛋白值约为110 g/L(非孕妇女约为130 g/L),血细胞比容从未孕时的0.38~0.47降至0.31~0.34。

(2)白细胞:妊娠期白细胞计数轻度增加,一般$(5~12)×10^9$/L,有时可达$15×10^9$/L。临产及产褥期白细胞计数也显著增加,一般$(14~16)×10^9$/L,有时可达$25×10^9$/L,主要为中性粒细胞增多,淋巴细胞增加不明显,单核细胞及嗜酸性粒细胞几乎无改变。

(3)凝血因子:妊娠期凝血因子Ⅱ、Ⅴ、Ⅶ、Ⅷ、Ⅸ、Ⅹ增加,仅凝血因子Ⅺ及ⅩⅢ降低,血小板数轻度减少。孕期血液处于高凝状态,产后胎盘剥离面迅速形成血栓,是预防产后出血的重要机制。

3.血浆蛋白　由于血液稀释,血浆蛋白自妊娠早期开始降低,至妊娠中期达60~65 g/L,主要是白蛋白减少,约为35 g/L,以后持续此水平直至分娩。

【泌尿系统的变化】

妊娠期肾血浆流量(renal plasma flow,RPF)及肾小球滤过率(glomerular filtration rate,GFR)于妊娠早期均增加,整个妊娠期间维持高水平。与非孕时相比,RFP约增加35%,GFR约增加50%,代谢产物尿素、肌酐等排泄增多,其血清浓度低于非孕期。RPF与GFR均受体位影响,孕妇仰卧位时尿量增加,故夜尿量多于日尿量。妊娠期GFR增加,而肾小管对葡萄糖重吸收能力未相应增加,约15%孕妇饭后出现妊娠期生理性糖尿,应注意与糖尿病鉴别。

孕早期膀胱受增大子宫的压迫,可出现尿频。妊娠晚期,胎头入盆后压迫膀胱,部分孕妇可出现尿频及尿失禁。妊娠期受孕激素影响,泌尿系统平滑肌张力降低。输尿管增粗及蠕动减弱,尿流缓慢,肾盂及输尿管自妊娠中期轻度扩张,且右侧输尿管常受右旋妊娠子宫的压迫,可致肾盂积水。孕妇易患急性肾盂肾炎,以右侧居多。

【呼吸系统的变化】

妊娠期肺功能变化:①肺活量无明显改变;②通气量每分钟约增加 40%,潮气量约增加 39%;③残气量约减少 20%;④肺泡换气量约增加 65%;⑤受雌激素影响,上呼吸道(鼻、咽、气管)黏膜增厚,轻度充血、水肿,易发生上呼吸道感染。

【消化系统的变化】

妊娠期受雌激素影响,齿龈肥厚,容易充血、水肿、增生、出血。孕激素使平滑肌张力降低、肌肉松弛。胃贲门括约肌松弛,胃内酸性内容物逆流产生胃烧灼感;胃排空时间延长,易出现上腹部饱满感。胆囊排空时间延长使胆汁淤积,易诱发胆囊炎及胆石病。肠蠕动减弱,易出现便秘,加之直肠静脉压增高,孕妇易发生痔疮或使原有痔疮加重。

【内分泌系统的变化】

妊娠末期腺垂体明显增大,嗜酸细胞肥大增多,形成“妊娠细胞”。产后若有出血性休克,可使增生、肥大的垂体缺血、坏死,导致希恩综合征(Sheehan syndrome)。

妊娠黄体及胎盘分泌大量雌、孕激素,对下丘脑及腺垂体产生负反馈作用,使 FSH 及 LH 分泌减少,故妊娠期间无卵泡发育成熟,也无排卵。

垂体催乳素(PRL)随妊娠进展逐渐增量,妊娠足月分娩前达高峰约 150 g/L,为非孕妇女的 10 倍。催乳素促进乳腺发育,为产后泌乳作准备。

妊娠期促甲状腺激素(TSH)和促肾上腺皮质激素(ACTH)分泌增加,但无甲状腺或肾上腺皮质功能亢进的表现。促黑素细胞刺激激素(MSH)的分泌增多,使孕妇皮肤色素沉着。

【皮肤的变化】

妊娠期促黑素细胞刺激激素(MSH)的分泌增多,加之大量的雌、孕激素有黑色素细胞刺激效应,使黑色素增加,导致孕妇乳头、乳晕、腹白线、外阴等处出现色素沉着。色素沉着于颧颊部并累及眶周、前额、上唇和鼻部,边缘较明显,呈蝶状褐色斑,称为妊娠黄褐斑,于产后自行消退。妊娠期间孕妇腹壁皮肤的弹力纤维断裂,呈多量紫色或淡红色不规律平行略凹陷的条纹,称为妊娠纹,见于初产妇。旧妊娠纹呈银色光亮,见于经产妇。

【新陈代谢的变化】

1.基础代谢率　妊娠早期稍下降,于妊娠中期渐增高,至妊娠晚期可增高 15%~20%。

2.体重　妊娠 13 周前无明显变化,13 周起平均每周增加 350 g,妊娠晚期体重增加量每周最多不超过 500 g。孕期平均体重增加 12.5 kg。

3.碳水化合物代谢　妊娠期胰腺分泌胰岛素增多,胎盘产生的胰岛素酶、激素等拮抗胰岛素致其分泌相对不足。孕妇空腹血糖值略低,餐后高血糖和高胰岛素血症,以利于对胎儿葡萄糖的供给。妊娠期糖代谢的特点和变化可致妊娠期糖尿病的发生。

4.脂肪代谢　妊娠期能量消耗多,母体脂肪积存多,糖原储备减少。妊娠期肠道吸收脂肪能力增强,血脂较孕前增加约 50%。遇能量消耗过多时,体内动用大量脂肪,使血中酮体增加,易发生酮血症。

5.蛋白质代谢 孕妇对蛋白质的需要量明显增加,呈正氮平衡。妊娠期体内需储备足够的蛋白质,除供给胎儿生长发育及子宫、乳房增大的需要外,还为分娩期消耗作准备。如果蛋白质储备不足,血浆蛋白减少,组织间液增加,出现水肿。

6.矿物质代谢 妊娠期胎儿生长发育需要大量的钙、磷、铁。孕中期、晚期应注意加强饮食中钙、铁的摄入,必要时补充钙剂和铁剂,以满足胎儿生长和孕妇的需要。

【骨骼、关节及韧带的变化】

在妊娠期间骨质通常无改变,仅在妊娠次数过多、过密又不注意补充维生素 D 及钙时,能引起骨质疏松。部分孕妇自觉腰骶部及肢体疼痛不适,可能与由胎盘分泌的松弛素使骨盆韧带及椎骨间的关节、韧带松弛有关。部分孕妇耻骨联合松弛、分离导致明显疼痛、活动受限,产后往往消失。妊娠晚期孕妇重心向前移,为保持身体平衡,孕妇头部与肩部应向后仰,腰部向前挺,形成典型的孕妇姿势。

2.1.5 早、中、晚妊娠征象

妊娠期全过程从末次月经的第 1 天开始计算,孕龄为 280 d,共 40 周。临床上将妊娠分为 3 个时期:第 13 周末之前称为早期妊娠,第 14～27 周末称为中期妊娠,第 28 周及其后称为晚期妊娠。

【早期妊娠的诊断】

1.症状与体征

(1)停经:育龄期有性生活史的健康妇女,平时月经周期规则,一旦月经过期,可考虑到妊娠。停经 10 d 以上,应高度怀疑妊娠。若停经两个月以上,则妊娠的可能性更大。停经是妊娠最早的症状,但不是妊娠特有的症状。

(2)早孕反应:妊娠妇女在停经 6 周左右出现畏寒、头晕、流涎、乏力、嗜睡、缺乏食欲、喜食酸物、厌恶油腻、恶心、晨起呕吐等症状,称为早孕反应。多在停经 12 周左右自行消失。

(3)尿频:前倾增大的子宫在盆腔内压迫膀胱所致。当子宫增大超出盆腔后,尿频症状自然消失。

(4)乳房变化:自觉乳房胀痛,乳房体积逐渐增大,有明显的静脉显露,乳头增大,乳头乳晕着色加深。乳晕周围皮脂腺增生出现深褐色结节,称为蒙氏结节。

(5)妇科检查:阴道黏膜和宫颈阴道部充血呈紫蓝色。停经 6～8 周时,双合诊检查子宫峡部极软,感觉宫颈与宫体之间似不相连,称为黑加征(Hegar sign)。子宫逐渐增大变软,呈球形。停经 8 周时,子宫为非孕时的 2 倍,停经 12 周时为非孕时的 3 倍,在耻骨联合上方可以触及。

2.辅助检查

(1)妊娠试验:可用放射免疫法测出受检者血液或尿液中 HCG 的含量,协助诊断早期妊娠。临床上多用早早孕试纸法检测受检者尿液,结果阳性结合临床表现可以诊断为妊娠。

(2)超声检查:B超是诊断早期妊娠快速而准确的方法。最早在妊娠 5 周时,可探及增大的子宫内出现圆形或椭圆形妊娠囊(GS),若妊娠囊内见有节律的胎心搏动,可确诊为早期妊娠活胎。孕 7 周左右,用超声多普勒仪在增大的子宫区内能听到有节律、单一高调的胎心音,胎心率 120~160 次/min,可确诊为早期妊娠、活胎。

(3)宫颈黏液检查:宫颈黏液量少、黏稠,拉丝度差,涂片干燥后在镜下见排列成行的椭圆体而无羊齿状结晶,则早期妊娠的可能性大。椭圆体持续 2 周仍不消失,早孕可能性更大。

(4)基础体温(BBT)测定:基础体温双相型的妇女,停经后高温相持续 18 d 不见下降,早孕可能性大;高温相持续超过 3 周者,可能性更大。

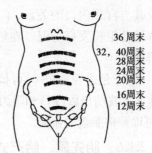

36 周末
32,40 周末
28 周末
24 周末
20 周末
16 周末
12 周末

图 2.5 妊娠周数与子宫底高度

【中、晚期妊娠的诊断】

1.病史与症状 有早期妊娠经过,自觉腹部逐渐增大。初孕妇于妊娠 18~20 周感到胎动,经产妇略早于初产妇。随妊娠进展胎动逐渐增强,至妊娠 32~34 周达高峰。妊娠 38 周后逐渐减少。正常胎动 3~5 次/h。

2.体征

(1)子宫增大:随着妊娠进展,子宫逐渐增大。腹部检查时,手测子宫底高度(图 2.5)或尺测耻上子宫长度(表 2.1)可以初步估计胎儿大小与孕周是否相符。

表 2.1 不同妊娠周数的宫底高度及子宫长度

妊娠周数	手测宫底高度	尺测耻上子宫长度/cm
12 周末	耻骨联合上 2~3 横指	
16 周末	脐耻之间	
20 周末	脐下 1 横指	18(15.3~21.4)
24 周末	脐上 1 横指	24(22.0~25.1)
28 周末	脐上 3 横指	26(22.4~29.0)
32 周末	脐与剑突之间	29(25.3~32.0)
36 周末	剑突下 2 横指	32(29.8~34.5)
40 周末	脐与剑突之间或略高	33(30.0~35.3)

(2)胎动:胎儿在子宫内的躯体活动称胎动。妊娠 20 周后孕妇可感觉到胎动。有时在腹部检查时可看到或触到胎动。

(3)胎体:妊娠 20 周后可经腹壁触到胎体。妊娠 24 周后通过四步触诊法能区分胎头、胎背、胎臀和胎儿肢体,判断胎产式、胎先露和胎方位。

（4）胎心音：妊娠 18~20 周用一般听诊器经孕妇腹壁可听及胎心音。胎心音呈双音,似钟表"滴答"声,速度较快,正常值为 110~160 次/min。妊娠 24 周以前,胎心音多在脐下正中或稍偏左、右听到。妊娠 24 周以后,胎心音多在胎儿背侧对应的孕妇腹壁上听得最清楚。胎心音需与子宫动脉杂音、腹主动脉音、脐带杂音相鉴别。

3.辅助检查

（1）超声检查：不仅能显示胎儿数目、胎产式、胎先露、胎方位、有无胎心搏动、胎盘位置及其与宫颈内口的关系、羊水量、评估胎儿体重,还能测量胎头双顶径、股骨长等径线,了解胎儿生长发育情况。在妊娠 18~24 周,可采用超声进行胎儿系统检查,筛查胎儿结构畸形。

（2）彩色多普勒超声：可检测子宫动脉、脐动脉和胎儿动脉的血流速度。妊娠中期子宫动脉血流波动指数(PI)和阻力指数(RI)可以评估子痫前期的风险,妊娠晚期的脐动脉 PI 和 RI 可以评估胎盘的血流。

2.1.6 胎先露、胎产式、胎方位的判断

妊娠 28 周以前胎儿小,羊水相对较多,胎儿在子宫内活动范围较大,胎儿位置不固定。妊娠 32 周后,胎儿生长迅速,羊水相对减少,胎儿与子宫壁贴近,胎儿的姿势和位置相对恒定。

【胎姿势】

胎儿在子宫内的姿势称为胎姿势。正常胎姿势为胎头俯屈,颏部贴近胸壁,脊柱略前弯,四肢屈曲交叉于胸腹前,其体积及体表面积均明显缩小,整个胎体成为头端小、臀端大的椭圆形,以适应妊娠晚期宫腔的形状。

【胎产式】

胎体纵轴与母体纵轴的关系称为胎产式(图 2.6)。两纵轴平行者,称为纵产式,占足月妊娠分娩总数的 99.75%；两纵轴垂直者,称为横产式,仅占 0.25%；两纵轴交叉者,称为斜产式。斜产式属暂时的,在分娩过程中多转为纵产式,偶尔转成横产式。

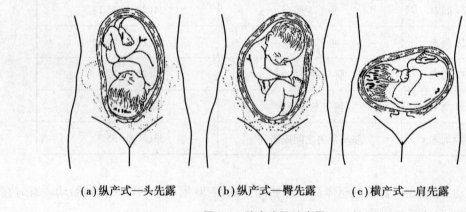

(a)纵产式—头先露　　　(b)纵产式—臀先露　　　(c)横产式—肩先露

图 2.6　胎产式及胎先露

【胎先露】

最先进入骨盆入口的胎儿部分称为胎先露。纵产式有头先露和臀先露,横产式有肩先露。

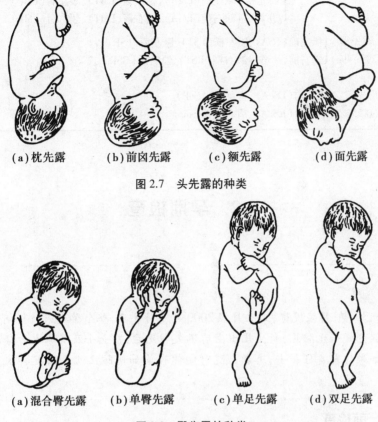

（a）枕先露　　　（b）前囟先露　　　（c）额先露　　　（d）面先露

图 2.7　头先露的种类

（a）混合臀先露　　　（b）单臀先露　　　（c）单足先露　　　（d）双足先露

图 2.8　臀先露的种类

头先露根据胎头屈伸程度不同又分为枕先露、前囟先露、额先露及面先露(图 2.7)。臀先露因入盆先露不同可分为混合臀先露、单臀先露、单足先露、双足先露(图 2.8)。横产式时最先进入骨盆的是胎儿肩部,为肩先露。偶见胎儿头先露或臀先露与胎手或胎足同时入盆,称为复合先露(图 2.9)。

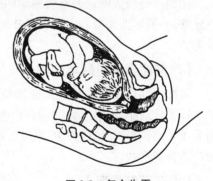

图 2.9　复合先露

【胎方位】

胎儿先露部的指示点与母体骨盆的关系称为胎方位,简称胎位。枕先露以枕骨、面先露以颏骨、臀先露以骶骨、肩先露以肩胛骨为指示点。根据指示点与母体骨盆左、右、前、后、横的关系不同而有不同胎位(表 2.2)。

表 2.2　胎产式、胎先露和胎方位的关系及种类

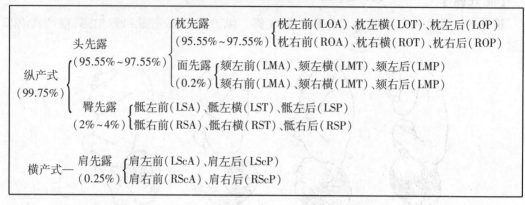

纵产式
(99.75%)
- 头先露 (95.55%~97.55%)
  - 枕先露 (95.55%~97.55%)：枕左前(LOA)、枕左横(LOT)、枕左后(LOP)；枕右前(ROA)、枕右横(ROT)、枕右后(ROP)
  - 面先露 (0.2%)：颏左前(LMA)、颏左横(LMT)、颏左后(LMP)；颏右前(LMA)、颏右横(LMT)、颏右后(LMP)
- 臀先露 (2%~4%)：骶左前(LSA)、骶左横(LST)、骶左后(LSP)；骶右前(RSA)、骶右横(RST)、骶右后(RSP)

横产式 肩先露 (0.25%)：肩左前(LScA)、肩左后(LScP)；肩右前(RScA)、肩右后(RScP)

2.2　孕期检查

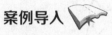

案例导入

刘女士,30 岁,月经规律,末次月经 2009 年 7 月 5 日,整个孕期未做任何产前检查,孕 39 周自然分娩一无脑儿,新生儿出生后不久即死亡,刘女士及其家人十分悲伤。

请问:如果你是责任护士,患者出院时向你咨询如何防止此种情况再次发生,你如何作答?

2.2.1　产前检查

定期产前检查的目的是明确孕妇和胎儿的健康,及早发现并治疗异常妊娠,及时纠正胎位异常,监测胎儿发育和宫内生长环境情况,促进健康教育与咨询,提高妊娠质量,减少出生缺陷。

【产前检查的时间与次数】

首次产前检查的时间应从确诊早孕开始。主要目的:①确定孕妇和胎儿的健康状况;②估计和核对孕期或胎龄;③制订产前检查计划。首次产前检查未发现异常者,妊娠 20~36 周为每 4 周检查 1 次,妊娠 36 周以后每周检查 1 次,共行产前检查 9 次。高危孕妇应酌情增加产前检查次数。

【首次产前检查】

应详细询问病史,并进行系统的全身检查、产科检查和必要的辅助检查。

1.询问病史

(1)年龄:年龄过小容易发生难产;35 岁以上初孕妇容易并发妊娠期高血压疾病、产力异常等。

（2）职业：接触有毒、有害或放射性物质的孕妇，应检测血常规和肝功能等。

（3）本次妊娠过程：了解妊娠早期有无早孕反应、阴道流血、病毒感染、发热、用药史及出血史；有无头痛、心悸、气短、下肢水肿等症状。

（4）推算预产期（EDC）：按末次月经（LMP）第1日算起，月份减3或加9，日数加7，如末次月经第1日是2013年9月12日，预产期应为2014年6月19日。若末次月经为农历，应先换算成公历再推算预产期。实际分娩日期与推算的预产期有可能相差1~2周。若孕妇记不清末次月经日期，可根据早孕反应开始时间、胎动开始时间、手测宫底高度、尺测耻上子宫长度来粗略推算预产期。B型超声可根据胎囊大小（GS）、头臀长度（CRL）、胎头双顶径（BPD）及股骨长度（FL）值推算出预产期。

（5）月经史和孕产史：询问初潮年龄、月经周期及末次月经日期，月经周期延长、缩短或不规律者应及时根据B型超声检查结果重新核对孕周并推算预产期。还应了解孕妇有无流产史、死胎死产史、难产史及难产原因、分娩方式、有无产后出血、新生儿出生时情况等。凡有习惯性流产、死胎、死产或新生儿死亡等异常情况者，属高危妊娠，应转到高危门诊进一步诊治。

（6）既往史和手术史：了解妊娠前有无高血压、心脏病、糖尿病、肺结核、血液病、肝肾疾病等，注意发病时间及治疗情况，并了解做过何种手术。

（7）家族史：询问家族中有无高血压、糖尿病、双胎妊娠等遗传性疾病等。对有遗传疾病家族史者，应进行遗传咨询，以降低遗传病儿的出生率。

（8）配偶情况：了解健康状况和有无遗传性疾病等。

2.全身检查　观察孕妇营养、发育及精神状态；注意步态及身高，身高<145 cm者常伴有骨盆狭窄；测量血压，孕妇正常血压≤140/90 mmHg；注意心脏有无病变，必要时于妊娠20周以后行心动超声检查；检查乳房发育情况、乳头大小及有无乳头凹陷；观察脊柱及下肢有无畸形；检查下肢及腹壁有无水肿，妊娠晚期孕妇踝部或小腿下部可有水肿，经休息后能消退，属正常情况；测量体重，妊娠晚期孕妇每周体重增加≤500 g，若超过者应考虑水肿或隐性水肿；常规妇科检查了解生殖道发育情况及有无畸形。

3.产科检查　包括腹部检查、骨盆测量、阴道检查、肛门指诊检查。

（1）腹部检查：孕妇排尿后仰卧于检查床上，头部稍垫高，暴露腹部，双腿略屈曲稍分开，使腹肌放松。检查者站在孕妇右侧。

1）视诊：注意腹部形状和大小、有无妊娠纹、水肿及手术瘢痕。对腹部过大、宫底过高者考虑巨大胎儿、多胎妊娠、羊水过多的可能；对腹部过小、宫底过低者，应考虑胎儿生长受限（FGR）、孕周推算错误等；腹部两侧向外膨出伴宫底位置较低者，横位可能性大；尖腹（多见于初产妇）或悬垂腹（多见于经产妇），应考虑可能伴有骨盆狭窄。

2）触诊：先用软尺测子宫长度及腹围，子宫长度是从宫底到耻骨联合上缘的距离，腹围是平脐绕腹一周的数值。随后进行四步触诊法了解子宫大小、胎产式、胎先露、胎方位及胎先露是否衔接（图2.10）。行前3步触诊时，检查者面向孕妇，行第4步触诊时，检查者面向孕妇足端。

第一步：检查者两手置于宫底部，测得宫底高度，估计胎儿大小与妊娠周期是否相符。然后以两手指腹相对交替轻推，判断在宫底部的胎儿部分，若为胎头则硬而圆且有浮球感；

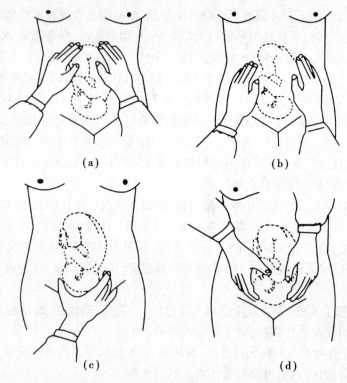

图 2.10 四步触诊法

若为胎臀则软而宽且形态不规则。

第二步:检查者两手分别置于腹部左右两侧,一手固定,另一手轻轻深按检查,两手交替,触到平坦饱满部分为胎背,并确定胎背向前、向侧方或向后。触到可变形的高低不平部分为胎儿肢体,有时能感到胎儿肢体在活动。

第三步:检查者右手拇指与其余 4 指分开,置于耻骨联合上方握住胎先露部,进一步查清是胎头或胎臀,左右推动以确定是否衔接。若胎先露部仍可以被左右推动,表示尚未衔接入盆;若不能被推动,则已衔接。

第四步:检查两手分别置于胎先露部的两侧,沿骨盆入口方向向下深按,进一步核实胎先露部的诊断是否正确,并确定胎先露部入盆程度。当胎先露部难以确定时,可行 B 超协助诊断。

3)听诊:孕 18~20 周起可在孕妇腹壁听到胎心,在靠近胎背上方的孕妇腹壁上听得最清楚,枕先露时,胎心在脐右(左)下方;臀先露时,胎心在脐右(左)上方;肩先露时,胎心在靠近脐部下方听得最清楚(图 2.11)。

(2)骨盆测量:骨盆大小及形状对分娩有直接影响,是决定胎儿能否顺利经阴道分娩的重要因素,故产前检查时应作骨盆测量。骨盆测量分外测量和内测量两种。

1)骨盆外测量:产前检查应常规行骨盆外测量,能间接判

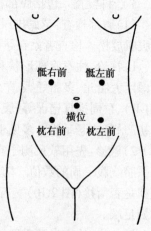

骶右前   骶左前

横位

枕右前   枕左前

图 2.11 胎心听诊位置

断骨盆大小及其形状。常测量以下径线：

①髂棘间径(IS)：孕妇取伸腿仰卧位。测量两髂前上棘外缘间的距离(图 2.12)，正常值为 23～26 cm。此径线间接推测骨盆入口横径长度。

②髂嵴间径(IC)：孕妇取伸腿仰卧位。测量两髂嵴外缘间最宽的距离(图 2.13)，正常值为 25～28 cm。此径线间接推测骨盆入口横径长度。

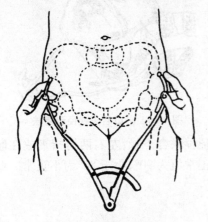 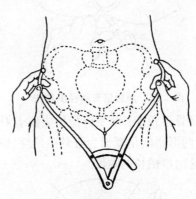

图 2.12　髂棘间径测量法　　　　　　图 2.13　髂嵴间径测量法

③骶耻外径(EC)：孕妇取左侧卧位，右腿伸直，左腿屈曲，测量第 5 腰椎棘突下至耻骨联合上缘中点的距离(图 2.14)。正常值为 18～20 cm。第 5 腰椎棘突下相当于米氏菱形窝的上角，或相当于两侧髂嵴后连线中点下 1.5 cm。此径线间接推测骨盆入口前后径长度，是骨盆外测量中最重要的径线。

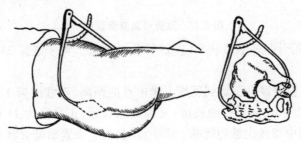

图 2.14　骶耻外径测量法

④坐骨结节间径(IT)或出口横径(TO)：孕妇取仰卧位，双手抱双膝，测量两坐骨结节内侧缘的距离(图 2.15)，正常值为 8.5～9.5 cm。也可用检查者的手拳估计，能容纳成人横置手拳则属正常。此径线直接测出骨盆出口的横径长度。若此径<8 cm，应加测出口后矢状径。

⑤出口后矢状径：为坐骨结节间径中点至骶骨尖端的长度。检查者戴手套的右手食指伸入孕妇肛门向骶骨方向，拇指置于孕妇体外骶尾部，两指共同找到骶骨尖端，将骨盆出口测量器一端放在坐骨结节间径中点，另一端放在骶骨尖端处，即可测出口后矢状径(图 2.16)，正常值为 8～9 cm。出口横径与出口后矢状径之和大于 15 cm，一般足月胎儿可以娩出。

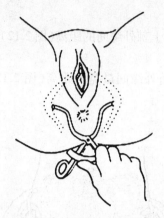

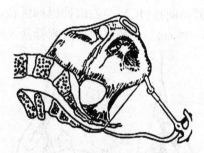

图 2.15　坐骨结节间径测量法　　　　　图 2.16　出口后矢状径测量法

⑥耻骨弓角度：两手拇指指尖斜着对拢置于耻骨联合下缘，左右两拇指平放在耻骨降支上面，两拇指间角度即为耻骨弓角度（图 2.17），正常值为 90°，小于 80° 为不正常。此角度反映骨盆出口横径的宽度。

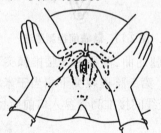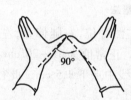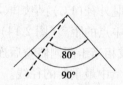

图 2.17　耻骨弓角度测量法

2）骨盆内测量：若骨盆外测量狭窄，应行骨盆内测量。常于妊娠 24～36 周进行。主要测量的径线有：

①对角径（DC）：耻骨联合下缘到骶岬上缘中点的距离，正常值为 12.5～13 cm，此值减去 1.5~2 cm 即为骨盆入口前后径的长度，又称真结合径，正常值为 11 cm。检查者将一手食、中指伸入阴道，用中指指尖触到骶岬上缘中点，食指上缘紧贴耻骨联合下缘，另一手食指标记食指上缘与耻骨联合下缘接触点，抽出阴道内手指，中指尖到此接触点的距离，即为对角径（图 2.18）。

②坐骨棘间径：测量两坐骨棘间的距离（图 2.19），正常值为 10 cm。

将一手食、中指放入阴道内，触及两侧坐骨棘，估计其间的距离。

③坐骨切迹宽度：代表中骨盆后矢状径，为坐骨棘与骶骨下部间的距离，即骶棘韧带宽度。将阴道内的食指置于韧带上移动（图 2.11），若能容纳 3 横指（5.5~6 cm）为正常，否则为中骨盆狭窄。

（3）阴道检查：在妊娠早期初诊时，孕妇可作盆腔双合诊检查。妊娠 24 周左右行首次产前检查时需测量对角径。妊娠最后 1 个月内应避免阴道检查，以免引起感染。

（4）肛门指诊检查：可以了解胎先露部、骶骨前面弯曲度、坐骨棘间径、坐骨切迹宽度及骶尾关节活动度，并测量出口后矢状径。

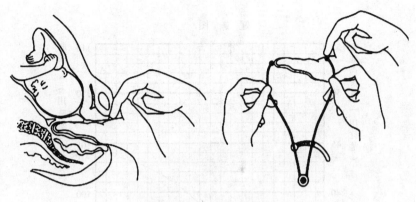

图2.18　对角径测量法

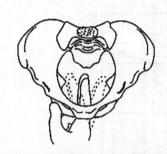
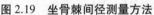

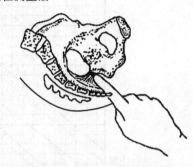

图2.19　坐骨棘间径测量方法　　　图2.20　坐骨切迹宽度测量方法

4.辅助检查　常规检查红细胞计数、血红蛋白值、血细胞比容、白细胞总数及分类、血小板、血型、肝功能、肾功能、糖耐量、尿糖、尿蛋白、尿液镜检、宫颈细胞学检查、阴道分泌物等检查。根据具体情况还应作下列检查：

（1）出现妊娠合并症，按需要进行血液化学、电解质测定以及胸部X线透视、心电图,乙型肝炎抗原抗体等检查。

（2）对胎位不清、胎心听不清者,应行B型超声检查。

（3）对高龄孕妇,有死胎死产史、胎儿畸形史和患遗传性疾病的孕妇,应作唐氏筛查、检测血甲胎蛋白（AFP）、羊水细胞培养行染色体核型分析等。

5.绘制妊娠图　将体重、血压、水肿、腹围、子宫高度、胎心率、胎位、胎头双顶径值等检查结果填于妊娠图（图2.21）中,动态观察变化,有利于及早发现并及时处理孕妇及胎儿的异常情况。

【复诊产前检查】

复诊产前检查的目的是了解前次产前检查后有何不适,以便及早发现异常,及时处理。应包括以下内容：

1.询问孕妇前一次产前检查之后是否出现头痛、眼花、浮肿、阴道流血、胎动异常等特殊情况,经检查后给予相应处理。

2.测量孕妇体重和血压,检查有无水肿等异常,复查有无尿蛋白。

3.复查胎位,判断胎儿大小与妊娠周数是否相符,了解有无羊水过多等。

4.进行孕期保健知识宣教,预约下次复诊时间。

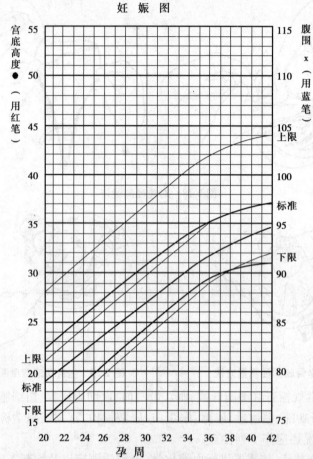

妊 娠 图

妊 娠 周	16	18	20	22	24	26	28	30	32	34	36	38	40	42	44
日 期															
胎 位															
胎 心															
头 盆 关 系															
水 肿															
尿 蛋 白															

图 2.21 妊娠图

2.2.2 胎儿健康评估技术

高危孕妇应于妊娠 32~34 周开始评估胎儿健康状况,严重并发症孕妇应于妊娠 26~28 周开始监测。

【胎儿宫内状态的监护】

(一)确定是否为高危儿

高危儿包括:①孕龄<37 周或≥42 周;②出生体重<2 500 g;③巨大儿(≥4 000 g);④出

生后 1 min Apgar 评分≤4 分;⑤产时感染;⑥高危孕产妇的胎儿;⑦手术产儿;⑧新生儿的兄姐有新生儿期死亡的情况;⑨双胎或多胎儿。

(二)胎儿宫内监护的内容

1.妊娠早期　行妇科检查确定子宫大小及是否与孕周相符;B 型超声检查在妊娠第 5 周见到妊娠囊;妊娠 6 周时可见到胚芽和原始心管搏动;妊娠 9~13^{+6}周 B 型超声测量胎儿颈项透明层(NT)和胎儿发育情况。

2.妊娠中期　借助手测宫底高度或尺测子宫长度和腹围,判断胎儿大小及是否与孕周相符;监测胎心率;应用 B 型超声检测胎头发育、结构异常的筛查与诊断;胎儿染色体异常的筛查与诊断。

3.妊娠晚期　除产科检查外还应询问孕妇自觉症状,监测心率、观察血压变化、下肢水肿及必要的全身检查。

(1)定期产前检查:手测宫底高度或尺测子宫长度和腹围,了解胎儿大小、胎产式、胎方位和胎心率。

(2)胎动计数:胎动监测是通过孕妇自测评价胎儿宫内情况最简便有效的方法之一。随着孕周增加,胎动逐渐由弱变强,至妊娠足月时,胎动又因羊水量减少和空间减小而逐渐减弱。若胎动计数≥6 次/2 h 为正常,<6 次/2 h 或减少 50% 者提示胎儿缺氧可能。

(3)胎儿影像学监测及血流动力学监测

1)胎儿影像学监测:B 型超声是目前使用最广泛的胎儿影像学监护仪器,可以观察胎儿大小(包括胎头双顶径、腹围、股骨长)、胎动及羊水情况;还可以进行胎儿畸形筛查,发现胎儿神经系统、泌尿系统、消化系统和胎儿体表畸形,且能判定胎位及胎盘位置、胎盘成熟度。对可疑胎儿心脏异常者可应用胎儿超声心动诊断仪对胎儿心脏的结构与功能进行检查。

2)血流动力学监测:彩色多普勒超声检查能监测胎儿脐动脉和大脑中动脉血流。脐动脉血流常用指标有收缩期最大血流速度与舒张末期血流速度比值(S/D)、搏动指数(PI)、阻力指数(RI),随妊娠期增加,这些指标值应下降。

(4)电子胎儿监护:电子胎儿监护仪能够连续观察和记录胎心率(FHR)的动态变化,也可了解胎心与胎动及宫缩之间的关系,评估胎儿宫内安危情况。监护可在妊娠 34 周开始,高危妊娠孕妇酌情提前。

1)监测胎心率

①胎心率基线(BFHR):指在无胎动和无子宫收缩影响时,10 min 以上的胎心率平均值。胎心率基线包括每分钟心搏次数(bpm)及 FHR 变异。正常 FHR 为 110~160 次/分;FHR>160 次/分或<110 次/分,历时 10 min,称为心动过速或心动过缓。FHR 变异指 FHR 有小的周期性波动。胎心率基线摆动包括胎心率的摆动幅度和摆动频率。摆动幅度指胎心率上下摆动波的高度,振幅变动范围正常为 6~25 次/分。摆动频率是指 1 min 内波动的次数,正常为≥6 次。基线波动活跃则频率增高,基线平直则频率降低或消失,基线摆动表示胎儿有一定的储备能力,是胎儿健康的表现。FHR 基线变平即变异消失,提示胎儿储备能力丧失(图 2.22)。

②胎心率一过性变化:受胎动、宫缩、触诊及声响等刺激,胎心率发生暂时性加快或减慢,随后又能恢复到基线水平,称为胎心率一过性变化,是判断胎儿安危的重要指标。

加速指宫缩时胎心率基线暂时增加 15 bpm 以上,持续时间>15 s,是胎儿良好的表现,原因可能是胎儿躯干局部或脐静脉暂时受压。散发的、短暂的胎心率加速是无害的。但脐静脉持续受压则发展为减速。

减速指随宫缩出现的暂时性胎心率减慢,分 3 种:

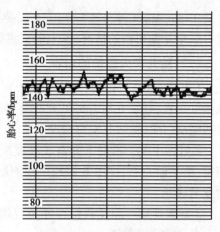

图 2.22　胎心率基线与摆动

a.早期减速(ED):FHR 曲线下降几乎与宫缩曲线上升同时开始,FHR 曲线最低点与宫缩曲线高峰相一致,即波谷对波峰,下降幅度<50 bpm,持续时间短,恢复快(图 2.23),子宫收缩后迅速恢复正常。一般发生在第一产程后期,为宫缩时胎头受压引起,不受孕妇体位或吸氧而改变。

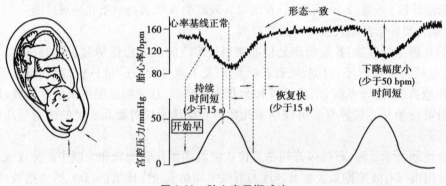

图 2.23　胎心率早期减速

b.变异减速(VD):胎心率减速与宫缩无固定关系,下降迅速且下降幅度大(>70 bpm),持续时间长短不一,但恢复迅速(图 2.24)。一般认为由宫缩时脐带受压兴奋迷走神经引起。

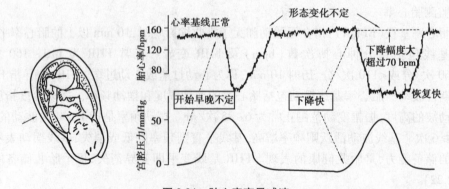

图 2.24　胎心率变异减速

c.晚期减速（LD）：FHR 减速多在宫缩高峰后开始出现，即波谷落后于波峰，时间差多在30~60 s，下降幅度<50 bpm。胎心率恢复水平所需时间较长（图2.25）。晚期减速一般认为是胎盘功能不良、胎儿缺氧的表现。

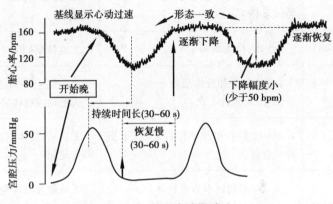

图 2.25　胎心率晚期减速

2）预测胎儿宫内储备能力

①无应激试验（NST）：指在无宫缩、无外界负荷刺激情况下，对胎儿进行胎心率宫缩图的观察和记录。本试验是以胎动时伴有一过性胎心率加快为基础，通过观察胎动时胎心率的变化了解胎儿的储备能力。试验时，孕妇取半卧位，腹部胎心音区放置涂有耦合剂的多普勒探头，在描记胎心率同时，孕妇凭自觉有胎动时，手按机钮在描记胎心率的纸上作出记号，至少连续记录 20 min 为一单位，如 20 min 内无胎动则再延长 20 min 监护时间，以等待睡眠中的胎儿醒来。一般认为 20 min 至少有 3 次以上胎动伴胎心率加速≥15 bpm，持续时间≥15 s，为 NST 有反应型，表明胎儿储备能力良好，可于 1 周后复查；若少于 3 次或胎心率加速不足 15 bpm，为 NST 无反应型，应进一步作宫缩应激试验。

②缩宫素激惹试验（OCT）：又称为宫缩应激试验（CST），其原理为诱发宫缩，并用胎儿监护仪记录胎心率变化，了解胎盘于宫缩时一过性缺氧的负荷变化，测定胎儿的储备能力。方法：本试验一般在妊娠 30 周后进行，孕妇采取半卧位，先用监护仪描记胎心率20 min 作基础记录，然后静滴 0.5% 缩宫素（缩宫素 2.5 U 加入 5% 葡萄糖液 500 mL 内），按每分钟 5~10 滴速度滴入，每隔 10 min 加 5 滴直到出现规律宫缩（间隔 3~4 min，持续30~40 s）后进行监测。结果判定：若宫缩后重复出现晚期减速（3 次以上），BFHR 变异减少，胎动后无 FHR 增快，称 OCT 阳性。提示胎盘功能减退，但假阳性多，意义不如阴性大，可加测尿 E_3 值或通过其他检查进一步了解胎盘情况。若 BFHR 有变异或胎动增加后FHR 加快，FHR 也无晚期减速，称 OCT 阴性。提示胎盘功能尚佳，1 周内胎儿无大的危险。可在 1 周后重复本试验。

3）胎儿生物物理监测：即利用电子胎儿监护和 B 型超声联合检测胎儿宫内缺氧和胎儿酸中毒情况的方法。Manning 评分法（表2.3），满分为 10 分，10~8 分无急慢性缺氧，8~6 分可能有急或慢性缺氧，6~4 分有急或慢性缺氧，4~2 分有急性缺氧伴慢性缺氧，0 分有急慢性缺氧。

表 2.3　Manning 评分法

项　目	2分(正常)	0(异常)
无应激试验(20 min)	≥2 次胎动伴胎心加速≥15 bpm,持续≥15 s	<2 次胎动,胎心加速<15 bpm,持续<15 s
胎儿呼吸运动(30 min)	≥1 次,持续≥30 s	无或持续<30 s
胎动(30 min)	≥3 次躯干和肢体活动(连续出现计 1 次)	≤2 次躯干和肢体活动无活动或肢体完全伸展
肌张力	≥1 次躯干和肢体伸展复屈,手指摊开合拢	无活动;肢体完全伸展;伸展缓慢,部分复屈
羊水量	最大羊水暗区垂直直径≥2 cm	无或最大暗区垂直直径<2 cm

【胎盘功能检查】

通过胎盘功能检查也可以间接了解胎儿在宫内的健康状况。有多种检查方法可供选择:

1.胎动　与胎盘功能状态关系密切,胎盘功能低下时,胎动较前期有所减少。

2.孕妇尿雌三醇值　用于评估胎儿胎盘单位功能。24 h 尿>15 mg 为正常值,10~15 mg 为警戒值,<10 mg 为危险值。也可测尿雌激素/肌酐比值,>15 为正常值,10~15 为警戒值,<10为危险值。有条件者还可测血清游离雌三醇值,正常足月妊娠时临界值为 40 nmol/L,低于此值提示胎盘功能低下。

3.孕妇血清人胎盘生乳素(hPL)测定　足月妊娠 hPL 值为 4~11 mg/L。若该值于足月妊娠时<4 mg/L,或突然降低 50%,提示胎盘功能低下。

【胎儿成熟度检查】

测定胎儿成熟度的方法,除计算胎龄、测子宫长度、腹围[胎儿体重(g)=宫高(cm)×腹围(cm)+200]及 B 型超声测量(BPD> 8.5 cm)外,还可通过经腹壁羊膜腔穿刺抽取羊水,进行下列项目检测:

1.羊水卵磷脂/鞘磷脂(L/S)比值　该值>2,提示胎儿肺成熟。能测出羊水磷脂酰甘油,提示胎儿肺成熟。此值更可靠。

2.羊水泡沫试验或震荡试验　是一种快速而简便测定羊水中表面活性物质的试验。若两管液面均有完整的泡沫环,提示胎肺成熟。

【胎儿畸形与遗传性疾病宫内筛查】

(一)胎儿畸形宫内筛查

超声波检查是胎儿畸形产前检查的主要手段之一。它长期广泛用于严重肢体畸形等的产前筛查和诊断,还可以检查出许多胎儿先天畸形体征和一些罕见的胎儿畸形。建议所有孕妇在妊娠 18~24 周期间进行一次系统胎儿超声检查,有条件的单位可行先天性心脏病的超声筛查。通过系统胎儿超声检查对胎儿的各器官进行系统筛查,目的是发现严重致死性畸形无脑儿、严重脑膨出、严重开放性脊柱裂、严重胸腹壁缺损并内脏外翻、单腔心、致死性软骨发育不良等疾病,胎儿畸形的产前超声检出率为 50% ~70%。漏诊的主要原因为:①超声检查受孕周、羊水、胎位、母体腹壁薄厚等多种因素的影响,许多器官可能无法显示或显示不清;②部分胎儿畸形的产前超声检出率极低,如房间隔缺损、室间隔缺损、耳畸形、指/趾异常、肛门闭锁、食管闭锁、外生殖器畸形、闭合性脊柱裂等;③还有部分胎儿畸形目前还不能为超声所发现,如甲状腺缺如、先天性巨结肠等。

（二）胎儿遗传性疾病宫内筛查

对胎儿的遗传筛查又称产前筛查。产前遗传筛查是检出子代具有患遗传性疾病风险性增加的个体或夫妇,或对发病率高、严重遗传性疾病(如唐氏综合征),先天畸形采用经济、简便、无创伤及安全的生化检测进行产前筛查。目的是减少残疾儿的出生,提高人口素质。

产前筛查试验不是确诊试验,筛查阳性结果意味着患病的风险升高,并非诊断疾病,阴性结果提示风险未增加,并非正常。筛查结果阳性的患者需要进一步确诊试验。产前筛查和诊断要遵循知情同意原则。目前广泛应用的产前筛查的疾病有唐氏综合征筛查和神经管畸形筛查。

1.唐氏综合征筛查　唐氏综合征患儿的出生率随孕妇年龄的增加迅速上升,孕妇 30 岁时,出生率为 3‰;大于 35 岁,出生率为 6‰;超过 40 岁,可达 16‰以上。对 35 岁以下孕妇采用筛查的方法能达到尽可能减少病儿出生的目的,一般对 35 岁以上的孕妇均建议行羊水染色体分析。当然,筛查不等于确诊,可能出现少数假阳性和假阴性,对高危孕妇最后确诊还需作羊水穿刺行羊水染色体检查。

(1)妊娠早期筛查:妊娠早期进行唐氏综合征筛查有很多优势,阳性结果的孕妇有更长的时间进行进一步确诊和处理。筛查的方法包括孕妇血清学检查、超声检查或者两者结合,两者结合对唐氏综合征的检出率为 85%~90%。常用的血清学检查的指标有 β-HCG 和妊娠相关血浆蛋白 A(PAPP-A)。超声检查的指标有胎儿颈项透明层和胎儿鼻骨。一般超声波检查在 10 周+4 天到 13 周+6 天之间进行,同时采集血标本进行测定。

(2)妊娠中期筛查:妊娠中期的血清学筛查通常采用三联法,即甲胎蛋白(AFP)、绒毛膜促性腺激素(HCG)和游离雌三醇(E_3)。唐氏综合征患者 AFP 降低、HCG 升高、E_3 降低,根据三者的变化,结合孕妇年龄、孕龄等情况,计算出唐氏综合征的风险度。当风险阈值设定为 35 岁孕妇的风险度(妊娠中期为 1:280)时,阳性率约为 5%,能检出 60%~75% 的唐氏综合征和部分其他非整倍体染色体畸形。

2.神经管畸形

(1)血清学筛查:90% 患者的血清和羊水中的 AFP 水平升高,因此血清的 AFP 可作为神经管畸形的筛查指标。筛查应在妊娠 14~22 周进行,以中位数的倍数(MOM)为单位。如果以 2.0MOM 为 AFP 正常值的上限,筛查的阳性率为 3%~5%,敏感性至少 90%,阳性预测值为 2%~6%。

(2)超声筛查:99% 的神经管畸形可通过妊娠中期的超声检查获得诊断,而且 3%~5% 的患者因为非开放性畸形,羊水 AFP 水平在正常范围,因此孕妇血清 AFP 升高但超声检查正常的患者不必进行羊水 AFP 检查。

（3）高危因素：神经管畸形无固定的遗传方式，但存在高危因素，对高危人群妊娠期要重点观察，加强产前筛查和诊断。高危因素包括：神经管畸形家族史、暴露在特定的环境中（如高血糖、高热、抗惊厥药卡马西平和丙戊酸、氨基蝶呤、异维 A 酸等）、与神经管畸形有关的遗传综合征和结构畸形、其他因素（如饮食中缺乏叶酸-维生素、抗叶酸受体抗体的比例增高、地区因素等）。

【产前诊断】

产前诊断又称宫内诊断或出生前诊断，指在胎儿出生之前应用各种先进的检测手段，影像学、生物化学、细胞遗传学及分子生物学等技术，了解胎儿在宫内的发育状况，如观察胎儿有无畸形，分析胎儿染色体核型，监测胎儿的生化检查项目和基因等，对先天性和遗传性疾病作出诊断，为胎儿宫内治疗及选择性流产创造条件。

（一）产前诊断的对象

根据 2003 年卫生部《产前诊断技术管理办法》，有下列情形之一者，需要建议其进行产前诊断检查：①羊水过多或者过少；②胎儿发育异常或者胎儿有可疑畸形；③孕早期时接触过可能导致胎儿先天缺陷的物质；④夫妇一方患有先天性疾病或遗传性疾病，或有遗传病家族史；⑤曾经分娩过先天性严重缺陷婴儿；⑥年龄超过 35 周岁的高龄产妇。

（二）产前诊断的疾病

1.染色体异常　包括染色体数目异常和结构异常两类。

2.性连锁遗传病　以 X 连锁隐性遗传病居多，如红绿色盲、血友病等。

3.遗传性代谢缺陷病　多为常染色体隐性遗传病。因基因突变导致某种酶的缺失引起代谢抑制，代谢中间产物累积而出现临床表现。

4.先天性结构畸形　其特点是有明显结构改变，如无脑儿、脊柱裂、唇腭裂、先天性心脏病、髋关节脱臼等。

（三）产前诊断常用的方法

1.观察胎儿的结构　利用超声、X 线检查、胎儿镜、磁共振等观察胎儿的结构是否存在畸形。

2.分析染色体核型　利用羊水、绒毛、胎儿细胞培养，检测胎儿染色体疾病。

3.检测基因　利用胎儿 DNA 分子杂交、限制性内切酶、聚合酶链反应技术、原位荧光杂交等技术检测胎儿基因，诊断胎儿基因疾病。

4.检测基因产物　利用羊水、羊水细胞、绒毛细胞或血液，进行蛋白质、酶和代谢产物检测，诊断胎儿神经管缺陷、先天性代谢疾病等。

（四）胎儿染色体病的产前诊断

近年来，分子细胞遗传学的进展迅速，如免疫荧光原位杂交技术、引物原位 DNA 合成技术、多聚酶链式反应技术等，使染色体核型分析更加准确、快速。可通过胚胎植入前遗传诊断、绒毛穿刺取样、羊膜腔穿刺术、经皮脐血穿刺技术、胎儿组织活检等方法获取胎儿细胞和染色体。

(五)胎儿结构畸形的产前诊断

妊娠期胎儿超声检查可以发现许多严重的结构畸形以及各种细微的变化,逐渐成为产前诊断的重要手段之一。胎儿磁共振成像(MRI)检查优点在于对复杂畸形的观察更加容易,可以对不确定的超声检查发现作进一步评估。

2.2.3　孕期护理

【孕期营养指导】

母体营养对妊娠结局将产生直接的至关重要的影响,营养不良孕妇的营养改善能明显地改善妊娠结局,并维持母体的健康。2006 年联合国营养执行委员会提出,从妊娠到出生后 2 岁是通过营养干预预防成年慢性病的机遇窗口期。将慢性病的预防提前到生命的开始,这也意味着,围产期的营养可能关系到一生的健康。

孕妇为适应妊娠期间增大的子宫、乳房和胎盘、胎儿生长发育需要,妊娠期所需的营养必须高于非妊娠期。在妊娠期增加营养,关键在于所进食物应保持高热量,含有丰富蛋白质、脂肪、糖类、微量元素和维生素,但要注意避免营养过剩。

妊娠期需监测孕妇体重变化。较理想的增长速度为妊娠早期共增长 1~2 kg;妊娠中期及晚期,每周增长 0.3~0.5 kg(肥胖者每周增长 0.3 kg),总增长 10~12 kg(肥胖孕妇增长 7~9 kg)。凡每周增重小于 0.3 kg 或大于 0.55 kg 者,应适当调整其能量摄入,使每周体重增量维持在 0.5 kg 左右。

1.热量　妊娠期间每日至少应增加 100~300 kcal 热量。应按适当比例进食蛋白质、脂肪、糖类,蛋白质占 15%,脂肪占 20%,糖类占 65%。我国汉族饮食习惯,热量主要来源于粮食占 65%,其余 35%来自食用油、动物性食品、蔬菜和水果。

2.蛋白质　我国营养学会提出在妊娠 4~6 个月期间,孕妇进食蛋白质每日应增加 15 g,在妊娠 7~9 个月期间,每日应增加 25 g。若在妊娠期摄取蛋白质不足,会造成胎儿脑细胞分化缓慢,导致脑细胞总数减少,影响智力。优质蛋白质主要来源于动物,如肉类、牛奶、鸡蛋、奶酪、鸡肉和鱼,能提供最佳搭配的氨基酸,尤其是牛奶。

3.糖类　是机体主要供给热量的食物。孕妇主食中糖类主要是淀粉,妊娠中期以后,每日进主食 0.4~0.5 kg,可以满足需要。

4.微量元素

(1)铁:我国营养学会建议孕妇每日膳食中铁的供应量为 28 mg,因很难从膳食中得到补充,故主张妊娠 4 个月开始口服硫酸亚铁 0.3 g,每日 1 次。

(2)钙:妊娠晚期,孕妇体内 30 g 钙储存在胎儿内,其余大部分钙在孕妇骨骼中存储,可随时动员参与胎儿生长发育。为了满足胎儿对钙的需要,我国营养学会建议自妊娠 16 周起每日摄入钙 1 000 mg,于妊娠晚期增至 1 500 mg。

(3)锌:锌对胎儿生长发育很重要。若孕妇于妊娠后 3 个月摄入不足,可导致胎儿生长受限、矮小症、流产、性腺发育不良、皮肤疾病等。孕妇于妊娠 3 个月后,应每日从饮食中补锌 20 mg。

(4)碘:妊娠期碘的需要量增加,若孕妇膳食中碘的供给量不足,可发生胎儿甲状腺功能减退和神经系统发育不良。我国营养学会推荐在整个妊娠期,每日膳食中碘的供给量为

175 μg,提倡在整个妊娠期服用含碘食盐。

(5)硒:若孕妇膳食中硒缺乏,会引起胎儿原发性心肌炎和孕妇围产期心肌炎。

(6)钾:妊娠中期后,孕妇血钾浓度下降约 0.5 mmol/L。若血钾过低,临床表现和非妊娠期相同,引起乏力、恶心、呕吐、碱中毒。

5.维生素　参与机体重要的生理过程,是生命活动中不可缺少的物质,主要从食物中获取,分为水溶性(维生素 B 族、维生素 C)和脂溶性(维生素 A、D、E、K)两类。

(1)维生素 A:又称为视黄醇。我国推荐每日膳食中孕妇视黄醇当量为 1 000 μg。维生素 A 主要存在于动物性食物中,如牛奶、肝等。若孕妇体内缺乏维生素 A,孕妇发生夜盲、贫血、早产,胎儿可能致畸(唇裂、腭裂、小头畸形等)。

(2)维生素 B 族:尤其是叶酸供给量应增加。我国推荐孕妇每日膳食中叶酸供给量为 0.8 mg,特别是在妊娠前 3 个月。妊娠早期叶酸缺乏,容易发生胎儿神经管缺陷畸形。叶酸的重要来源是谷类食品。在妊娠前 3 个月最好口服叶酸 5 mg,每日 1 次。

(3)维生素 C:为形成骨骼、牙齿、结缔组织所必需。我国推荐孕妇每日膳食中维生素 C 供给量为 80 mg。应多吃新鲜水果和蔬菜,建议口服维生素 C 200 mg,每日 3 次。

(4)维生素 D:主要是维生素 D_2 和 D_3。若孕妇缺乏维生素 D,可影响胎儿骨骼发育。我国推荐孕妇每日膳食中维生素 D 的供给量为 10 μg。鱼肝油中维生素 D 含量最多,其次为肝、蛋黄、鱼。

【孕期心理指导】

妊娠期间,孕妇及其家庭成员的心理会随着妊娠的进展产生不同的变化:准父母要作好迎接新生命到来的各项准备,家庭中角色发生重新定位和认同,原有的生活形态和互动情形也发生改变,这些将给他们带来不同程度的压力和焦虑。因此,孕妇及其家庭成员要不断调整以适应新的情况,尤其是孕妇需要学习重新安排自己的社会角色,改变自己与家庭成员间的关系。孕妇如能调整并适应这些变化,则可以顺利度过孕期,反之,则会影响妊娠期母子健康。

1.妊娠期妇女常见的心理反应　惊讶和震惊、矛盾、接受、自省及情绪波动等。

(1)惊讶和震惊:在怀孕初期,不论是否计划中妊娠,几乎所有孕妇均会产生惊讶和震惊。

(2)矛盾:矛盾心理通常表现为:情绪低落,抱怨身体不适,认为自己变丑,不再具有女性魅力等。尤其见于原先未计划怀孕的妇女,在享受怀孕欢愉的同时又感到尚未做好当父母的准备,并反复权衡利弊。这种矛盾心情可能会引起孕妇排斥胎儿,导致流产。

(3)接受:妊娠中期以后,随着腹部逐渐膨隆,尤其是胎动的出现,孕妇真正接受即将为人母的事实。此时,孕妇开始构想自己如何当好母亲,怎样关爱孩子,开始准备婴儿用物,给孩子取名字,猜测孩子的性别和样貌等。

(4)自省:妊娠期孕妇可能会表现出以自我为中心,专注自己的身体,喜欢独处和自身休息,这种自省状态有助于孕妇更好地应对妊娠和分娩,为接受新生儿的到来做好充分准备。但是孕妇这种自省行为可能会使其他家庭成员尤其是配偶感觉受到冷落,从而影响相互关系。因此,孕期保健人员需帮助孕妇与其家庭成员共同认识这种心理变化特点,并提供针对性措施去应对。

（5）情绪波动：大多数孕妇的心理状态不稳定，对身边的事情比较敏感，容易激动，有时可能因为极小的事情或无任何原因产生强烈的情绪波动，这种情况有时会使家人不知所措，严重时影响夫妻之间、家庭成员之间的感情。孕妇的这种情绪变化是妊娠的一种自然现象，说明孕妇需要更多的情感支持，若能得到丈夫和其他家庭成员的充分理解，孕妇将会很好地应对和处理好家庭关系，为以后养育孩子作准备。

2.妊娠期心理准备　美国心理学家鲁宾（Rubin）认为，妊娠期妇女为保持其自身和家庭的完整性，应做好以下准备：

（1）确保安全：孕妇通过各种渠道了解有关妊娠及分娩的知识，以顺利度过妊娠期，安全分娩。

（2）接受孩子：孕妇在妊娠初期可能会表现出不愿接受"怀孕"这一事实，但随着腹部逐渐膨隆，出现胎动，孕妇会逐渐接受孩子的存在，并努力寻求他人对孩子的接受和认可。

（3）角色认可：随着妊娠的进展，尤其随着胎动的出现，孕妇对胎儿的感情逐渐加深，显示出对孩子的爱。孕妇主动学习如何承担母亲角色，如采取胎教方法与胎儿沟通，主动学习护理婴儿的技术等。此时，妊娠保健人员可以帮助孕妇树立自信心，促进其更好地承担母亲角色。

（4）学会奉献：孕妇必须培养自制能力，学会为孩子奉献，将孩子的需求放在首位，并尽可能为了满足孩子的需求而忽略或推迟自身的需求。

【妊娠期用药指导】

妊娠期间孕产妇患病需要使用药物，有些药物可直接作用于胚胎，对其产生不良影响；有些药物通过生物转化后的代谢产物具有致畸作用。所以，孕产妇患病用药，既要对孕妇本人无明显不良反应，还必须保证对胚胎、胎儿及新生儿无不良影响，要将母婴安全放在首位，合理用药。

1.药物对不同妊娠时期的影响

（1）着床前期：是指卵子受精至受精卵着床于子宫内膜前的一段时期，指受精后2周内。此期的受精卵与母体组织尚未直接接触，还在输卵管腔或宫腔分泌液中，故着床前期用药对其影响不大，药物影响囊胚的必备条件是药物必须进入分泌液中一定数量才能起作用，若药物对囊胚的毒性极强，可以造成极早期流产。

（2）晚期囊胚着床后至12周左右：是药物的致畸期，是胚胎、胎儿各器官处于高度分化、迅速发育、不断形成的阶段，此时孕妇用药，其毒性能干扰胚胎、胎儿组织细胞的正常分化，任何部位的细胞受到药物毒性的影响，均可能造成某一部位的组织或器官发生畸形。药物毒性作用出现越早，可能发生的畸形越严重。

（3）妊娠12周以后直至分娩：此期胎儿各器官已形成，药物致畸作用明显减弱。但对于尚未分化完全的器官，如生殖系统，某些药物还可能对其产生影响，而神经系统因在整个妊娠期间持续分化发育，故药物对神经系统的影响可以一直存在。分娩期用药也应考虑到对即将出生的新生儿有无影响。

2.孕产妇用药原则

（1）必须有明确指证，避免不必要的用药。

（2）必须在医生指导下用药，不要擅自使用药物。

（3）若能用一种药物,尽量避免联合用药。

（4）能用疗效较肯定的药物,避免用尚难确定对胎儿有无不良影响的新药。

（5）能用小剂量药物,避免用大剂量药物。

（6）严格掌握药物剂量和用药持续时间,注意及时停药。

（7）妊娠早期若病情允许,尽量推迟到妊娠中晚期再用药。

（8）若病情所需,在妊娠早期服用过对胚胎、胎儿有害的致畸药物,应终止妊娠。

3.药物对胎儿的危害性等级　美国FDA曾根据药物对胎儿的致畸情况,将药物对胎儿的危害性等级分为A、B、C、D、X 5个级别。在妊娠前12周,不宜用C、D、X级药物。

A级:经临床对照研究,无法证实药物在妊娠早期与中晚期对胎儿有危害作用,对胎儿伤害可能性最小,是无致畸性的药物。如适量维生素。

B级:经动物实验研究,未见对胎儿有危害。无临床对照试验,未得到有害证据。可以在医师观察下使用。如青霉素、红霉素、地高辛、胰岛素等。

C级:动物实验表明,对胎儿有不良影响。由于没有临床对照试验,只能在充分权衡药物对孕妇的益处和对胎儿危害情况下,谨慎使用。如庆大霉素、异丙嗪、异烟肼等。

D级:有足够证据证明对胎儿有危害性。只有在孕妇有生命威胁或患严重疾病,而其他药物又无效的情况下考虑使用,如硫酸链霉素等。

X级:动物和人类实验证实会导致胎儿畸形。在妊娠期间或可能妊娠的妇女禁止使用。如甲氨蝶呤、己烯雌酚等。

【妊娠期健康指导】

育龄妇女确诊早期妊娠后应及时到医院建立围生保健卡,在孕产妇保健医生的健康指导下保证自身和下一代的安全,顺利度过妊娠期。

1.衣着与个人卫生指导　孕妇应穿着柔软、宽松、舒适的衣物,冷暖适宜,不宜穿紧身衣,以免影响血液循环及胎儿发育和活动;不宜穿高跟鞋,宜穿着轻便、舒适的平跟鞋,避免身体重心前移而导致身体失平衡及腰背疼痛。

由于妊娠期新陈代谢旺盛,孕妇应勤沐浴,尽量采取淋浴方式,减少生殖道逆行感染机会;孕妇应保持良好的口腔卫生习惯,于饭后和临睡前用软毛刷仔细刷牙;注意外阴清洁,以清水清洗外阴,每日1~2次,勤换内裤。

2.活动与休息　妊娠期可以从事轻体力劳动和家务,但要注意自我保护及劳逸结合。妊娠28周后应适当减轻工作量,避免重体力劳动和长时间站立。妊娠期易疲惫,需充足的休息和睡眠,每日应保持8 h的睡眠,午休1~2 h。卧床时宜采取左侧卧位以增加胎盘血供。妊娠前3个月及末3个月,应避免性生活,防止感染、流产及早产。

3.孕妇自我监护　教会孕妇学会识别妊娠期间的异常症状,如:体重增加过快或过慢、头晕、眼花、阴道流血、突然有较多液体自阴道流出、寒战、发热等,提高警惕并及时到医院就诊。胎动计数是孕妇自我监护胎儿宫内情况的重要手段。嘱孕妇妊娠28周后,每日早、中、晚各数1 h胎动,3 h胎动相加乘以4即为12 h的胎动数。一般每小时胎动数应≥3次,12 h胎动数>30次。若12 h胎动数<10次,应视为子宫胎盘功能不足,胎儿宫内缺氧,应及时就诊。

4.乳房护理　妊娠24周后常用温水清洗双侧乳房,并用湿毛巾擦洗乳头,祛除污垢,每日以手指轻轻捏乳头数分钟并按摩乳房数次，避免母乳喂养时发生乳头皲裂，利于产后哺乳。若乳头凹陷或平坦，应常提起乳头向外牵拉帮助纠正，以免母乳喂养时新生儿发生吸吮困难。孕妇应选用舒适、大小合适的胸罩，防止乳房下垂。

5.胎教　胎教是有目的、有计划地为胎儿的生长发育实施最佳措施。现代科学技术研究发现，胎儿具有感知觉、记忆力等精神、神经活动能力，如胎儿的眼睛能随送入的光亮而活动，触及胎儿的手、足可产生收缩反应，孕24周后胎儿有听觉，外界声响能引起胎儿心率改变。另外研究还发现母亲和胎儿之间依赖一定的神经内分泌通路进行情感交流。因此，通过胎教为胎儿提供良好的刺激，可促进胎儿发育，有利于出生后的健康成长。目前胎教的主要方法有音乐胎教、对话胎教、扶拍胎教、想象胎教等。

【妊娠期常见症状及其处理】

1.便秘　妊娠期间常见。肠蠕动及肠张力减弱，排空时间延长，水分被肠壁吸收，加之增大妊娠子宫及胎先露部对肠道下段压迫，常会引起便秘。孕妇为预防便秘，应每日清晨饮一杯开水，多吃易消化的、富含纤维素的新鲜蔬菜和水果，每日进行适当的运动，养成按时排便的良好习惯。必要时口服缓泻剂，如开塞露、甘油栓，使粪便润滑容易排出。禁用峻泻剂，也不应灌肠，以免引起流产或早产。

2.痔疮　痔静脉曲张可在妊娠期间首次出现，妊娠也可使已有的痔疮复发和恶化。系因增大妊娠子宫或妊娠期便秘使痔静脉回流受阻，引起直肠静脉压升高。除多吃蔬菜和少吃辛辣食物外，通过温水坐浴、服用缓泻剂可缓解痔疮引起的疼痛和肿胀感。

3.消化系统症状　妊娠早期恶心、呕吐常见，应少食、多餐，忌油腻的食物。给予维生素 B_6 10～20 mg，每日 3 次口服；消化不良者，口服维生素 B_1 20 mg、干酵母 3 片及胃蛋白酶 0.3 g，饭时与稀盐酸 1 mL 同服，每日 3 次。呕吐症状严重，属妊娠剧吐，按该病治疗。另外由于妊娠子宫增大使胃上移，胃内容物反流至食管下段，加之食管下段贲门括约肌松弛，会引起胃灼热。餐后避免弯腰和平躺，并适当活动可减缓症状，或服用氢氧化铝等抑酸剂。

4.腰背痛　妊娠期间关节韧带松弛，子宫向前突使躯体重心后移，腰椎向前突，使背肌处于持续紧张状态，孕妇常出现轻微腰背痛。休息时，腰背部垫枕头可缓解疼痛，必要时应卧床休息、局部热敷及服止痛药物。若腰背痛明显者，应及时查找原因，按病因治疗。

5.下肢及外阴静脉曲张　因子宫增大压迫下腔静脉使股静脉压力增高所致，且随妊娠次数增多逐渐加重。于妊娠晚期，应尽量避免长时间站立，下肢绑以弹性绷带，睡眠时应适当垫高下肢以利于静脉回流。分娩时应防止外阴部曲张的静脉破裂。

6.贫血　孕妇于妊娠中晚期对铁的需求量增多，单靠饮食补充明显不足。自妊娠4～5个月开始应补充铁剂，如硫酸亚铁0.3 g，每日 1 次口服预防贫血。若已出现贫血，应查明原因，以缺铁性贫血最常见，应加大剂量，口服硫酸亚铁0.6 g，另外补充维生素 C 和钙剂能增加铁的吸收。

7.下肢肌肉痉挛　是孕妇缺钙的表现，肌肉痉挛多发生在小腿腓肠肌，于妊娠晚期多见，常在夜间发作，多能迅速缓解。已出现下肢肌肉痉挛的孕妇应及时补充钙剂。

8.下肢水肿　孕妇于妊娠晚期常有踝部、小腿下半部轻度水肿，休息后消退，属生理现象。睡眠取左侧卧位，下肢垫高15°能使下肢血液回流改善，水肿减轻。若下肢水肿明显，休息后不消退,应考虑到妊娠合并肾脏疾病、低蛋白血症等。

9.仰卧位低血压 妊娠晚期,孕妇若较长时间取仰卧位姿势,由于子宫增大压迫下腔静脉,使回心血量及心排出量突然减少,出现低血压,此时孕妇改为侧卧位,血压迅即恢复正常。

10.外阴阴道假丝酵母菌病 30%孕妇的阴道分泌物中可培养出假丝酵母菌。多数孕妇无症状,部分孕妇有阴道分泌物增多、外阴瘙痒伴疼痛和红肿,给予阴道内放置克霉唑栓剂等。

知识拓展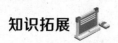

分娩的准备

孕期保健服务人员应指导和帮助孕妇及家人做好充分的分娩准备。

【心理准备】

1.鼓励孕妇积极参加孕妇学校培训,获得丰富的与妊娠、分娩相关的知识,增强分娩信心,熟悉分娩技巧。

2.向孕妇介绍自然分娩的好处和优点,教会孕妇识别分娩先兆,让孕妇为分娩做好心理准备。

3.鼓励孕妇提出问题,消除疑虑,及时对错误概念加以纠正。

4.鼓励孕妇说出心中焦虑,给予心理支持,让孕妇认识到妊娠、分娩是自然现象,不必恐慌。

5.鼓励孕妇的丈夫及其他家庭成员参与分娩准备过程,树立孕妇分娩的信心。

【物品准备】

1.母亲物品 准备足够的消毒卫生巾、合适的胸罩、吸奶器、数套柔软、舒适、吸汗、厚薄适宜的替换衣物。

2.新生儿物品 柔软、舒适、宽松、便于穿脱的棉织衣物及包被;纯棉、柔软、吸水性及透气性好的大小毛巾及消毒尿布;无刺激性婴儿衣物清洁洗涤剂;围嘴、润肤油、温度计、沐浴盆等;还应准备奶瓶以备母乳不足或不宜母乳喂养时使用。

实践 2.1 孕期腹部检查技术

【目的及意义】

1.通过测宫高、量腹围及腹部四步触诊估计胎儿大小与妊娠周数是否相符,明确胎先露、胎产式及胎方位,了解胎先露是否衔接以及衔接的程度。

2.通过听胎心及计数胎动监测胎儿在宫内情况。

【操作准备】

(一)用物准备

孕妇模型、胎心听筒、软尺、孕妇保健手册等。

(二)孕妇准备

1.排空膀胱。

2.仰卧位,头部垫一小枕头,充分袒露腹部,两腿略屈曲稍分开,放松腹部。

(三)检查者准备

1.首先向孕妇解释检查的项目及其重要性以取得配合。

2.检查者衣帽整齐,双手清洁,站立于孕妇右侧。

【操作方法】

先由带教老师讲解、示范,然后将学生分组进行操作练习,教师巡回指导,实验结束前小结并抽查。

(一)视诊

观察腹部形态、大小,注意有无水肿、手术瘢痕及妊娠纹等。

(二)触诊

先用软尺测子宫长度及腹围,子宫长度是从宫底到耻骨联合上缘的距离,腹围是平脐绕腹一周的数值。接下来,按四步触诊手法依次进行:

1.第一步

手法:检查者双手置于子宫底,然后以双手指腹相对轻推。

目的:了解子宫外形及宫底高度、估计胎儿大小及判断宫底部的胎儿部分。

2.第二步

手法:检查者两手分别置于腹部左右两侧,一手固定,一手轻轻深按检查,两手交替。

目的:分辨胎背及胎儿四肢的位置。

3.第三步

手法:检查者右手置于耻骨联合上方,拇指与其余 4 指分开,握住胎先露部并左右推动。

目的:辨别胎先露是胎头或胎臀并确定是否衔接。

4.第四步

手法:检查者两手分别置于胎先露部的两侧,并向骨盆入口方向向下深压。

目的:核对胎先露部是否正确,并确定胎先露部入盆程度。

(三)听诊

胎心音最清楚的听诊部位在靠近胎背上方对应的孕妇腹壁处。将胎心听筒置于此处,听及胎心,看表计数 1 min 胎心音的次数。

【结果标准】

1.能正确测得孕妇的宫高及腹围。

2.能明确胎产式、胎方位、胎先露,胎先露是否衔接及入盆程度。

3.根据胎方位熟练明确胎心音听诊部位,正确计数胎心。

【注意事项】

1.关心爱护孕妇,动作轻柔,态度和蔼。

2.检查前嘱孕妇排空膀胱;检查结束后协助孕妇坐起和下检查床。

3.注意保暖及保护孕妇隐私。

实践 2.2　骨盆外测量技术

【目的及意义】

1.评估孕妇的骨盆形态、骨盆各平面重要径线的大小。

2.判断胎儿是否可以经过阴道进行分娩。

【操作准备】

(一)用物准备

女性骨盆模型、孕妇模型、骨盆外测量器、孕妇保健手册等。

(二)孕妇准备

1.排空膀胱。

2.仰卧于检查床上,暴露腹部,根据测量径线在医生指导下采取正确体位。

(三)检查者准备

1.首先向孕妇解释检查的项目及其重要性以取得配合。

2.检查者衣帽整齐,双手清洁,站立于孕妇右侧。

3.检查骨盆外测量器刻度是否准确。

【操作方法】

带教老师讲解、示范,然后分两人一组相互进行骨盆外测量练习,教师巡回指导,实验结束前小结并抽查。

1.髂棘间径　孕妇取伸腿仰卧位,测量两髂前上棘外缘间的距离,正常值为 23~26 cm。

2.髂嵴间径　孕妇取伸腿仰卧位,测量两髂嵴外缘间最宽的距离,正常值为 25~28 cm。

3.骶耻外径　孕妇左侧卧位,右腿伸直、左腿屈曲,测量耻骨联合上缘中点至髂嵴后连线中点下 1.5 cm 间的距离。正常值为 18~20 cm。

4.出口横径　两坐骨结节内侧缘的距离,正常值为 8.5~9.5 cm,当<8 cm 时应测出口后矢状径,二者之和>15 cm,足月胎儿可经后三角娩出。

5.耻骨弓角度　两手拇指指尖斜着对拢置于耻骨联合下缘,左右两拇指平放在耻骨降支上面,测得两拇指间角度,正常值为 90°,小于 80° 为不正常。此角度反映骨盆出口横径的宽度。

【结果标准】

1.学生熟悉女性骨盆的解剖结构,能熟练确定骨盆外测量各径线的起始点。

2.学生能正确、熟练地使用骨盆外测量器,并准确读数。

【注意事项】

1.关心爱护孕妇,动作轻柔,态度和蔼。

2.各径线的体表标志确定正确。

3.骨盆外测量器的使用及握持方法正确。

4.若测量肥胖者,应除去软组织厚度。

5.注意保暖及保护孕妇隐私。

实践 2.3   胎心监护技术

【目的及意义】

1.通过胎心听筒及超声多普勒听及 1 min 胎心数,了解胎儿是否存活或胎儿是否缺氧。

2.通过连续胎心监护判断宫内胎儿状态,预测胎儿对宫内缺氧的耐受能力,评估胎儿在宫内的储备能力。

【操作准备】

(一)用物准备

喇叭形胎心木听筒、多普勒胎心听诊仪、胎心监护仪、多功能仿真孕妇模型、耦合剂、无菌纸巾、记录单、孕妇保健手册等。

(二)孕妇准备

1.排空膀胱。

2.仰卧于检查床上,充分暴露腹部,注意保暖。

(三)检查者准备

1.检查者备齐用物,核对床号及姓名,携用物至床旁,评估孕妇、向孕妇解释听胎心的方法及目的,以取得配合。

2.衣帽整齐,双手清洁,站立于孕妇右侧。

【操作方法】

(一)胎心听筒听诊法

1.用四步触诊法了解胎方位,确定胎心音听诊位置。

2.将喇叭形胎心木听筒大口端置于孕妇腹壁相应的听诊位置,缓慢持续稍向下加压,将小口端紧贴检查者耳廓,仔细听诊,如在这一位置没有听到,以这一位置为中心,稍向四周转移,直到听及清晰并类似于钟表滴答声的胎心音,连续听诊 1 min。

3.记录 1 min 胎心数。胎心音正常值为 110~160 次/min,异常者立即报告医生。

4.协助孕妇取舒适卧位,用物归还原处,清洁双手。

(二)胎心多普勒仪

1.用四步触诊法了解胎方位,确定胎心听诊范围。

2.在胎心多普勒探头上涂适量耦合剂,将胎心多普勒探头放置在孕妇腹壁相应听诊区域,找出听诊胎心音最佳位置,探头紧贴腹壁,缓慢持续稍向下加压并稍向周围滑动,获得最佳的音频信号,此时可听及类似于钟表滴答声的胎心音,连续听诊 1 min。可根据需要调整音量。

3.观察仪器 LED 屏幕上的胎心音读数,并记录。胎心音正常值为 110~160 次/min,异常者立即报告医生。

4.帮助孕妇擦净腹壁上残余耦合剂,协助孕妇取舒适卧位,用物归还原处,清洁双手。

(三)胎心监护仪

1.将胎心监护探头、宫缩压力探头、胎动标记按钮连接到监护仪器面板上相应插孔内。

2.打开电源开关,检查仪器是否完好。

3.用四步触诊法了解胎方位,将胎心探头、宫腔压力探头固定于相应部位。

4.将胎心音量调到合适程度,调整宫缩复位,单击"开始"按钮开始监护。

5.打印监护曲线。

6.胎儿反应正常时胎心监护 20 min,异常时可根据情况酌情延长监护时间,监护过程中如发现胎心明显减弱,需调整胎心探头位置。

7.监护完毕,取下监护纸,写上床号、姓名及监护时间。

8.将胎心监护单交给医生,医生写出报告将胎心监护曲线图粘贴于病历报告单上保存。

9.协助孕妇取舒适卧位,用物归还原处,清洁双手。

【结果标准】

1.学生能正确、熟练使用胎心听筒、胎心多普勒仪及胎心监护仪。

2.学生能正确、熟练地应用各种方法听及胎心音。

【注意事项】

1.关心爱护孕妇,态度和蔼。

2.听诊过程中动作要轻柔,避免粗暴。

3.胎心监护仪探头要轻拿轻放。

实践 2.4 孕期检查表填写及妊娠图绘制技术

【目的及意义】

1.动态了解胎儿生长发育情况,及早发现胎儿发育异常。

2.收集完整的孕期资料,及早发现异常妊娠原因,便于为孕妇提供高质量、连续的整体护理。

【操作准备】

红笔、蓝笔、直尺、橡皮、孕妇保健手册等。

【操作内容】

(一)孕妇初检记录

日期＿＿年＿＿月＿＿日＿＿ 孕周＿＿＿＿计划(内/外)＿＿＿＿＿

孕次＿＿＿ 产次＿＿＿ 末次月经＿＿＿＿＿＿ 预产期＿＿＿＿＿＿＿＿

既往史:心脏病＿＿＿＿＿贫血＿＿＿高血压＿＿＿精神病＿＿＿＿＿

　　　　甲状腺功能异常＿＿＿＿＿肾炎＿＿＿肝炎＿＿＿结核＿＿＿＿＿

　　　　糖尿病＿＿＿血液病＿＿＿过敏史＿＿＿其他＿＿＿＿＿＿

家族史:精神性疾病＿＿＿遗传性疾病＿＿＿＿＿其他＿＿＿＿＿

异常孕产史:自然流产＿＿＿次,＿＿＿＿人工流产(引产、药流)＿＿＿次,葡萄胎＿＿＿次,死胎

　　　　　　＿＿＿次,死产＿＿＿次,早产＿＿＿次,宫外孕＿＿＿次,难产＿＿＿次,生育出生缺

　　　　　　陷儿＿＿＿次,缺陷诊断:＿＿＿＿＿＿＿＿＿＿＿＿＿＿＿＿＿＿

孕早期情况:阴道出血＿＿＿＿＿病毒感染＿＿＿接触放射线＿＿＿＿＿＿＿＿＿＿＿

　　　　　　剧吐＿＿＿发热＿＿＿大量服药＿＿＿长期接触毒物＿＿＿＿＿＿＿＿＿

　　　　　　孕前 6 个月内服用避孕药＿＿＿＿＿＿吸烟＿＿＿＿＿＿＿

　　　　　　被动吸烟＿＿＿酗酒＿＿＿＿＿＿＿＿＿＿＿＿＿＿＿

体格检查:身高＿＿＿ cm,体重＿＿＿ kg,基础血压＿＿＿＿＿mmHg

　　　　　心＿＿＿＿＿肺＿＿＿＿＿脾＿＿＿＿＿四肢＿＿＿＿＿营养＿＿＿＿＿

妇科检查:外阴＿＿＿阴道＿＿＿宫颈＿＿＿子宫＿＿＿附件＿＿＿＿＿

骨盆测量:髂前上棘间径＿＿＿ cm,髂嵴间径＿＿＿ cm

　　　　　骶耻外径＿＿＿ cm,坐骨结节间径＿＿＿ cm

化验检查:血红蛋白＿＿＿＿＿(g/L)血型＿＿＿＿＿蛋白尿＿＿＿＿＿＿＿

　　　　　尿糖＿＿＿梅毒检查＿＿＿肝功能＿＿＿ HIV 抗体＿＿＿＿＿＿＿

　　　　　其他化验检查＿＿＿＿＿＿＿＿＿＿＿＿＿＿＿＿＿＿＿＿＿＿

高危因素:＿＿＿＿＿＿＿＿＿＿＿＿＿＿＿＿＿＿＿＿＿＿＿＿＿＿＿＿＿＿

检查单位:＿＿＿＿＿＿＿＿＿＿＿ 签名:＿＿＿＿＿＿＿＿＿＿＿＿＿＿

（二）描绘妊娠图

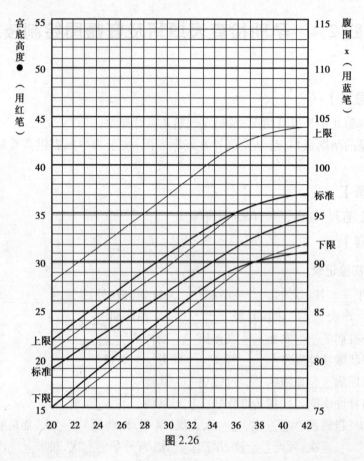

图 2.26

（三）产前检查记录

检查时间	孕周	体重/kg	血压/mmHg	宫高/cm	腹围/cm	胎位	胎心音/(次·min⁻¹)	先露	浮肿	蛋白尿	高危评分	高危因素	处理	预约	检查单位	医生签字

(四)特殊情况记录及健康宣教

日期	特殊情况及健康宣教	医师签名

【结果标准】

1.孕前检查结果记录准确无误。

2.妊娠图描绘清晰无误。

【注意事项】

1.记录结果严肃认真,实事求是。

2.关爱孕妇,体现人文关怀。

实践 2.5　孕期异常胎位矫正技术(膝胸卧位)

【目的及意义】

帮助孕妇矫正异常胎位,有利于阴道分娩。

【操作准备】

(一)用物准备

矫正胎位记录单、孕妇保健手册等。

(二)孕妇准备

排空膀胱,松解裤带,跪于床上。

（三）检查者准备

1.检查者备齐用物,核对床号及姓名,携用物至床旁,评估孕妇、向孕妇解释膝胸卧位的方法及目的,以取得配合。

2.衣帽整齐,双手清洁,站立于孕妇右侧。

【操作方法】

指导并协助孕妇:

（1）跪在床上,呈跪伏姿势,两手平贴在床面,双腿分开与肩同宽。

（2）胸与肩尽量向床面贴近,脸部朝向身体一侧。

（3）双腿弯曲,让大腿与床面垂直。

（4）每日 2~3 次,每次 15 min,连做一周后复查。

这种姿势可以使臀退出盆腔,借助胎儿重心改变自然完成头先露的转位。成功率 70% 以上。

【结果标准】

1.经过纠正,臀位转为头位。

2.孕妇和胎儿安全无损伤。

【注意事项】

1.关心爱护孕妇,态度和蔼。

2.矫正过程中嘱孕妇动作要轻柔。

3.胸膝卧位矫正臀位必须在妊娠 30 周以后方可实施。

思考题

选择题

1.胎盘由以下哪项组织组成?（　　）

A.滑泽绒毛膜+包蜕膜+羊膜　　　　　　　　B.滑泽绒毛膜+底蜕膜+真蜕膜

C.叶状绒毛膜+包蜕膜+真蜕膜　　　　　　　　D.叶状绒毛膜+底蜕膜+羊膜

E.叶状绒毛膜+真蜕膜+底蜕膜

2.正常妊娠时,绒毛膜促性腺激素出现高峰是在末次月经后的（　　）。

A.第 4~6 周　　　　　　B.第 6~8 周　　　　　　C.第 8~10 周

D.第 10~12 周　　　　　E.第 12~14 周

3.正常脐带内含有（　　）。

A.一条脐动脉,一条脐静脉　　　　　　B.两条脐动脉,一条脐静脉

C.两条脐动脉,两条脐静脉　　　　　　D.一条脐动脉,两条脐静脉　　　　E.两条脐动脉

4.下列各项关于骨盆测量的意义的叙述,哪项是错误的?（　　）

A.骶耻外径是骨盆外测量中最重要的径线,可间接推测骨盆入口前后径的长度

B.坐骨结节间径即骨盆出口横径的长度

C.粗隆间径反映中骨盆矢状径的长度

D.对角径是指耻骨联合下缘至骶岬上缘中点的距离

E.坐骨的切迹宽度代表中骨盆后矢状径

5.确定早孕最可靠的辅助方法是(　　　)。

A.妇科内诊　　　　　　　B.妊娠免疫试验　　　　　　　C.B超检查

D.阴道脱落细胞学检查　　　E.测定尿中孕二醇值

6.27岁女性,平素月经正常,现停经41 d,感头晕乏力,妇科检查宫体正常大小,首选处理方法是(　　　)。

A.给予保胎药物　　　　　　B.给予叶酸　　　　　　　C.检测血HCG水平

D.尿妊娠试验　　　　　　　E.黄体酮实验

7.一孕妇孕26周,产前检查骨盆测量出口横径小于8 cm,应进一步测量哪条径线?(　　　)

A.骶耻内径　　　　　　　　B.骨盆出口前矢状径　　　　　C.骨盆出口后矢状径

D.粗隆间径　　　　　　　　E.骶耻外径

8.24岁已婚妇女,以往月经不规律2~3 d/1~3个月。现停经6个月,于停经3个多月时感恶心,最近1周感胎动。检查乳头乳晕着色加深,宫高达脐耻之间。借助多普勒探测仪可听到胎心音,诊断为(　　　)。

A.妊娠6个月左右　　　　　B.妊娠4个月左右　　　　　C.妊娠3个月左右

D.妊娠2个月左右　　　　　E.以上都不对

9.女,25岁,孕1产0,妊娠35周,产前检查宫底高度30 cm,胎位LSA,胎心140次/min,了解胎儿在宫内安危状况最简易的方法是(　　　)。

A.NST　　　　　　　　　　B.OCT　　　　　　　　　C.E$_3$连续测定

D.胎动计数　　　　　　　　E.血清胎盘催乳素的测定

10.足月妊娠,规律性腹痛10 h,宫口开大5 cm,先露部为头S-2,大囟门位于11点,小囟门位于5点,胎位(　　　)。

A.枕左前位　　　　　　　　B.枕左后位　　　　　　　C.枕右前位

D.枕右后位　　　　　　　　E.高直后位

（叶　芬　郑　莹）

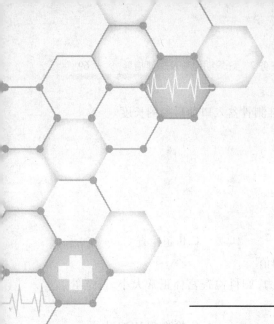

项目 2

产妇及围生儿护理

任务3 正常分娩产妇的护理

📖 **学习目标**

- 掌握影响分娩的四因素、临产的诊断及产程的分期、分娩各期产妇的护理。
- 熟悉枕先露的分娩机制。
- 了解分娩镇痛护理及水中分娩。
- 能独立完成正常分娩接生、新生儿护理及分娩期的健康指导。
- 养成良好的职业习惯,有爱心、同情心,服务周到体贴。

📖 **知识点**

- 分娩、早产、过期产、足月产的基本概念;影响分娩的四因素、临产的诊断及产程的分期、分娩各期产妇的护理;枕先露的分娩机制。

3.1 分娩前健康指导

妊娠满28周及以后,胎儿及附属物由母体娩出的过程称分娩。妊娠满28周至不满37周间的分娩称早产;妊娠满37周至不满42周间的分娩称足月产;妊娠满42周及以后的分娩称过期产。

3.1.1 影响分娩因素的判断

影响分娩的因素包括产力、产道、胎儿及精神心理因素。当这些因素均正常且能相互适应时,分娩则顺利进行;反之,将发生分娩困难。近年来精神心理因素在分娩中的作用越来越受到人们的重视。

【产力】

将胎儿及其附属物从母体子宫内逼出的力量,称为产力。产力主要包括子宫肌收缩力(主力)及腹肌、膈肌、肛提肌收缩力(辅力)。

1.子宫收缩力 简称宫缩,是临产后的主要产力,贯穿于分娩全过程。临产后的宫缩能使宫颈管缩短直至消失、宫口扩张、胎先露下降、胎儿和胎盘娩出。正常子宫收缩(简称宫缩)具有以下几个特点：

(1)节律性：宫缩的节律性是临产的重要标志。正常宫缩是宫体肌不随意、有规律、阵发性收缩并伴有疼痛，也称阵痛或阵缩。每次阵缩由弱到强(进行期)，达到高峰维持一定时间(极期)，随后逐渐减弱(退行期)，直至消失进入间歇期(图3.1)，间歇期子宫肌肉松弛疼痛感消失。宫缩如此反复出现，直至分娩结束。

临产开始时，宫缩持续时间约30 s，间歇期约5~6 min。随着产程进展，宫缩持续时间逐渐延长，间歇期逐渐缩短，在宫口开全(10 cm)后，宫缩持续时间可达1 min或以上，间歇期缩短至1~2 min。宫缩强度也逐渐增强，宫腔内压力由临产初期25~30 mmHg(3.3~4.0 kPa)，增至第一产程末40~60 mmHg(5.3~8.0 kPa)。第二产程宫缩极期时可高达100~150 mmHg(13.3~20.0 kPa)，在宫缩间歇期宫腔压力可恢复至6~12 mmHg(0.8~1.6 kPa)。宫缩时，子宫壁血管和胎盘受压，致胎盘绒毛间隙的血流量减少；宫缩间歇期时，子宫壁血流量恢复，胎盘绒毛间隙血量重新充盈，宫缩的节律性对胎儿血流灌注有利。伴随阵缩产生的疼痛，也随宫缩强度增加而加重。

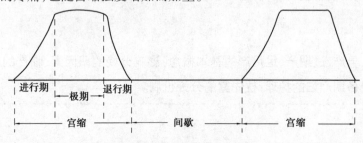

图3.1　子宫收缩的节律性

(2)对称性与极性：正常宫缩从两侧子宫角部同时发起，先向宫底部集中，再向子宫下段以2 cm/s速度扩散，约15 s内均匀协调地遍及整个子宫，称为子宫收缩的对称性(图3.2)。宫缩在子宫底部最强、最持久，向下逐渐减弱，宫底宫缩强度约是子宫下段的2倍，称为宫缩的极性。

(3)缩复作用：宫缩时子宫体肌纤维缩短变宽，间歇期肌纤维松弛，但不能完全恢复到原来的长度，而较原来略短，经过反复宫缩，肌纤维越来越短，此现象称为缩复作用。随着产程进展，缩复作用使宫腔上部容积越来越小，子宫下段被拉长，因而胎先露逐渐下降、宫颈管逐渐消失，宫口扩张。此外，缩复作用使产后子宫大小恢复至非妊娠状态。

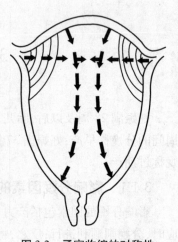

图3.2　子宫收缩的对称性

2.腹肌、膈肌　腹肌及膈肌收缩力是第二产程时胎儿娩出的重要辅助力量。宫口开全后，宫缩推动胎先露下降至阴道，前羊膜囊或胎先露部压迫盆底软组织及直肠，反射性引起排便感，产妇主动屏气用力，腹肌、膈肌收缩，使腹压增高，促使胎儿娩出。腹压在第二产程后期配合宫缩时运用最有效。过早使用腹压易造成产妇疲劳和宫颈水肿，导致产程延长。

3.肛提肌收缩力　当宫口开全后,胎先露部压迫盆底组织,引起肛提肌收缩。它的收缩有助于胎先露部在骨盆腔内旋转;当胎头枕部露于耻骨弓下时,有助于胎头仰伸及娩出;可迫使已剥离的胎盘娩出,减少产后出血。

【产道】

产道是胎儿娩出的通道,分为骨产道与软产道。

1.骨产道　骨产道即真骨盆,在分娩过程中变化较小。分娩过程中因产力和重力的作用,各骨之间有轻度的移位,使骨盆腔容积增大。为了便于理解分娩过程胎儿通过骨产道的机制,通常将骨盆分为四个假想平面,每个平面有特殊的形态,其径线也各不相同,它的形状、大小与分娩关系密切。分娩时,胎儿只有顺应于骨盆各平面的形状及大小,才能沿产轴顺利娩出。

(1)入口平面:入口平面即真假骨盆的分界面,为横椭圆形。该平面的四条径线:①入口前后径又称真结合径:指耻骨联合上缘中点至骶骨岬前缘中点的距离,平均长约 11 cm。由于耻骨联合也有一定的厚度,故实际胎儿通过的径线是耻骨联合内面自上缘向下 1 cm 处至骶岬前缘中点的距离,称产科结合径,此径线是胎儿进入骨盆腔最短径线。②入口横径:即两髂耻线间最大距离,平均长约 13 cm。③入口斜径:从左或右骶髂关节至对侧髂耻隆突的径线,分别称为左、右斜径,平均长约 12.75 cm,左右对称,等长。

(2)中骨盆平面:中骨盆平面是最小平面,系由耻骨联合下缘,两侧坐骨棘及第 4、5 骶椎之间共同形成的平面。类似纵椭圆形,前后径长于横径。①前后径:自耻骨联合下缘中点通过坐骨棘连线中点至第 4~5 骶椎中点间距离,平均长约 11.5 cm。②横径:即坐骨棘间径,两坐骨棘间的距离平均约 10.5 cm,是胎先露通过中骨盆的重要径线。

(3)出口平面:出口平面是由两个不在同一平面而有共同底边的三角形组成(图3.3)。前三角形的顶为耻骨联合下缘,两侧为耻骨降支;后三角形的顶为尾关节,两侧为骶结节韧带,共同底边为坐骨结节间径。

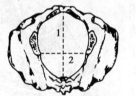 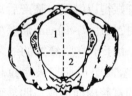

1.前后径11.5 cm; 2.横径 10 cm　　　1.前后径11.5 cm; 2.横径 10 cm

(a)入口平面各径线　　　　　(b)中骨盆平面各径线

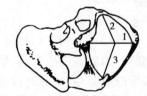

1.出口横径;　2.出口前矢状径;　3.出口后矢状径

(c)出口平面各径线(斜面观)

图 3.3　骨盆各平面的径线

(4)骨盆轴:骨盆轴为连接骨盆四个假想平面中心的曲线。直立时,其上段向下稍向后;中段向下;下段向下向前。分娩时,胎儿沿此轴娩出,故又称产轴(图3.4)。

(5)骨盆倾斜度:妇女直立时,骨盆入口平面与水平面所形成的角度称为骨盆倾斜度(图3.5)。正常值为60°,若倾斜度过大,则不利于胎头的衔接与下降。

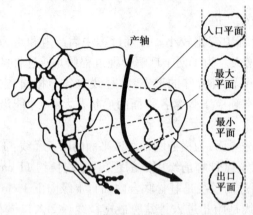
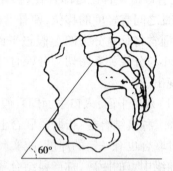

图3.4　骨盆各平面及产轴　　　　　　　　图3.5　骨盆倾斜度

(6)女性骨盆的特点:男性骨盆与女性骨盆有显著的差异。女性骨盆宽而短,盆壁骨质薄,倾斜度大,入口较宽大,似横椭圆形,骶骨宽短且呈浅弧状,骶岬前突不甚,坐骨棘平伏,坐骨切迹较宽,坐骨结节间距宽,耻骨弓角度较大。因此,有利于分娩。

2.软产道　是由子宫下段、子宫颈、阴道、骨盆底软组织所构成的一弯曲通道。

(1)子宫下段的形成:由非妊娠时长约1 cm的子宫峡部伸展形成。妊娠12周以后子宫峡部逐渐扩张成为宫腔的一部分,妊娠末期逐渐被拉长形成子宫下段。此时子宫下段仍保持很大的张力,维持子宫腔的闭锁状态,使妊娠得以继续。临产后规律宫缩使子宫下段进一步拉长达7~10 cm,肌壁变薄成为软产道的一部分。由于子宫肌纤维的缩复作用,子宫上段肌壁越来越厚,下段肌壁被牵拉越来越薄,在子宫上下段间的宫腔内面形成一明显环状隆起,称生理性缩复环(physiologic retraction ring)(图3.6)。正常情况下,此环不易在腹部见到。

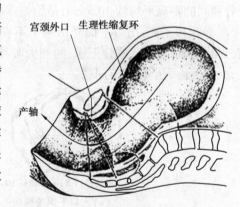

图3.6　生理性缩复环

(2)子宫颈的变化

1)宫颈管消失:临产前宫颈管长2~3 cm,初产妇较经产妇稍长。临产后的规律宫缩牵拉宫颈内口的子宫肌纤维和周围韧带,加之宫内压升高、胎先露部支撑前羊膜囊呈楔状,致使宫颈内口向上向外扩张,使宫颈管形成漏斗状,此时宫颈外口变化不大,随后宫颈管逐渐变短直至消失(图3.7)。初产妇多是宫颈管先缩短消失,而后宫口后扩张;经产妇多是宫颈管消失与宫口扩张同时进行。故经产妇产程较初产妇短。

2)宫口扩张:临产前,初产妇的宫颈外口仅容一指尖,经产妇能容一指。临产后,子宫收缩及缩复向上牵拉迫使宫口扩张。由于子宫下段的蜕膜发育不良,胎膜容易与该处蜕膜分

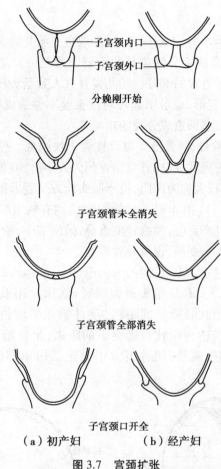

子宫颈内口
子宫颈外口

分娩刚开始

子宫颈管未全消失

子宫颈管全部消失

子宫颈口开全
（a）初产妇　　　　（b）经产妇
图 3.7　宫颈扩张

离而向宫颈管突出,形成前羊膜囊,协助扩张宫口。胎膜多在宫口近开全时自然破裂,破膜后,胎先露部直接压迫宫颈,扩张宫口的作用更显著。产程不断进展,当宫口开全(10 cm)时,足月胎儿头方能通过。

3.阴道、盆底与会阴的变化　临产后,胎先露部下降直接压迫并扩张阴道及骨盆底,使软产道扩张形成一个向前弯的长筒,阴道外口向前上方,阴道黏膜皱襞展平使腔道加宽(图3.8)。初产妇的阴道较紧,扩张缓慢;而经产妇的阴道较松,扩张较快。同时肛提肌向下及两侧扩展,肌纤维拉长,使 5 cm 厚的会阴变为 2~4 mm,以利胎儿通过。分娩时,会阴虽能承受一定压力,但如果保护不当,也容易造成会阴撕裂。

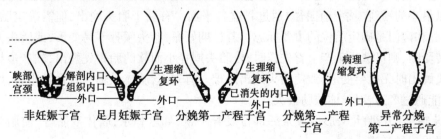

峡部
宫颈
解剖内口
组织内口
外口

生理缩复环

生理缩复环
已消失的内口
外口

病理缩复环

外口

非妊娠子宫　　足月妊娠子宫　　分娩第一产程子宫　　分娩第二产程子宫　　异常分娩第二产程子宫

图 3.8　子宫下段形成

【胎儿】

胎儿能否顺利娩出，除了产力、产道因素外，还取决于胎儿的大小、胎位及有无畸形等。

1.胎儿大小　胎儿大小是决定分娩难易的重要因素之一。足月胎头是胎儿最大、可塑性最小的部分，也是最难通过骨盆的部分。胎儿发育过大致胎头径线较大时，即使骨盆大小正常，因颅骨较硬，胎头不易变形，也可引起相对性头盆不称造成难产。但也应注意肥胖的巨大儿，可能由于皮下脂肪过多而造成分娩困难。

（1）胎头颅骨：由顶骨、额骨、颞骨各2块及枕骨1块组成。颅骨间缝隙称颅缝，两顶骨间为矢状缝，顶骨与额骨间为冠状缝，枕骨与顶骨间为人字缝，颞骨与顶骨间为颞缝，两额骨间为额缝。两颅缝交界间隙较大称囟门，位于胎头前方呈菱形称前囟（大囟门），位于胎头后方呈三角形称后囟（小囟门）（图3.9）。颅缝与囟门均有软组织覆盖，胎头具有一定可塑性。在分娩过程中，头颅通过产道时，颅缝轻度重叠，囟门缩小，胎头体积缩小，有利于娩出。胎儿过熟致颅骨较硬，胎头不易变形，也可导致难产。

（2）胎头径线：主要有4条：①双顶径（biparietal diameter，BPD）：为两顶骨隆突间的距离，足月胎儿平均约为9.3 cm，是胎头最大横径，临床常用B超测量此径来判断胎儿大小；②枕额径：鼻根眉间至枕骨隆突的距离，足月胎儿平均约为11.3 cm，胎头常以此径衔接；③枕下前囟径：前囟中央至枕骨隆突下的距离，足月胎儿平均约为9.5 cm，胎头俯屈后以此径通过产道；④枕颏径：颏骨下方中央至后囟顶部的距离，足月胎儿平均约为13.3 cm。

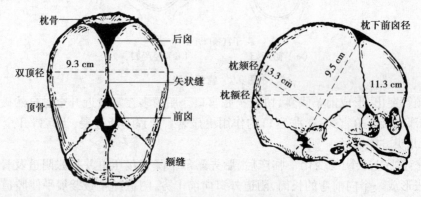

图3.9　胎头颅骨、颅缝、囟门及径线

2.胎位　产道为一纵行管道。纵产式（头先露或臀先露），胎体纵轴与骨盆轴相一致，胎儿容易通过产道。头先露时，是胎头先通过产道，经颅骨重叠，胎头变形，周径变小，同时胎头俯屈，以最小的径线（枕下前囟径）通过骨盆各平面。有利于胎头娩出，但需确定胎位，胎头的矢状缝和囟门是确定胎位的重要标志。若过期妊娠，胎头颅骨不易变形，或胎头俯屈不良、内旋转受阻，则可造成难产。臀先露时，较胎头周径小而软的胎臀先娩出，软产道扩张不充分，胎头娩出时无机会变形，致使胎头娩出困难。肩先露，胎体纵轴与骨盆轴垂直，妊娠足月活胎不能通过产道，对母体威胁极大。

3.胎儿畸形　若胎儿畸形造成某一部位发育不良，如脑积水，联体双胎等，使胎头或胎体过大，很难通过产道。

【精神心理因素】

分娩是一个正常的生理过程,但对产妇却是一种较持久而强烈的应激源。有相当数量的初产妇对分娩有不同程度的害怕或恐惧,致使产妇出现紧张、焦虑不安的精神心理状态。常表现为听不见医护人员的解释,不配合相关的分娩动作。现已证实,产妇这种情绪改变会引起机体发生一系列变化,如心率加快、呼吸急促、肺内气体交换不足,致使子宫缺氧造成宫缩乏力、宫口扩张缓慢、胎先露下降受阻,产程延长,产妇体力消耗过多,同时也促使其神经内分泌发生变化,交感神经兴奋,释放儿茶酚胺,血压升高,导致胎儿缺血缺氧,发生胎儿窘迫。

待产室陌生、嘈杂的环境,越来越强的阵痛,均能加剧产妇自身的紧张和恐惧感。因此,在分娩过程中,医护人员应耐心安慰产妇,告知分娩的经过,尽可能消除产妇焦虑和恐惧的心情,保持良好的精神状态,鼓励产妇正常进食及排便,保持体力,教会产妇呼吸技术和躯体放松技术。开展家庭式产科服务,允许丈夫、家人或有经验人员陪伴分娩,以安慰、鼓励、支持产妇顺利度过自然分娩全过程。研究表明,陪伴分娩能缩短产程,减少产科干预,降低剖宫产率。

3.1.2 枕先露的分娩机制

分娩机制是指胎儿先露部通过产道时,为适应产道的形状与大小被动地进行一系列适应性转动,以其最小径线通过产道的全过程,包括衔接、下降、内旋转、仰伸、复位及外旋转、胎儿娩出等动作。临床上枕先露占95.75%~97.75%,又以枕左前位最多见,故以枕左前的分娩机制为例说明。

【衔接】

胎头双顶径进入骨盆入口平面,胎头颅骨的最低点接近或达到坐骨棘水平,称衔接(又称入盆)。胎头取半俯屈位以枕额径入盆,胎头矢状缝坐落在骨盆入口右斜径上,枕骨在骨盆左前方(图3.10)。

衔接是一个重要的动作,胎头衔接意味着没有头盆不称。一般初产妇在预产期前1~2周,经产妇在分娩开始后衔接。如初产妇已临产而胎头仍未衔接,应警惕有头盆不称或其他异常的可能。

【下降】

胎头沿骨盆轴前进的动作称下降,是胎儿娩出的首要条件。下降呈间歇性贯穿于分娩全过程,与其他动作相伴

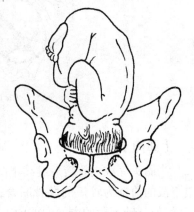

图3.10　胎头衔接

随。宫缩时胎头下降,间歇时胎头又稍退回。促使胎头下降的因素主要是产力(宫缩力和腹肌收缩力)形成的压力直接压迫胎臀经胎轴传至胎头所致。临床上注意观察胎头下降程度,作为判断产程进展的重要标志之一。

【俯屈】

胎头以半俯屈状态到达骨盆底遇到肛提肌的阻力,由于杠杆作用使下颏部贴向胸壁称俯屈。使胎头由衔接时枕额径(11.3 cm)变为枕下前囟径(9.5 cm)(图3.11),以最小径线适

应产道有利于继续下降。

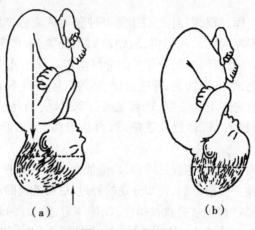

图 3.11　胎头俯屈

【内旋转】

胎头绕骨盆轴旋转,使矢状缝与中骨盆与骨盆出口前后径相一致称为内旋转。胎头枕部位置最低,达骨盆遇肛提肌收缩力而被推向稍宽大的骨盆腔前方,即胎头枕部在骨盆腔内向前旋转45°(图3.12),以适应中骨盆及出口前后径大于横径的解剖特点,常于第一产程末完成此动作,有利于胎头下降。此时胎头转动而胎肩并未转动,呈头肩扭转状态。

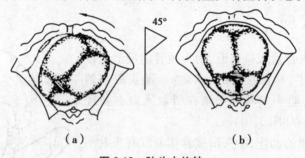

图 3.12　胎头内旋转

【仰伸】

当胎头完成内旋转后继续下降达阴道口时。由于产道下段的前壁为较短的耻骨联合,后壁为较长的骶骨与尾骨,使产轴下段的方向向前向上,前面的阻力小而后面的阻力大。此时,宫缩和腹压迫使胎头下降,而肛提肌收缩将胎头向前推,二力合作迫使胎头向下向前,枕骨抵达耻骨联合下方时,并以此为支点,胎头逐渐仰伸(extention),额、鼻、口、颏相继娩出(图3.13)。胎头仰伸时,胎头双肩径沿骨盆左斜径入盆。

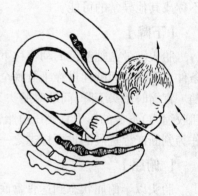

图 3.13　胎头仰伸

【复位及外旋转】

胎头娩出后,枕部顺时针旋转45°称复位,复位可恢复胎头与胎肩垂直关系。双肩径沿骨盆左斜径继续下降，为适应骨盆腔形态，前肩在骨盆内向前向中线旋转 45°，使双肩径与骨盆出口前后径一致，胎头枕部随之在外继续顺时针旋转45°，以保持头肩的垂直关系，称外旋转（external rotation）。

【胎肩及胎身娩出】

外旋转动作完成后，胎儿前肩（右肩）于耻骨弓下先娩出，随之胎儿后肩（左肩）从会阴前缘娩出，继之胎身及下肢侧弯娩出（图 3.14）。

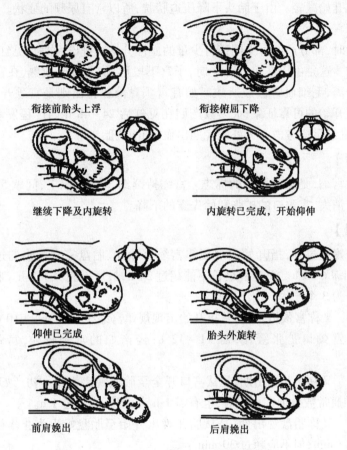

衔接前胎头上浮　　　　　　　　衔接俯屈下降

继续下降及内旋转　　　　　　　内旋转已完成，开始仰伸

仰伸已完成　　　　　　　　　　胎头外旋转

前肩娩出　　　　　　　　　　　后肩娩出

图 3.14　枕左前分娩机制示意图

上述的分娩机制应被视为一个连续的过程，下降是贯穿于始终的动作，胎先露部的各种适应性转动都是伴随下降而逐渐完成，每个动作并内有完全的界限，在经产妇尤为明显。这一系列动作，大部分是在产道内完成的，在体外只能看到仰伸、外旋转、胎儿娩出 3 个动作。因此，助产士只有熟练掌握分娩机制，才能正确协助胎儿娩出。

3.1.3　临产的征象与产程分期

【临产的先兆】

1.假临产

假临产又称"假阵缩"。假阵缩的特点是，宫缩间隔时间不规律；强度不大，只感到下腹部有轻微胀痛；持续时间也不恒定，一般不超过 30 s，假阵缩不伴有宫颈缩短和宫口扩张，并可被镇静药缓解。假阵缩是正常的生理现象,有助于宫颈的成熟,并为分娩发动作准备。但过频的假阵缩会干扰孕妇休息,使孕妇在临产前疲惫不堪。这种现象在精神紧张的初产妇比较多见。

2.胎儿下降感

由于胎儿的先露部下降衔接,以及羊水量减少,造成子宫底位置下降,使子宫对膈肌的压力降低。故此时,孕妇自觉呼吸较以前轻快,上腹部比较舒适,食欲改善。与此同时,在妊娠期的水潴留也开始减轻。由于胎头下降压迫膀胱,所以常有尿频的症状。

3.见红

在接近分娩时,部分产妇可见阴道有少量的血性分泌物排出,称为"见红"。有时还可以同时排出黏液栓。这是由于在接近分娩时,子宫下段形成,宫颈已成熟,在宫颈内口附近的胎膜与子宫壁分离,毛细血管破裂所致。如有宫颈黏液栓排出则是宫颈开始扩张的信号。见红是分娩即将开始的可靠征象,大多数产妇在见红后 24~48 h 内产程发动。见红的出血量很少,如超过月经量应考虑有无妊娠晚期出血,如前置胎盘等。

【临产诊断】

出现规律性宫缩,是临产开始的标志。宫缩持续约 30 s 或以上,间歇 5~6 min,同时伴有进行性宫颈管消失、宫颈口的扩张和胎先露的下降。

【产程分期】

总产程即分娩全过程,指开始出现规律宫缩至胎儿、胎盘完全娩出的过程。初产妇需12~18 h;经产妇需 6~9 h。总产程最长不能超过 24 h,最短不能少于 3 h。临床上根据不同阶段的特点又分为 3 个产程:

1.第一产程 又称宫颈扩张期,是指开始出现规律宫缩至宫口开全(10 cm)为止。初产妇的宫颈较紧,宫颈口扩张缓慢,需 11~12 h;经产妇的宫颈较松,宫颈口扩张较快,需6~8 h。

2.第二产程 又称胎儿娩出期,是从宫口开全至胎儿娩出为止。初产妇需 1~2 h,不应超过 2 h;经产妇通常数分钟即可完成,也有需 1 h 者,但不应超过 1 h。

3.第三产程 又称胎盘娩出期,是从胎儿娩出开始至胎盘娩出为止。初产妇和经产妇这一过程需 5~15 min,但不应超过 30 min。

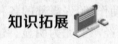

知识拓展

自然分娩的好处

1.顺产风险小,恢复快。而剖宫产过程中可能有麻醉意外,剖腹手术致子宫疤痕,再怀孕风险大,有些疤痕体质较严重的妈妈,手术疤痕触目惊心。

2.自然分娩时腹部的阵痛使产妇的垂体会分泌催产素激素,这种激素不但能促进产程的进展,还能促进母亲产后乳汁的分泌,容易早下奶。

3.自然分娩过程中免疫球蛋白 G(IgG)可由母体传给胎儿,分娩的新生儿具有更强的抵抗力。

4.自然分娩胎儿在产道内受到触、味、痛觉及本位感的锻炼,促进大脑及前庭功能发育,对今后运动及性格均有好处。

5.自然分娩中子宫的收缩,能让胎儿肺部得到锻炼,让表面活性剂增加,促进胎儿肺成熟,肺泡易于扩张,出生后很少发生肺透明膜病。另外,规律的子宫收缩及产道的挤压作用,可将胎儿呼吸道内的羊水和黏液排挤出来。新生儿的并发症湿肺、吸入性肺炎的发生可大大减少。

3.1.4　入院时机选择与入院前准备

【入院时机选择】

预产期前后 1~2 周,若孕妇出现不规律宫缩及阴道出现少量血性分泌物(俗称"见红"),预示孕妇即将临产,是先兆临产较可靠的征象;若孕妇出现间歇 5~6 min、持续 30 s 的规律宫缩,则为临产,应马上入院。若阴道突然大量流液,估计为胎膜早破,嘱孕妇平卧,由家属送往医院,以防脐带脱垂而危及胎儿生命。

【入院前准备】

指导孕妇准备新生儿和产妇用物。为新生儿准备数套柔软、宽大、便于穿脱(衣缝在正面)的衣服,尿布宜选用柔软、吸水、透气性好的纯棉织品。产妇应准备足够大的卫生巾、毛巾、内裤、合适的胸罩、吸奶器等。另外,可采用上课、看录像等形式讲解新生儿喂养及护理知识,宣传母乳喂养的好处,示教如何给新生儿洗澡、换尿布等。教会患者做产前运动、分娩呼吸技巧等,有利于减轻分娩不适,促进顺产。

3.2　分娩镇痛及分娩体位选择

3.2.1　分娩镇痛

【非药物性镇痛技术】(见实训部分)

1.呼吸减痛

2.温水浴

3.按摩

4.陪伴分娩及导乐

5.水中分娩

【药物性镇痛技术】

1.强镇静药　哌替啶,能提高痛阈,抑制痛觉,仅对胎儿有呼吸抑制作用,但镇痛不完全。

2.局麻药　利多卡因、布比卡因,镇痛确切并能保持产妇清醒,不易对胎儿产生呼吸抑制作用,以硬膜外麻醉镇痛最好。

3.全麻药　氧化亚氮、氟烷、恩氟烷,优点是起效快,苏醒快。

上述药物可通过胎盘进入胎儿体内,若麻醉深、时间长均能抑制胎儿及产妇的呼吸及循环。

3.2.2　待产及分娩体位选择

1.待产期间产妇体位　助产士陪伴在产妇身边,随产妇体位而变换自己体位,或坐、站、蹲,提供支持工具,协助产妇保持身体平衡。产妇侧蹲且想要抬高一条腿时,助产士及时撑起床护栏,或用他物做支撑,或用双手托住产妇腿;产妇想坐或蹲时,助产士及时挪动椅子等用具。产妇想要跪位时,及时在产妇膝下的地面上垫上软垫子,注意两膝分开,不要挤压到腰部。产妇前趴时,提供牢固的支撑,也可使用人力支持,可由丈夫或导乐人员提供,或助产人员给予协助。在不同体位给予产妇腰背部按摩,减轻疼痛,并增强产妇分娩信心;在不同的体位评估胎心音,每次改变体位后都要再次评估;评估产痛是否减轻,产妇是否感到舒适;记录宫缩情况和胎心音随体位变化情况。

2.分娩期体位　宫口开全后,产妇可以选择自由体位分娩。直立的体位和侧卧位是可供选择的分娩体位。平卧位(截石位)和后仰的半卧位,可导致仰卧位低血压,可减少子宫血供,增加胎儿缺氧危险,并且不利于胎头下降旋转,不利于顺利分娩。胎头在拨露,选择体位时,要同时考虑到胎头拨露下降、产妇的舒适度和方便助产人员观察。坐在分娩球上、普通椅子上的体位就不再适合,要提供如分娩凳、支持工具等。调整产床,能够支持产妇在不同的体位分娩。

3.3　分娩产妇的护理

3.3.1　第一产程产妇的护理

【临床经过】

1.规律宫缩　产程开始时,子宫收缩力弱,出现伴有疼痛的子宫收缩,持续时间较短,约30 s,且弱,间歇期较长,5~6 min。随着产程进展,子宫收缩力逐渐增强,宫缩持续时间逐渐延长50~60 s,间歇期逐渐缩短2~3 min。在宫口接近开全时,宫缩持续时间可达1 min或以上,间歇期仅1~2 min。

2.宫口扩张　是规律宫缩的结果。不断增强的宫缩,由于缩复作用,迫使宫颈管消失与宫颈扩张。当宫口开全时,宫颈边缘消失,子宫下段与阴道形成宽阔筒腔,有利于胎儿通过。宫颈口扩张有一定规律,先慢后快,以初产妇最明显,可分为两期:①潜伏期:从出现规律宫缩至宫口扩张3 cm,初产妇约需8 h,最大时限不超过16 h。特点:宫口扩张缓慢,平均2~3 h扩张1 cm;②活跃期:从宫口扩张3 cm至宫口开全(10 cm),初产妇约需4 h,最长时限不超过8 h。特点:宫口扩张明显加快。如宫口不能如期扩张,可能存在宫缩乏力、头盆不称等因素。

3.胎先露下降　胎先露下降的程度以胎头颅骨最低点与坐骨棘平面的位置关系为判断标志,通过阴道或肛门检查能判断。伴随宫缩和宫颈扩张,胎儿先露部逐渐下降。潜伏期胎头下降不明显,活跃期下降加快。一般在宫口开大 4~5 cm 时,胎头应达坐骨棘水平,胎头下降程度是决定能否经阴道分娩的重要标志。胎头颅骨最低点平坐骨棘时,用"0"表示,在坐骨棘上 1 cm 时,用"-1"表示;在坐骨棘下 1 cm 时,用"+1"表示,以此类推(图 3.15)。

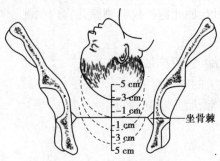

图 3.15　胎先露下降程度判断

4.胎膜破裂　简称破膜。宫缩时,子宫羊膜腔内压力增高,胎先露部下降,将羊水阻断为前、后两部分。在胎先露前方的羊水,称为前羊水,约 100 mL,宫缩时前羊膜囊楔入宫颈管内,有助于扩张宫口,当前羊膜囊内压力增加到一定程度时胎膜自然破裂,破膜多发生在宫口近开全时。

5.疼痛　分娩期的宫缩会给每个产妇带来不同程度的疼痛,主要为宫缩时对子宫下段及宫颈扩张、牵扯所致。尤其在进入活跃期后,宫缩增强,分娩痛会更加明显,疼痛部位主要是集中在下腹部及腰骶部,其程度存在个体差异。

【护理评估】

1.健康史　询问并查阅产前记录,了解产妇的个人资料,如姓名、结婚年龄、生育年龄、职业、文化程度、身高、体重、营养状况、既往病史、过敏史、月经史、婚育史等;并了解本次妊娠的经过,包括末次月经、预产期、孕早期有无感冒、接触有害物质等,有无腹痛、阴道流血等情况。着重询问末次产前检查后至临产后的情况。

2.身体状况

(1)一般情况:测量产妇的体温、脉搏、呼吸及血压。临产后,产妇的脉搏、呼吸可能稍有增加,体温变化不大。有些产妇可能有腰酸、胀痛等。

(2)产程进展情况:评估子宫收缩不能只凭产妇的主观感觉,而应认真检查评估,了解子宫收缩的持续时间、间歇时间、强度等情况;临产后应适时在宫缩时行肛查,以了解宫颈口扩张程度、胎位及胎先露下降程度、羊膜囊破裂与否、骨盆腔的形状与大小,必要时可行阴道检查。

(3)胎儿宫内情况:用胎心听诊器或多普勒仪于宫缩间歇期听胎心音,也可用胎儿监护仪进行胎心监测。正常胎心率为 110~160 次/min。

3.心理—社会支持状况　处于第一产程的初产妇,由于环境陌生、缺乏分娩知识、宫缩带来的疼痛,加上产程时间长,产妇容易产生焦虑、紧张的情绪,不能按时进食和充分休息,体力消耗较大,这些均可能影响宫缩和产程进展。通过交谈充分评估产妇对分娩知识了解的程度、对疼痛的耐受程度、对自然分娩的信心、对胎儿性别的期望值、家庭经济状况、产妇能否听从医护人员指导并配合分娩护理工作等,有利于分娩镇痛护理的实施。

交谈时注意观察产妇的行为、身体姿势、对医护人员解释内容的感知敏感性、精力状况、对宫缩痛的反应程度,尽量让产妇表达宫缩痛的部位及程度、对疼痛的处理方法,尤其注意产妇家属对产妇的安慰、支持程度。

4.辅助检查 用多普勒仪、胎儿监护仪监测胎儿宫内状况。

【护理诊断】

1.急性疼痛 与子宫收缩、宫颈扩张有关。

2.焦虑 与缺乏分娩相关的知识有关。

3.潜在并发症 产力异常、胎儿窘迫。

【护理目标】

1.产妇疼痛程度减轻。

2.产妇能描述正常分娩过程,能主动参与和配合分娩过程,心情愉快。

3.产力异常、胎儿窘迫未发生,或被及时发现并及时有效处理。

【护理措施】

1.心理护理、分娩知识宣教、协助产妇办理入院手续,收入待产室待产

(1)环境:待产室内温度适宜,空气流通,温馨舒适,播放轻音乐,让产妇放松。

(2)讲解:向产妇及家属耐心讲解分娩的生理经过,增强产妇对自然分娩的信心。

(3)沟通:多与产妇沟通交流,多解释安慰,减缓产妇紧张情绪,建立良好的护患关系,增加产妇对医护人员的信任感和自身安全感。

(4)告知:及时告知产妇分娩过程中的相关信息,促使产妇在分娩过程中密切配合,顺利完成分娩。

(5)镇痛:护理人员及产妇家属要守护在产妇身边,指导产妇在宫缩时深呼吸,并将双手掌置于腹部由上向下推按,可缓解疼痛。若产妇腰骶部疼痛时,可用拳头按压腰骶部以减轻疼痛。在宫缩间歇期指导产妇放松休息,若无异常情况可在待产室内活动,听音乐或谈话,转移注意力,减轻产妇疼痛的感觉。

2.生活护理、促进舒适

(1)保持清洁:协助产妇沐浴更衣,保持外阴清洁。因频繁宫缩,产妇出汗较多、阴道分泌物和羊水时常外溢,产妇常有不适感,应协助产妇擦汗、更衣、换床单,大小便后及时冲洗会阴,保持清洁、舒适。

(2)饮食护理,保持体能:鼓励产妇在宫缩间歇期少食多餐,进高热量、易消化、清淡饮食,注意补充足够水分,保持水、电解质平衡。

(3)活动与休息:临产后胎膜未破、宫缩不强者,鼓励产妇在护士和家属的搀扶下进行室内走动,以利于宫口扩张和胎先露下降。若初产妇宫口开全或经产妇宫口已扩张 3~4 cm时,应取左侧卧位休息,有利于胎心率恢复和保存体力。

(4)排尿与排便:鼓励产妇2~4 h 排尿 1 次,并及时排除粪便,以免影响宫缩及先露下降。若初产妇宫口扩张<4 cm,宫缩不强、胎膜未破、胎头已衔接者,无阴道流血、胎位异常、剖宫产史。孕妇有高血压疾病、严重心脏病、胎儿窘迫等禁忌证者,可酌情用温肥皂水灌肠。灌肠目的既能清洁肠道,避免产道污染;又能刺激宫缩,加快产程进展。灌肠后

产妇排便,必须有家属和护理人员搀扶陪护。目前也有学者不主张灌肠,外阴部阴毛也不常规剔除。

3.观察生命体征　第一产程期间,每隔 4~6 h 测量 1 次体温、脉搏、呼吸、血压,并记录。发现血压升高,增加测量次数,并及时报告医生给予相应处理。

4.观察产程进展、预防并发症

(1)观察宫缩:用触诊法或胎儿监护仪进行监测。最简单的方法是助产人员将一手掌置于产妇腹壁宫底处,感觉宫缩时宫体隆起变硬的强度及持续时间,间歇时宫体松弛变软的状况及时间,一般连续观察至少 3 阵宫缩,并记录于护理单上。格式:以分数为基础,分子为宫缩持续时间,分母为间歇时间,如 $30''\sim40''/5'\sim6'$。也可用胎儿监护仪描记宫缩曲线,能全面反映宫缩的强度、频率、持续时间、间歇时间。每隔 1~2 h 观察一次,连续观察 3 次宫缩并记录。如宫缩不规律,强度异常立即通知医师及时处理。

(2)胎心监测:用胎心听诊器或多普勒听诊仪于宫缩间歇期在产妇腹壁听胎心音。潜伏期每隔 1~2 h 听胎心 1 次,进入活跃期后,每隔 15~30 min 听胎心 1 次,每次听 1 min 并记录。正常情况下子宫收缩时胎心音变慢,间歇时胎心率迅速恢复。若宫缩后听胎心率不能恢复或胎心率<110 次/min 或>160 次/min,提示胎儿窘迫,立即协助产妇取左侧卧位、给产妇吸氧并立即报告医生。此方法简单,但仅能获得每分钟的胎心率,不能分辨瞬间的变化,也不能识别胎心率的变异及其与宫缩、胎动的关系。胎儿监护仪监测胎心,可连续描记胎心曲线,胎心率的变异、瞬间的变化及胎心率与宫缩、胎动的关系。常用外监护,即将探测胎心的探头置于胎心音最响亮的部位,以腹带固定于产妇腹壁上。观察时每 15 min 对胎心音监护曲线评估,宫缩频繁时每 5 min 评估 1 次,能较客观地判断胎儿在宫内的情况。

(3)观察宫口扩张与胎先露下降:临产后可通过肛门检查,了解宫缩时宫颈软硬厚薄、宫口扩张程度、胎先露及其下降程度、胎膜是否破裂、骨盆腔大小及尾骨活动度。产程中检查次数不宜过多,一般隔 4 h 查一次,经产妇或宫缩频繁者间隔时间应缩短。宫口扩张与胎先露下降是判断产程进展的重要标志。为减少肛查时手指进出肛门次数以降低感染几率,阴道检查可取代肛门检查,但必须严格消毒外阴后,行阴道检查。

一般情况下,宫口扩张<3 cm 时,每 2~4 h 肛查或阴道检查 1 次;宫口扩张>3 cm 时,每 1~2 h 肛查或阴道检查 1 次。同时也要根据宫缩情况和产妇的临床表现,适当的增加检查次数。肛查次数不宜过多,可增加产褥感染的机会,整个产程肛查次数不超过 10 次。但肛查次数过少,不易掌握产程进展情况;在产程进展迅速时,可能失去接产准备的时间,经产妇或有急产史者,更应注意。检查后作记录并描记产程图。

肛查方法:产妇仰卧位、两腿屈曲分开。检查者站在产妇右侧,用消毒纸遮盖阴道口避免粪便污染阴道,右手戴手套,食指蘸肥皂水轻轻伸入直肠,隔着直肠壁和阴道后壁进行指诊。在直肠内的食指向后触及尾骨尖端,了解尾骨的活动度,再查两侧坐骨棘是否突出并确定胎头高低;然后用指端掌侧探查宫口,摸清其四周边缘,估计宫口扩张的厘米数(图 3.16)。当宫口开全时,则摸不到宫口边缘。未破膜者,在胎头前方可触到有弹性的前羊膜囊;已破膜者,则能直接触到胎先露部,硬而圆,表面光滑的为胎头。若胎头无水肿(产瘤),还能触及胎儿囟门及颅缝,有助于确定胎位。若触及搏动的条索物时,应考虑为脐带先露或脐带脱垂的可能,需及时处理。

阴道检查:当肛门检查不清时,可在严格消毒后行阴道检查,能直接触清胎位、宫口扩张以及胎先露下降程度,并能全面了解盆腔内部情况(图3.17)。

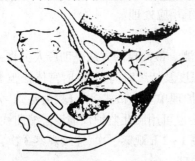
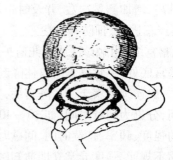

图3.16　肛查宫口扩张程度　　　　　　图3.17　阴道检查宫口扩张程度

(4)胎膜破裂护理:胎膜多在宫口近开全时自然破裂,前羊水流出。一旦破膜,应立即让产妇平躺,听胎心音,观察羊水性状、颜色和量,有无脐带脱垂,并记录破膜的时间。发现异常应立即报告医生,及时处理。破膜超过12 h未结束分娩者,应遵医嘱给予抗生素预防感染。

(5)绘制产程图:为细致观察产程进展,及时记录检查结果,及早处理异常情况,目前多采用绘制产程图的方式(图3.18)。产程图的横坐标为临产时间(h),左侧纵坐标为宫口扩张程度(cm),右侧纵坐标为胎先露下降程度(cm),绘出宫口扩张曲线与胎先露下降曲线。

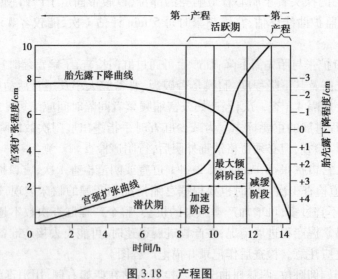

图3.18　产程图

5.健康教育　指导产妇保持轻松愉快的心情,分散注意力,更有利于分娩顺利进行,积极配合医护人员的处理与护理,有利于分娩镇痛护理的实施。做好新生儿出生的准备,也是一种分散注意力的方法。

【护理评价】

1.产妇分娩疼痛是否减轻或缓解。

2.产妇能否描述正常分娩过程,能否主动参与和配合分娩处理与护理。

3.胎儿窘迫是否发生;产力异常是否出现;第一产程的产程图形态是否正常。

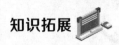

知识拓展

新产程标准及护理的修订

类别	诊断标准及护理
第一产程	
潜伏期	潜伏期延长(初产妇>20 h,经产妇>14 h)不作为剖宫产指征破膜后且至少给予缩宫素静脉滴注 12~18 h,方可诊断引产失败。在除外头盆不称及可疑胎儿窘迫的前提下,缓慢但仍然有进展(包括宫口扩张及先露下降的评估)的第一产程不作为剖宫产指征。
活跃期	以宫口扩张 6 cm 作为活跃期的标志。活跃期停滞的诊断标准:当破膜且宫口扩张≥6 cm后,如宫缩正常,而宫口停止扩张≥4 h 可诊断活跃期停滞;如宫缩欠佳,宫口停止扩张≥6 h 可诊断活跃期停滞。活跃期停滞可作为剖宫产的指征。
第二产程	第二产程延长的诊断标准:(1)对于初产妇,如行硬脊膜外阻滞,第二产程超过 4 h,产程无进展(包括胎头下降、旋转)可诊断第二产程延长;如无硬脊膜外阻滞,第二产程超过 3 h,产程无进展可诊断。(2)对于经产妇,如行硬脊膜外阻滞,第二产程超过 3 h,产程无进展(包括胎头下降、旋转)可诊断第二产程延长;如无硬脊膜外部阻滞,第二产程超过 2 h,产程无进展则可诊断。 由经验丰富的医师和助产士进行的阴道助产是安全的,鼓励对阴道助产技术进行培训。当胎头下降异常时,在考虑阴道助产或剖宫产之前,应对胎方位进行评估,必要时进行手转胎头到合适的胎方位。

3.3.2　第二产程产妇的护理

【临床经过】

1.宫缩增强　宫口开全后,多已自然破膜。若此时未破膜,常影响胎头下降,应行人工破膜。破膜后,宫缩暂时停止,产妇略感舒适,继而宫缩重现且较前增强,每次持续时间约 1 min或以上。间歇期仅 1~2 min。

2.排便感　当胎头降至骨盆出口压迫盆底软组织时,产妇出现排便感。不由自主地向下屏气加腹压,会阴逐渐膨隆变薄,肛门外括约肌松弛且张开。

3.胎儿下降与娩出　随着产程进展,胎头已降至阴道口,露出部分不断增大,出现两种现象:①胎头拨露(head viaible on vulval gapping):宫缩时胎头露出于阴道口,宫缩间歇期又缩回阴道内,称胎头拨露;②胎头着冠(crowning of head):产妇不断屏气加腹压,胎头露出部分不断增大,直至胎头双顶径越过骨盆出口横径,在宫缩间歇期也不再缩回,称胎头着冠(图3.19)。此时会阴极度扩张变薄,应注意保护会阴。产程继续进展,胎头枕骨露出耻骨弓下,并以此为支点,出现胎头仰伸动作,完成胎头娩出,接着出现复位及外旋转,随后前肩、后肩相继娩出,胎体很快娩出,后羊水随之涌出,子宫迅速缩小,宫底达脐平。经产妇由于产程进展较快,有时仅需几次宫缩即可完成上述动作。

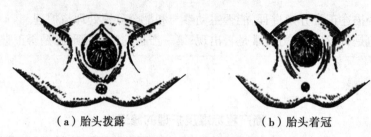

（a）胎头拨露　　　　　　　　　　（b）胎头着冠

图 3.19　胎头拨露、着冠

【护理评估】

1.健康史　评估第一产程的经过及护理。

2.身体状况　评估生命体征；了解宫口开全的时间、宫缩持续时间和强度、间歇时间，观察产妇使用腹压的情况；评估胎心率及羊水的性状与颜色；询问产妇有无排便感，观察胎头拨露进展；评估会阴局部情况及胎儿大小，判断是否需行会阴切开术。

3.心理—社会支持状况　评估产妇心理状况，有无焦虑、急躁、恐惧的情绪，对自然分娩有无信心。此阶段产妇常因体力消耗过大而感到恐惧和无助，因腹痛和急于结束分娩而焦虑不安，家属也常产生紧张不安的情绪。

4.辅助检查　用胎儿监护仪严密观察宫缩及胎心率的变化，及时发现异常情况并及时处理。

【护理诊断】

1.焦虑　与缺乏顺利分娩的信心及担忧胎儿健康有关。

2.疼痛　与宫缩、软产道扩张及会阴伤口疼痛有关。

3.有受伤的危险　与行会阴切开或发生会阴撕裂、新生儿产伤有关。

【护理目标】

1.产妇情绪稳定，有信心配合助产人员完成分娩。

2.产妇能正确运用腹压，并能积极配合。

3.胎儿窘迫、新生儿窒息未发生或及时发现并有效处理。产妇软产道切口未延长裂深，新生儿无产伤。

【护理措施】

1.心理护理　初产妇宫口开全后、经产妇宫口开大 4 cm，且宫缩规律而有力时转入待产室。接待安置产妇于产床上，护理人员守护在产妇身边，及时提供产程进展信息。给予产妇安慰和鼓励，缓解其紧张和恐惧的心理，同时协助产妇饮水、擦汗等生活护理。产妇的丈夫也可陪伴在产妇身边，增强自然分娩的信心。

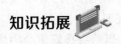

知识拓展

导乐陪伴分娩

导乐陪伴分娩是指在整个分娩过程中由一个有生育经验的导乐陪产师"一对一"时刻陪伴产妇身边,给予持续的生理上帮助和精神上安慰,提供有效的方法和建议(如抚摸、按摩、热敷、穴位刺激、体位改变等)来减缓产妇痛苦,使其顺利完成分娩的一种服务新模式。导乐陪产师通常还是医护人员和产妇及家属间的沟通桥梁,一旦发现产妇异常情况,可及时向医护人员反映,得到有效的处理。

"导乐"工作宜在妊娠晚期开始,通过产前访视接触孕妇及家属建立感情,了解孕妇对分娩的要求和计划,指导孕妇学习放松技巧,介绍产程中可采用的各种体位;在分娩过程中始终陪伴在产妇身边,全身心的关爱、积极的帮助、不断的鼓励,使产妇充满信心,积极主动配合完成分娩过程。也有不少医院推行丈夫陪伴分娩,既增加了产妇的安全感,又增加了丈夫的责任感,有利于提高产时服务质量,促进母婴安全,又有利于巩固夫妻感情,促进家庭化自然分娩成功。

2.指导产妇正确使用腹压 产妇取仰卧位,双脚蹬踏在产床上,两腿屈曲分开,露出外阴部,臀下垫无菌垫单,双手握持把手,在宫缩来临时嘱其深吸气后屏住,然后向下用长力,增加腹压。宫缩间歇期,产妇全身肌肉放松休息,均匀呼吸。等下次宫缩出现时,再重复屏气运用腹压,以加速产程进展。目前也有学者主张此时可采取自由体位顺其自然运用腹压。

3.观察拨露进展及胎心率 助产人员守护产妇身边,一手置于产妇腹壁感觉宫缩,了解宫缩的强度与频率,观察胎头拨露及下降情况,每5~10 min听1次胎心音,了解胎儿宫内情况,直至胎儿娩出。有条件者可用胎儿监护仪观察胎心率与基线变异。若出现胎心异常、第二产程延长等异常情况,应立即行阴道检查,查找原因,尽快结束分娩,避免胎头长时间受压。宫口开全后胎膜多已自然破裂。若仍未破膜,应行人工破膜,以免影响胎头下降。

4.做好接产准备 产妇外阴部清洁消毒。原则:自上而下、由外向内。清洁消毒范围:前起阴阜后至肛门及周围,两侧至大腿内侧上1/3。先给产妇臀下铺一次性垫单,用无菌纱布蘸软皂液擦洗外阴部,顺序是阴阜、大腿内上1/3、大阴唇、小阴唇、会阴及肛门周围。然后用温开水冲掉皂液,为防止液体进入阴道,用无菌纱布遮盖阴道口。最后用0.5%碘伏消毒(图3.20),原则:自上而下、由内向外,铺无菌巾于臀下。接产人员按无菌操作常规洗手、打开产包、穿手术衣、戴手套、铺无菌巾、准备接产。

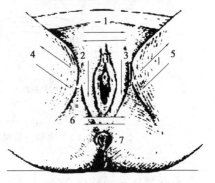

图3.20 外阴部冲洗与消毒顺序

5.接生 接产方法有仰卧位接生法、坐位或半坐位接生法、水下接生法。临床通常采用仰卧位接生法。

（1）评估会阴条件：胎头拨露时，如发现产妇会阴部过紧缺乏弹性或阴道内已有小裂伤而出血，估计分娩时会阴撕裂不可避免，接产者应做出正确的判断，必要时行会阴侧切术。

（2）接产步骤：接产者打开产包，外阴部铺置无菌区，站在产妇右侧，当胎头拨露使会阴后联合较紧张时开始保护会阴（行会阴切开术后也需保护会阴）。目的是：避免肛门外括约肌的损伤，控制胎儿娩出速度，协助胎儿安全娩出。方法：宫缩来临时，嘱产妇屏气向下加腹压，接产者右手肘支在产床上，①用右手拇、食、中3指弯曲呈空握鸡蛋状顶住会阴向上托举，使阴道口松弛，左手轻轻下压胎头枕部协助胎头俯屈；宫缩间歇时，右手拇、食、中3指可以离开会阴，利于会阴血液循环恢复，避免水肿。②胎头拨露变大，临近着冠时，右手变换姿势，拇指与其余四指分开，用右手掌大鱼际肌顶住会阴，宫缩时向上向内托压会阴，左手协助胎头俯屈；宫缩间歇期，右手掌稍放松但不能离开会阴。③在胎头着冠时，右手掌更用力顶住会阴，宫缩时嘱产妇张口哈气消除腹压，间歇时稍向下屏气，左手协助胎头仰伸，使胎头缓慢娩出。

当胎头娩出后，不要急于娩出胎肩，右手继续保护会阴，左手拇指从胎儿鼻根向下颏挤压，挤出口鼻腔内的黏液和羊水。随再次宫缩出现，左手协助胎头复位及外旋转，使胎儿双肩径与骨盆出口前后径一致。接产者左手向下轻压儿颈，使前肩从耻骨弓下先娩出，再轻托儿颈向上，使后肩从保护会阴的右手上方娩出（图3.21）。胎儿双肩娩出后，保护会阴的右手可以离开。用双手扶住儿肩两侧，协助胎体及下肢以侧位娩出，后羊水涌出，记录胎儿娩出时间。胎儿娩出后，将弯盘置于产妇臀下接血，以测量产后出血量。

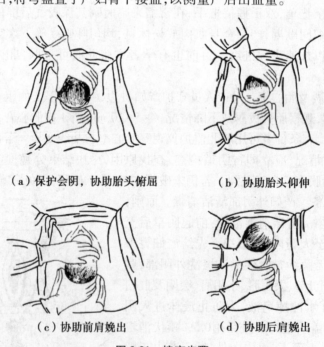

（a）保护会阴，协助胎头俯屈　　　　　　（b）协助胎头仰伸

（c）协助前肩娩出　　　　　　（d）协助后肩娩出

图3.21　接产步骤

（3）脐带绕颈的处理：当胎头娩出后，若发现脐带绕颈1周较松，可用左手将脐带从胎头滑下或随前肩娩出而上推脐带；若脐带绕颈较紧或绕2周或以上，可用2把血管钳夹住颈部一段脐带，在2钳之间剪断脐带，取下绕颈脐带后，再协助胎儿娩出，注意勿伤及胎儿颈部。

6.健康教育　指导产妇与医护人员积极配合，运用好腹压，注意及时补充营养，保持体力,促进母儿安全。

【护理评价】

1.产妇情绪稳定;分娩过程能积极配合。

2.产妇能正确使用腹压。

3.胎儿窘迫、新生儿窒息未发生,若发生,是否及时有效处理。新生儿没有产伤;产妇会阴无裂伤或会阴切口无延长裂深。

3.3.3 第三产程产妇的护理

【临床经过】

1.子宫收缩　胎儿娩出后,产妇感到轻松,宫底降至脐平,宫缩暂停几分钟后重新出现。

2.胎盘剥离与娩出　胎儿娩出后,由于子宫的缩复作用,宫腔容积明显缩小,胎盘不能相应缩小,与子宫壁发生错位而剥离,剥离面出血形成胎盘后血肿,随血肿增大,胎盘剥离面亦不断扩大,直至胎盘完全与子宫壁分离而娩出。

3.阴道流血　正常分娩的出血量一般不超过 300 mL。

【护理评估】

1.健康史　评估产妇第一、二产程的临床经过以及产妇、新生儿的情况。

2.身体状况

(1)新生儿:①Apgar 评分:以心率、呼吸、肌张力、喉反射、皮肤颜色 5 项体征为依据评分,可判断新生儿有无窒息及窒息的程度(表 3.1)。满分 10 分,评分 8 分以上属正常新生儿。②一般情况:评估身长、体重,体表有无畸形。

表 3.1　新生儿 Apgar 评分法

体　征	评分标准			评分	
	0	1	2	1 min	5 min
皮肤颜色	青紫或苍白	身体红,四肢青紫	全身红润		
心率(次/分)	无	<100	>100		
弹足底或插鼻反应	无反应	有些动作,如皱眉	哭,喷嚏		
肌张力	松弛	四肢略屈曲	四肢活动		
呼吸	无	慢,不规则	正常,哭声响		

注:8~10 分为正常,4~7 分为轻度窒息,0~3 分重度窒息。分别于出生后 1 min、5 min 和 10 min 进行,如婴儿需复苏,出生后 15、20 min 仍需评分。1 min 仅是窒息诊断和分度的依据,5 min 及 10 min 评分有助于判断复苏效果及预后。

(2)胎盘剥离:评估有无出现胎盘剥离征象:①子宫变硬由球形变为狭长形,宫底升高达脐上(图 3.22);②阴道少量出血;③阴道口外露的脐带自行下降延长;④接产者用左手掌尺侧缘轻压产妇耻骨联合上方,将宫体向上推,而外露的脐带不再回缩。

胎盘剥离及娩出方式有两种:①胎儿面娩出式:胎盘首先中央剥离形成胎盘后血肿,而后向周边剥离。其特点是先见胎盘儿面娩出,后见少量阴道流血,该方式多见。②母体面娩

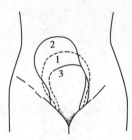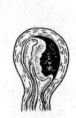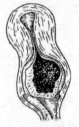

胎盘娩出期　　　(a)胎盘开　(b)胎盘全部剥　(c)胎盘娩出后
子宫的变化　　　　始剥离　　离，被挤向阴道　缩复的子宫

图3.22　胎盘剥离时子宫的形状

出式:胎盘从边缘开始剥离,血液沿剥离面流出,而后向中心剥离。其特点是先见较多量阴道流血,后见胎盘母体面娩出,该方式少见。

胎盘娩出后评估胎盘胎膜是否完整,有无胎盘小叶或胎膜残留,胎盘边缘有无断裂血管,判断是否有副胎盘。

(3)阴道流血量:胎盘娩出前后,评估子宫收缩强度、阴道流血量和颜色。胎盘娩出后,子宫收缩强度大,子宫硬呈球形,宫底平脐或略低。阴道流血量评估方法有称重法、容积法、面积法。

(4)会阴伤口:仔细检查软产道,注意有无宫颈裂伤、会阴切口延长裂深。

(5)产后2 h:重点评估子宫收缩情况、阴道流血量与性状、血压等。

3.心理—社会支持状况　评估产妇及家属的情绪及对新生儿性别、健康、外貌是否满意。能否接受新生儿,有无进入父母角色。

4.辅助检查　根据产妇及新生儿情况选择必要的检查。

【护理诊断】

1.组织灌注量不足　与产后出血有关。

2.潜在并发症　新生儿窒息,产后出血。

3.无效性角色行为　与产后疲劳、会阴伤口疼痛、新生儿性别不理想有关。

【护理目标】

1.产妇不发生产后出血。

2.新生儿无窒息、产妇子宫收缩良好,产后出血、休克未发生。

3.产妇及家属接受新生儿,有亲子间互动。

【护理措施】

1.正确处理新生儿,预防新生儿窒息

(1)清理呼吸道:是处理新生儿的首要任务。新生儿娩出后,立即用吸痰管或洗耳球轻轻吸出新生儿口鼻腔黏液及羊水,保持呼吸道通畅。如黏液较多,应用左手握住儿胸,控制其吸气,必须在第一口呼吸之前,清除上呼吸道,以免发生吸入性肺炎。如呼吸道黏液和羊水已吸净而仍无哭声时,可用手轻拍新生儿足底,以促其啼哭。新生儿大声啼哭,表示呼吸道已通畅。

(2)Apgar评分:新生儿出生后1 min内,进行评分,用以判断新生儿有无窒息及窒息的严重程度。8~10分为正常;4~7分为轻度窒息,需经清理呼吸道、吸氧、人工呼吸、用药等措施抢救;0~3分为重度窒息,需紧急抢救。抢救5 min后再次评分,可了解新生儿的预后。

(3)处理脐带:临床采用二次断脐法,用两把血管钳在距脐轮10~15 cm处夹住脐带,于两脐之间剪断脐带,使新生儿与母体分开。气门芯结扎法:消毒脐带根部后用一血管钳套上气门芯,距脐轮0.5 cm处钳夹脐带,在血管钳上方0.5 cm处剪去脐带,牵拉气门芯上短线,套于止血钳下的脐带断端上,松开止血钳消毒包扎。处理脐带时,注意新生儿保暖。目前临床上还有脐带夹、血管钳等结扎法,促使脐带早日结痂脱落。

(4)一般护理:擦干新生儿身上的羊水和血迹,作初步查体,观察生命体征,四肢能否自由活动,有无明显畸形如六指、生殖器畸形、两侧睾丸是否下降、有无肛门闭锁等,称体重、测量头围身长,并记录。在新生儿左手腕系上标有母亲姓名、床号、住院号、新生儿性别、体重、出生时间的手腕带。在新生儿记录单上印上新生儿足印和母亲拇指印,并将新生儿穿好衣服包裹于褓褓保暖,并在褓褓外系上标有与手腕带上信息一致的小标牌。用抗生素眼药水滴眼以防结膜炎。上述工作完成后将新生儿交给母亲及其家属看,如新生儿无异常,娩出后半小时内抱给母亲,协助其进行第一次吸吮。

2.正确处理第三产程,预防产后出血

(1)及时助娩胎盘:接产者熟练掌握胎盘剥离征象,切忌在胎盘未完全剥离前牵拉脐带或按揉子宫,以免造成脐带断裂、胎盘胎膜残留、子宫翻出、产后出血等并发症;当确认胎盘已完全剥离时,应立即协助胎盘娩出。方法是:于宫缩时让产妇向下屏气稍用腹压,右手牵拉脐带,左手在产妇腹壁握持宫底并轻轻按揉,当胎盘娩出至阴道口时,接产者双手捧住胎盘,朝一个方向旋转并缓慢向外牵拉,协助胎盘胎膜完整娩出(图3.23)。若在胎盘娩出过程中发现胎膜有部分撕裂,可用血管钳夹住断裂上端的胎膜,再继续向原方向牵拉,直至胎膜完全娩出。胎盘胎膜娩出后,左手继续按揉宫底以刺激子宫收缩、减少出血,用聚血器或弯盘接住阴道流血以统计出血量。

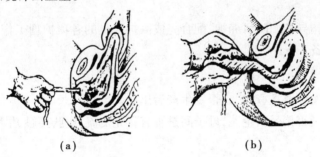

(a) (b)

图3.23 协助胎盘胎膜娩出

(2)检查胎盘胎膜:先将胎盘铺平,检查胎膜是否完整,破裂口高低(测裂口至胎盘边缘距离),然后将胎膜撕开检查胎盘母体面,用纱布把血块拭去,观察胎盘形状、颜色、有无钙化、梗死及有无小叶缺损等,并测量其大小与厚度;再检查胎盘胎儿面有无血管断裂,以便及时发现副胎盘。最后再将脐带提起,测量其长度,观察其附着部位。

如有副胎盘、部分胎盘或大部分胎膜残留时,应在严格无菌操作下伸手入宫腔,以手掌面向胎盘、手背面向子宫壁剥离并取出残留组织,避免损伤子宫。如仅有少部分胎膜残留,可给予宫缩剂待其自然排出。

(3)检查软产道:胎盘娩出后,应仔细检查会阴、小阴唇内侧、尿道口周围、阴道及宫颈有无裂伤、会阴切口有无延长裂深。如有裂伤应及时修补缝合,缝合时应注意解剖位置,按层次分别缝合。缝合后消毒外阴,并敷以酒精纱布。

(4)预防产后出血:胎盘娩出后,及时按摩子宫,是防止产后出血的一种有力措施。如既往有产后出血史或估计有产后出血可能者,可于胎儿前肩娩出时以麦角新碱 0.2 mg,或缩宫素 10 U 加于 25% 葡萄糖液 20 mL 内静注,也可在胎儿娩出后立即将缩宫素 10 U 加 20 mL 生理盐水经脐静脉快速注入,均能助胎盘迅速剥离减少出血。

(5)评估阴道出血量:分娩结束后应估计并记录出血量,它包括弯盘内收集的血量和敷料上的血量。单纯用目测估计出血量不准确,目测估计的出血量往往比实际的量要少,应加以注意。

3.3.4 产后观察护理

产后 2 h 观察及护理:分娩结束以后 2 h 是产后出血、产后休克的高发时期,产妇要继续留在分娩室产床上观察。

1.清洁、舒适　第三产程结束时,移去产妇臀下污染敷料,为产妇擦身、垫好消毒会阴垫,并更换衣服、床被单。夏季应防止中暑,冬季应注意保暖,让产妇感到清洁、舒适。

2.饮食、饮水　由于分娩过程体力消耗过大,进食少,出汗多,产后应及时补充水分,喂养易消化、营养丰富的食物,以帮助产妇恢复体力。

3.观察　重点观测血压、子宫收缩情况、宫底高度、阴道流血量、膀胱充盈程度、阴道有无血肿形成。临床上也有将胎盘娩出后 2 h 内称为第四产程,其目的是预防产后出血。产后第 1 h 内,每 15 min 一次,然后每 1 h 一次,4 h 后,如无异常发现,改为每 4 h 一次。观察产妇生命体征的同时,要观察评估新生儿肤色、呼吸、心率、面色情况、排尿、排便和有无脐带渗血,并记录。

4.健康教育　指导产妇闭目养神,配合完成医护人员的各项护理工作,并做好新生儿第 1 次哺乳的心理准备。

【护理评价】

1.新生儿是否发生窒息、产妇是否发生产后出血。

2.产妇及家属是否接受新生儿,母子间是否有目光交流、皮肤接触、早吸吮。

3.4　家庭或院内外分娩紧急接产护理

个别产妇事先毫无准备,可在田间、路上、车上发生急产。在此情况下,接产者应随机应变,因地制宜,沉着处理。让产妇不要用力屏气;并将产妇转移到避风静处就地平卧;注意保暖;尽量做到清洁,于产妇臀下放一块塑料布或清洁衣物;用干净毛巾来保护会阴;待胎盘娩出后,暂用丝线在脐中段结扎,但不切断,连同胎盘一起送到就近医院或卫生院重新无菌处理脐带,并进一步消毒后断脐,会阴消毒后检查软产道,若有裂伤应及时送医院修补缝合;注意子宫收缩情况及出血量;并给抗生素,包括必要的破伤风抗毒素 1 500 U 试敏后肌内注射;如胎膜未破,包裹胎儿一并娩出,应立即破膜,以防新生儿窒息或发生吸入性肺炎。

实践 3.1 宫颈成熟度评分及促进其成熟技术

【目的及意义】

利用 Bishop 宫颈成熟度评分来估计人工破膜加强宫缩措施的效果。该评分法满分为 13 分(见表 3.2)。若产妇得分 ≤3 分,人工破膜均失败,应改为其他方法,4~6 分者成功率约 50%,7~9 分者成功率约 80%,9 分以上均成功。

【操作方法】

1.常规外阴消毒,操作者戴手套进行阴道检查,评估宫颈位置、软硬度,宫颈管长度,宫口开大情况及先露位置。

2.评分标准 (见表 3.2)

表 3.2 Bishop 宫颈成熟度评分法

指　标	分　数			
	0	1	2	3
宫口开大/cm	0	1~2	3~4	≥5
宫颈管消退/%(未消退为 2~3 cm)	0~30	40~50	60~70	≥80
先露位置(坐骨棘水平=0)	-3	-2	-1~0	-1~+2
宫颈硬度	硬	中	软	—
宫口位置	朝后	居中	朝前	—

【结果标准】

1.用 Bishop 宫颈成熟度评分法估计人工破膜缩短产程的效果,该评分法满分为 13 分。若产妇得分 ≤3 分,人工破膜失败,应改用其他方法,4~6 分的成功率为 50%,7~9 分的成功率为 80%,9 分以上均成功。

2.新生儿窒息:新生儿出生 1 min Apgar 的评分 ≤7 分诊断为窒息,其中 4~7 分为轻度窒息,0~3 分为重度窒息。

【注意事项】

1.检查前,应严格消毒,检查时动作要轻柔。

2.阴道检查后要有记录。

实践 3.2　宫缩观察与评估技术

【目的及意义】

掌握产程不同阶段的宫缩情况,包括宫缩的频率、持续时间和强度。

【操作方法】

1.将手置于宫底或使用胎儿监护仪了解宫缩情况。

2.妊娠晚期及分娩期不同阶段的宫缩评估。

【结果标准】

1.能够准确判断分娩期不同阶段的宫缩情况。

2.对宫缩乏力和宫缩过强可以及时处理。

【注意事项】

1.如果产程进展正常,母亲和胎儿情况良好,宫缩就是正常,尽管频率或强度可能与教材标准的数据不一致(看起来不太强,触诊不是很硬,产妇感觉不是很疼)。

2.如果产程进展异常,宫缩无力,为宫缩乏力。首先加强支持性护理,保证产妇能量供应,并协助取直立体位(除非有禁忌症情况不允许这样做)。同时报告医师。

3.如果产程进展异常,而宫缩显得很有力量(频率与强度都在正常范围内或更强),为不协调的宫缩或过强,应报告医师进行处理。

实践 3.3　阴道内诊技术

【目的及意义】

1.肛查胎先露不明,或疑有脐带先露或脐带脱垂;

2.宫口扩张及胎头下降异常,查找原因;

3.轻度头盆不称,试产 4~6 h 产程进展缓慢;

4.阴道助产前的常规检查。

【操作准备】

1.衣帽整洁、修剪指甲、手要温暖。

2.用物准备:处置车、医嘱卡、灭菌手套、0.1%碘伏、一次性妇检垫、大棉签、洞巾、屏风。

【操作方法】

1.备齐并检查物品,携带用物至床旁。

2.遮挡产妇。

3.核对产妇信息,告知目的,评估并指导孕妇,嘱咐产妇排尿或协助产妇排尿。

4.洗手、戴口罩。

5.协助产妇平卧于检查床上,臀下垫一次性臀垫,暴露外阴部及肛门,两腿屈曲并分开。

6.检查者站于产妇右侧,消毒外阴部(按外阴冲洗顺序)。

7.检查者站于孕妇的右侧,双手戴无菌手套,给孕妇铺上洞巾。

8.食指或中、食两指伸入阴道内进行检查,拇指或其余各指屈曲以利食、中指伸入。

9.检查时首先查看外阴、阴道发育情况及有无异常。

10.食指与中指摸清宫口扩大程度、宫颈软硬、有无水肿。

11.了解先露高低、胎方位;是否破膜,羊水情况。

12.摸清骨产道情况:耻骨弓、对角径、骶尾关节、骶凹、坐骨棘间径、坐骨切迹。

13.脱手套。

14.撤下臀垫,协助产妇穿好裤子。

15.整理床单及用物。

16.交待注意事项并记录。

17.洗手。

【结果标准】

1.能够准确判断产程进展的情况。

2.对产程异常和胎方位异常可以及时处理。

【注意事项】

1.检查前,应严格消毒,检查时动作要轻柔。

2.阴道检查后要有记录。

3.孕产期阴道流血较多,临床可疑前置胎盘者最好不要进行阴道检查,或在做好抢救准备时进行检查。

实践 3.4　产时会阴冲洗、消毒技术

【目的及意义】

清洁消毒外阴部,减少感染机会。

【操作准备】

1.着装符合要求,剪指甲、洗手、戴口罩。

2.物品准备齐全:无菌包 1 个(内装弯盘 2 个、卵圆钳 4 把)、无菌干纱布缸 1 个、20% 肥

皂液纱布缸 1 个、0.5%聚维酮碘（碘伏）棉球缸 1 个、无菌持物筒 1 个、无菌持物钳 1 把、冲洗壶 1 个、温开水 1 000 mL、垫单 1 块、无菌治疗巾 1 块。

【操作方法】

1.协助产妇脱去裤腿,取仰卧位,屈膝腿分开体位,垫妇检垫。

2.协助产妇暴露外阴部,做好保暖。注意保护私隐,操作人员站在合适的位置。

3.将会阴冲洗盘放至床边,给产妇臀下垫单,产床下准备污物桶。

4.助产士站在产妇两腿之间。

5.打开无菌包,放置好弯盘(干纱布 2 块、肥皂水纱布 4 块、0.5%碘伏棉球 20 个、干棉球若干)。

6.第一次使用温肥皂水冲洗一次。冲洗前用消毒干纱布堵住阴道口,用消毒止血钳夹取干净的消毒棉球,一手提起装有肥皂液的水壶,一边冲洗一边擦洗,冲洗的顺序为:阴阜→大腿外侧 1/3→大阴唇→小阴唇→臀部→肛周。原则是自上而下、自外向内,初步用肥皂水冲净会阴部的污垢、分泌物和血迹。

7.第二次用同样的方法再用温开水冲洗一次。

8.第三遍先用干纱布擦干,再用消毒液按顺序擦拭。消毒原则:自内向外,自上而下,并将消毒后的棉球丢弃。顺序为:尿道口、阴道口、小阴唇、大阴唇、阴阜、大腿内侧 1/3、会阴体、臀部、肛门。

9.冲洗结束后,为产妇更换消毒会阴垫,并整理好床铺。

10.整理病室,洗手,准备接产用物。

11.垃圾分类处理。

12.协助产妇恢复舒适体位。

【结果标准】

1.能得到产妇配合。

2.会阴伤口感染率低。

【注意事项】

1.操作方法正确、熟练,与产妇有沟通和交流。

2.会阴部冲洗干净、床单整理舒适。

3.产妇无不适主诉。

实践 3.5　分娩呼吸减痛技术

【目的及意义】

1.通过转移注意力和放松,促进内源性内啡肽产生,减轻分娩疼痛不适。

2.通过呼吸放松运动,减少儿茶酚胺的释放,增强宫缩,促进自然分娩。

【操作方法】

(一)拉玛泽呼吸减痛分娩法

1.廓清式呼吸(每项运动前后均需做此呼吸)　眼睛注视一个焦点,用鼻子慢慢吸气至腹部隆起,检查 5~8 s,然后用嘴唇像吹蜡烛一样慢慢呼气,在 5~8 s 吐完。

2.胸式呼吸　较快速的呼吸运动,适用于宫口开大 2~3 cm 时,眼睛注视一点,由鼻子吸气,由口吐气,腹部保持放松,每分钟吸气和吐气 6~9 次,每次速度平稳,呼吸气量均匀。

3.浅而慢加速呼吸　适用于宫口开大 4~8 cm,产痛较重时。由鼻子吸气,由口吐气,随着子宫收缩增强而加速,随其减弱而减缓。

4.浅的呼吸　在宫缩强且频繁,宫口开大 8~10 cm 时,微张嘴吸吐(发出嘻嘻嘻音),保持高位呼吸,在喉咙处发音,呼吸速度依子宫强度调整,吸与吐的气量一样,避免换气过度,连续 4~6 个快速吸吐再大力吐气,重复至收缩结束。

5.屏气运动　宫口开全后的屏气用力。现代助产理念不支持这种屏气用力方式,过度过长时间屏气用力,会导致产妇疲劳,并增加胎儿缺氧危险。

6.哈气运动　用于宫口未开全而有强烈便意感时,以及当胎头接近娩出时,嘴巴张开,喘息式的急促呼吸。

(二)自然的呼吸放松术

1.提供安静温馨的环境。

2.告知产妇她可以按自己感到适合的方式呼吸,尽量深而慢吸气和吐气,避免过度过快的呼吸,肌肉放松。

3.如果产妇感到疼痛难以忍受,鼓励产妇"喊出来",开放声门,发出"啊—哈"的声音,从喉咙深处发声,触摸颈部应当能够感到有颤动,在开始宫缩疼痛时开始发声,尽可能长地延续至宫缩结束。能够有效地应对宫缩疼痛,并有利于放松肌肉,有利于宫口开大。

4.利用意念想象,深慢呼吸,感觉自己像玫瑰花一样在慢慢地绽放,宫口在慢慢开大。

5.听喜欢的音乐,伴随音乐漫步或慢舞,按自主的节律呼吸。

【结果标准】

1.产妇能够理解呼吸分娩减痛的方法。

2.产妇能够选择正确的呼吸减痛方法,对阴道分娩信心增加。

【注意事项】

1.如果产妇在按照拉玛泽减痛分娩,不能达到要求的呼吸频率标准,允许产妇按自己的频率和意愿呼吸,放松是减轻产痛的关键。

2.向产妇解答产痛的原因和意义,非药物镇痛的原理。告知她可以选择药物镇痛和药物镇痛的副作用。

实践 3.6 温水浴分娩技术

温水浴属于水疗范畴,是指利用不同温度、压力和溶质含量的水,以不同方式作用于人体以防病治病的一种方法。温水浴对人体的作用主要有温度刺激、机械刺激和化学刺激。按其使用方法可分淋浴、盆浴、喷射浴、漩水浴、气泡浴等。应用于产程中主要是淋浴和盆浴。

温水可以使产妇放松,减轻疼痛,深水盆浴时水的浮力使产妇较容易移动,减少下腹压力,有较好的镇痛作用。温热可能使体内儿茶酚胺释放减少,改善子宫灌注,促进内源性缩宫素的释放,使子宫节律性更有效,使产程自然进展。

【适应证与禁忌证】

1.适应证 头位足月妊娠,产妇无妊娠合并症与并发症者;在第一产程各阶段及第二产程早期,估计胎儿在 1 h 内不能分娩者;产妇能够自主活动;无限制下床的情况。

2.禁忌证 产妇有妊娠高血压,前置胎盘,阴道流血较多原因不明时,使用镇静剂药物4 h内,平衡能力差或不能站立者,有下床禁忌证者;高危妊娠或需要持续母婴监护者。

【目的及意义】

1.缓解产痛,增进产妇舒适。

2.促进内源性缩宫素释放,促使产程正常进展。

【操作方法】

1.准备

(1)环境准备 淋浴室(间)干净整洁,明亮清新,通风良好;有防滑设施,有扶手或有扶手浴椅,环境温度 26~27 ℃,有呼叫装置,有适当的隐私保护措施。

(2)产妇准备 评估产妇生命体征、体重,测量体温,听诊胎心音,评估产妇是否处于饥饿状态。评估产妇有无立即分娩的征象。排空大小便。

(3)工作人员准备 准备物品,评估环境是否安全,检测设备可用状态。备紧急接产包、手套等。

2.沐浴 协助产妇取舒适的坐位,或前倾趴位,调节合适的水温,协助产妇沐浴冲洗;按产妇舒适度,可首先冲洗感觉疼痛强烈的部位,如后背,腰背部,下腹部及会阴部位。

3.深水盆浴 水温应保持在 37~38 ℃,胸前区要露出水面,产妇在水中可自由活动。

4.分娩过程中要注意补充水分和营养 可提供含电解质的而没有咖啡因的饮料、水果或其他易消化食物。

5.沐浴时间 一般在 30 min 左右。盆浴时间一般在 1~2 h,或按产妇情况选择。

【注意事项】

1.出现下列情况,要及时终止。如产妇出现疼痛难忍,无法站或坐,产妇感觉胎动持续不间断,产妇出现便意感,不可抑制地自发用力;有异常阴道出血,出现面色苍白、头晕、乏力等;产妇要求结束沐浴或盆浴时。

2.水疗过程中注意安全,预防跌倒、烫伤、着凉等。

3.温水浴过程中严密观察并询问产妇的感受,产妇出现不适,要及时报告医务人员。

4.温水浴可加速产程,要做好应急接产准备。

5.使用后的浴池、椅子等严格清洁消毒。

实践 3.7　待产及分娩期体位运用技术

【目的及意义】

1.促进胎轴与骨盆轴一致,有利于胎儿下降和分娩。

2.促进母亲舒适。

3.矫正潜在的或已经存在的胎头位置异常。

【操作方法】

1.准备

(1)助产士准备:着装整齐,双手洁净、短指甲。

(2)用物准备:体位支持工具,如分娩球、枕头、桌椅、床栏及专用工具等。检查用物,将用物放在合适的位置。

(3)向产妇和陪伴者解释操作目的,取得合作。评估产妇胎心和宫缩情况是否正常。评估生命体征是否正常。评估产痛情况。

2.待产期间产妇体位

(1)助产士陪伴在产妇身边,随产妇体位而变换自己体位,或坐、站、蹲,提供支持工具,协助产妇保持身体平衡。产妇侧蹲且想要抬高一条腿时,助产士及时撑起床护栏,或用他物做支撑,或用双手托住产妇腿;产妇想坐或蹲时,助产士及时挪动椅子等用具。产妇想要跪位时,及时在产妇膝下的地面上垫上软垫子,注意两膝分开,不要挤压到腰部。产妇前趴时,提供牢固的支撑,也可使用人力支持,可由丈夫或导乐人员提供,或助产人员给予协助。

(2)在不同体位给予产妇腰背部按摩,减轻疼痛,并增强产妇分娩信心。

(3)在不同的体位评估胎心,每次改变体位后都要再次评估。

(4)评估产痛是否减轻,产妇是否感到舒适。

(5)用物整理,洗手。

(6)记录宫缩情况和胎心随体位变化情况。

3.分娩期体位

(1)宫口开全后,产妇可以选择自由体位分娩。直立的体位和侧卧位是可供选择的分娩体位。平卧位(截石位)和后仰的半卧位,可导致仰卧位低血压,可减少子宫血供,增加胎儿缺氧危险,并且不利于胎头下降旋转,不利于顺利分娩。

(2)体位选择　因为胎头在拨露,所以,在选择体位时,要同时考虑到胎头拨露下降、产妇的舒适度和方便助产人员观察。坐在分娩球上、普通椅子上的体位就不再适合,要提供如分娩凳、支持工具等。调整产床,能够支持产妇在不同的体位分娩。

【注意事项】

1.注意尊重产妇的任何体位选择和需求,帮助产妇发现自己的分娩本能。

2.支持物要清洁、稳固,保证安全、舒适。

3.密切观察产妇非语言行为,及时调整或挪动支持物。

4.保持环境安静,避免嘈杂,减少不必要的检查和干扰。

5.注意不同体位变化后,要及时应用间断听诊,评估胎心和宫缩情况。

6.产妇出现心慌不适、腹痛不规则、异常出血或胎心异常等,协助产妇取侧卧位休息,及时报告医师,评估产妇,保证安全。

实践 3.8　自由体位接产技术(枕前位助产技术)

【目的及意义】

能完成平产接产和胎盘娩出及检查。

【操作准备】

1.助产士仪表规范,戴口罩。

2.用物准备

(1)产包:①敷料:臀巾、裤腿、手术衣、大孔巾、方巾、中单、夹纱、有带小纱。

②器械:聚血盘、弯盘2、小杯(装棉球或纱球)、持针钳、有齿直钳、中直钳、小弯钳、会阴侧剪、短有齿镊、大碗(装胎盘)。

③接新生儿物品:弯盘、小弯(直)钳、弯剪、棉签、脐圈或脐夹、棉球、中方纱、脐布数块。

(2)器具:20 mL 注射器、9 号长针头、消毒手套、针和缝线。

(3)药物:2%利多卡因、0.9%生理盐水 10 mL、75%酒精、0.1%~0.2%碘伏、0.5%碘伏、2%~3%碘酊。新生儿复苏用品:导管、导管芯、100 mL 简易呼吸囊、合适的面罩、调节负压吸引装置的压力<100 mmHg、吸引连接管、吸痰管、氧气、装上合适叶片的喉镜片。

【操作方法】

1.按要求冲洗和消毒会阴。

2.按外科手术洗手法洗手。

3.打开接生器械、敷料,添加所需药物,两人清点用物。

4.铺巾:①扇形折叠臀巾,双手托起最上层,边打开边垫于产妇臀下;②帮产妇穿裤腿;③穿手术衣、戴无菌手套,再次消毒外阴:顺序为尿道口→小阴唇→大阴唇→腹股沟;④铺大孔巾,孔的下缘位于会阴后联合水平,需遮盖肛门;⑤开放抢救台铺上无菌巾。

5.保护会阴:接生者利用右手大鱼肌贴紧会阴部(手与会阴部间垫消毒纱),宫缩时向内上托;必要时行会阴切开术。

6.协助胎儿娩出:①当宫缩胎头拨露时向上向内用力,左手四指并拢向下轻压协助胎头俯屈;②胎头枕部露出耻骨弓时协助胎头仰伸(挤压新生儿口鼻);③协助胎头复位及外旋转;④娩出前肩、后肩;⑤断脐:第一次断脐在距脐根部 15~20 cm 处用两把血管钳钳夹,在两钳之间剪断脐带;第二次断脐:将套有脐圈的小弯(直)钳在距脐跟部 1~1.5 cm,挤净断面上的脐血,用 2%~3% 碘酒消毒,用纱布包好。

7.确认胎盘剥离,左手置于宫底并按压,右手轻拉脐带,协助胎盘娩出,检查胎盘胎膜是否完整,测量胎盘重量、面积,脐带长度。两人查对胎盘。

8.协助产妇垫好卫生巾,更衣盖被,关心产妇,确保产妇体位舒适。

9.分类处理用物,两人最后清点用物。

【注意事项】

1.关心产妇,确保产妇体位舒适。

2.符合无菌原则。

3.动作轻柔、熟练。

实践 3.9 水中分娩接产技术

产妇坐在充满温水的浴缸中进行分娩,胎儿从胎头拨露至全身完全娩出的过程一直在水中进行,这样的分娩方式称水中分娩。水中分娩能最大限度地减轻产妇在待产期间的痛苦,是一种较为人性化的新型自然分娩方式。

水中分娩最早由苏联专家在 1960 年提出并开始试验,20 世纪 80 年代后期,美国首家水中分娩中心成立,我国第一例水中分娩于 2002 年在上海长宁区妇婴保健院成功进行。

【目的及意义】

1.减轻母亲产痛,温水可以使产妇放松,减轻疼痛,产妇在水中舒适度和移动性更好,有较好的镇痛作用。

2.促进自然分娩,减少母亲产道损伤,有更好母儿结局。温热可能使体内儿茶酚胺释放减少,改善子宫灌注,促进内源性缩宫素的释放,促进节律性宫缩,使分娩自然进展,并减少胎儿宫内缺氧。温水使组织变软,容受性增加,有利于会阴及产道的伸展,减少会阴裂伤。

【适应证及禁忌证】

1.适应证　目前国外水中分娩的适应证几乎包含所有阴道分娩的适应证,包括巨大儿、臀先露、瘢痕子宫、早产、胎膜早破等也已不被列为禁忌。

2.禁忌证　主要禁忌证有以下几方面:

(1)分娩期阴道出血多,前置胎盘,胎盘早剥。

(2)4 h 内使用麻醉药物。硬膜外麻醉。

(3)体温大于 37.5 ℃ 或可能母体感染者。

(4)传染性疾病包括疱疹、皮肤感染、HBV感染。

(5)胎心基线异常、胎儿窘迫。

(6)多胎妊娠,头盆不称或胎位不正,如横位、面先露等不能经阴道分娩者。

(7)母体有合并症如子痫前期及心脏病。需要持续药物降压或治疗者。

(8)移动困难和骨骼受损者。

(9)孕妇顺从性差者,精神异常,自控能力差,酗酒和吸毒者。

【操作准备】

1.产妇准备　入水前行阴道检查排除头盆不称,了解胎方位和羊水情况,测量孕妇体温,并沐浴清洁,不必常规清洁灌肠,不需要剔除阴毛;签订水中分娩知情同意书,向孕妇及家属解释水中分娩的过程及可能发生的并发症。

2.环境准备

(1)水温选择:推荐水温35~37 ℃,分娩期可适当降低至32~33 ℃。过高的温度(>38 ℃)可引起母亲体内温度升高,胎儿体温随之升高达到40 ℃,导致胎儿代谢率和氧需要量增加,胎儿心动过速,与胎儿窘迫易混淆,导致不必要的干预。同时母亲血流向体表增加,可能减少胎盘灌注。

(2)水的深度:通常水深达产妇胸部,没过腹部为宜。但如果产妇选择更深一些,或更浅一些,也可以根据产妇要求提供。

(3)水的清洁度:符合地方医院关于感染控制的标准,达到国家水中运动项目水质标准。

(4)室温:22~28 ℃,室温不宜太高避免产妇脱水。

(5)分娩池的选择:可根据情况选择不同类型和不同材质的浴室,浴缸,不用带有按摩功能和高压水流的特殊性按摩浴缸。

3.工作人员准备　穿普通工作服,作好自身防护,如长期防水手套,准备胎心监护及婴儿用品。

【操作方法】

1.一般在宫口开大4~7 cm时入水,或产妇感到疼痛不适难以耐受时入水。

2.入水前测量孕妇体温,提供孕妇体温的基准,每小时监测1次体温、水温及室温,并根据孕妇需要调整水温。一旦体温超过37.5 ℃可考虑出水。如果入水后2 h没有出现立即分娩的表现,或产妇感到过热或其他不适,可随时出水,休息片刻可再次入水。

3.入水后鼓励产妇多饮低温果汁,加强营养、补充水分。

4.产妇在水中采取自由体位,根据需要自我调节,工作人员可适当协助。

5.入水后每隔10~15 min或每次宫缩后,应用多普勒胎心听诊1次。

6.入水前进行一次阴道检查。主要根据产妇的行为如屏气用力和胎头拨露协助判断产程进展。阴道检查仅在必要时进行,如胎心异常或不能明确产程进展情况时,或4 h后没有出现立即分娩的征象时,建议出水后按常规操作。

7.第二产程随产妇的意愿自主用力,不必指导产妇屏气用力。

8.视会阴情况决定是否要控制胎头娩出速度,大部分情况下,胎头在宫缩推动和产妇自主用力下慢慢娩出,会阴逐渐扩张,胎头自然娩出,不必如传统方式保护会阴。如胎头娩出速度较快，或产妇述会阴部疼痛明显，助产人员也可适度协助控制，根据产妇选择，在不同的体位应用单手保护会阴方法。在胎头即将着冠会阴后联合紧张时，助产士用手掌或大鱼际肌边缘，协助控制胎头娩出速度，慢慢娩出胎头。

9.胎头娩出后，不必协助牵拉娩肩，等待胎肩随宫缩自然旋转娩出，随之胎体娩出。胎头娩出后触摸有无脐带绕颈，如有绕颈，试着滑下或等待胎肩娩出，在水中新生儿可自行解除脐带缠绕，一般不需要人工协助。

10.胎儿娩出后，全身浸没于水中，不必立即取出，让新生儿在水中自由活动，起到一个缓冲和适应的过程。这时新生儿并不开始呼吸，可睁眼并有自主活动，会有吞咽动作。为1~3 min，将新生儿慢慢浮出水面，可先将新生儿头部浮出，观察新生儿呼吸建立过程，然后由母亲或助产者，自新生儿腋下轻轻抱起，至母亲胸腹部。这是预防脐带牵拉和断裂的一个重要步骤，不钳夹脐带。

11.新生儿出水后，轻轻抱至产妇胸腹部接触。助产士触摸脐带搏动情况，如搏动良好大于100次/min，不干扰母子接触过程，观察评估新生儿呼吸建立情况，一般在1~3 min呼吸建立并逐渐转平稳。不钳夹脐带。

12.等待胎盘自然娩出。观察有无阴道出血。如无异常发现，继续在水中等待胎盘自然娩出，同时可适时开始早吸吮。如有大量阴道流血，将母亲脱离水中，到产床上处理。

13.按常规操作娩出胎盘。胎盘娩出后常规检查胎盘胎膜是否完整。

14.协助产妇出水，并用温暖毛巾保暖。

15.可在新生儿完成早吸吮后，无菌断脐。并称重和作新生儿体格检查。记录新生儿病历。

16.观察并评估检查软产道，如有裂伤常规缝合。

【注意事项】

1.母婴监测发现有任何异常，必须要求产妇出水（包括羊水粪染、胎心过速或过缓，宫口开全超过1 h无进展、阴道大出血、产妇血压异常变化及发生肩难产等），并通知临床医生。

2.当产妇失去意识时须立即启动紧急预案，将产妇转移离开分娩缸。

3.脐带断裂紧急预案，应立即钳夹新生儿端脐带，减少新生儿失血。

4.如果产程进展缓慢，可建议产妇出水补充食物和水，并记录出水时间及计划出水观察的时间。

5.入水后如发现分娩有异常，须及时处理，尤其急性胎儿窘迫须立即终止妊娠时，可放弃水中分娩，采取急诊剖宫产或阴道助产。

6.水池中分娩物及排泄物要及时清除，如不能清除干净就换水。

7.如新生儿娩出后没有脐带搏动，或搏动次数小于100次/min，没有自主的活动和睁眼，不可在水下停留过长时间，迅速抱离水中，评估观察并决定是否进行复苏。

8.新生儿头部一经露出水面后，不可再次没入水中，防止干扰呼吸建立过程。

实践 3.10　新生儿脐部护理技术

【目的及意义】

新生儿脐部经过护理后,新生儿脐轮无红肿,脐部无渗液、渗血及异常气味。

【操作准备】

1.护士　着装整洁,洗手,戴口罩。

2.物品　治疗托盘内盛外用生理盐水、3%过氧化氢溶液、皮肤消毒液、2%碘酊,需要用药者按医嘱备药,局部化脓者按需要备细菌培养管及消毒方纱、胶布。

【操作方法】

1.评估患儿的临床诊断及一般状况,局部有无脐轮肿胀、红斑、触痛、颜色发黑、脓性分泌物并伴臭味等,患儿有无脓毒败血症及腹膜炎症状。

2.核对姓名、床号,告知家属操作的目的、注意事项及配合技术。

3.患儿平卧,暴露腹部,检查脐部。

4.脐带未干的处理　用蘸有2%碘酊棉签,由脐切面消毒至脐根部,继以脐根部为中心,环状向外消毒,直径达6 cm,用75%乙醇溶液脱碘一次。

5.脐带已干处理　用蘸有75%乙醇溶液棉签由脐根部向外环状消毒,直径>6 cm。

6.轻度脐炎的处理　用3%过氧化氢溶液清洗脐根部,继用无菌生理盐水清洗,用2%碘酊从脐根部向外环状消毒,直径>6 cm,以75%乙醇溶液脱碘消毒1次。

7.重度脐炎的处理　用3%过氧化氢溶液洗净脐部分泌物,继用无菌生理盐水清洗,用2%碘酊消毒脐部,向外消毒至超过红肿范围2 cm,再用75%乙醇溶液脱碘消毒1次,最后按医嘱局部滴入抗生素2~3滴,严重者用红外线灯照射局部,再滴入抗生素,取无菌方纱覆盖,外加胶布固定。

【注意事项】

1.密切观察患儿全身情况,注意有无败血症征象。

2.观察脐部情况,有无红肿及脓性分泌物。

3.患儿保暖。

4.洗手,记录患儿情况。

实践 3.11　产后子宫按摩技术

【目的及意义】

1.促进子宫收缩,预防产后出血。

2.教会产妇家属自己腹部按摩子宫的方法。

【操作方法】

1.评估

（1）产妇的生命体征、面色、精神状态。

（2）阴道出血量、色、出血的速度。

（3）子宫收缩情况。

（4）膀胱充盈情况。

（5）是否需要阴道内操作。

2.患者准备

（1）子宫按摩术进行前需要排空膀胱。

（2）需要阴道内操作时必须行会阴清洁消毒,操作时戴无菌手套。

（3）告知产妇子宫按摩的目的。

3.检查者准备　手要温暖、指甲短,向产妇及家人解释按摩的目的和作用。

4.操作步骤

（1）手法 1:一手在产妇耻骨联合上缘按压下腹中部,将子宫上升,另一手触摸子宫底部,拇指在子宫前壁,其余 4 指在子宫后壁,使子宫体在两手掌之间,两手相对进行有均匀、有力而有节律地按摩子宫,促进子宫收缩,同时间断地用力挤压子宫底,使积存在子宫腔内的血块及时排出。手法 1 是最常用的方法,能有效地促进子宫收缩,促进产后排出宫腔内血块,以观察产后出血情况。可指导产妇或其家属此操作方法。

（2）手法 2:一手置于产妇腹部,在子宫体部按摩子宫体后壁,另一手握拳置于阴道前穹隆挤压子宫前壁,两手相对紧压子宫并做按摩,不仅可刺激子宫收缩,还可压逼子宫内血窦,减少出血。手法 2 常用于宫体收缩乏力。

（3）手法 3:将一手置于产妇腹部,触摸子宫底部,拇指在子宫前壁,其余 4 指在子宫后壁,另一手伸进阴道内抓住宫颈前唇和后唇,均匀有力而有节律地按摩宫底和子宫下段,促进子宫下段收缩,减少因子宫下段收缩乏力引起的出血。手法 3 常用于经产妇产后子宫下段收缩乏力的情况。

5.观察记录

（1）子宫收缩的情况,阴道出血量。

（2）监测产妇生命体征,病情观察。

【结果标准】

1.子宫轮廓清晰、质地变硬。

2.产妇阴道出血减少。

3.产妇无明显不适感。

【注意事项】

1.告知产妇产后子宫按摩的好处及子宫复旧的特点。子宫按摩术的健康宣教应在产妇精神状态良好的情况下进行,产妇与家属一起进行,增加家庭和谐感情。

2.给产妇及其家属示范腹壁子宫按摩术的手法。

3.教会产妇自我按摩子宫的手法,告知产妇有效子宫按摩的表现。

4.让产妇或家属演示,评估是否掌握了按摩的方法。

思考题

选择题

1.临产后的主要产力是(　　)。

A.腹肌收缩力　　　　　　　　B.膈肌收缩力　　　　　　　　C.肛提肌收缩力

D.子宫收缩力　　　　　　　　E.骨骼肌收缩力

2.影响正常分娩的因素不包括(　　)。

A.产力　　　　　　　　　　　B.产道　　　　　　　　　　　C.胎盘

D.胎儿　　　　　　　　　　　E.产妇的精神、心理因素

3.正常分娩时,胎头以哪条径线通过产道?(　　)

A.枕下前囟径　　　　　　　　B.枕额径　　　　　　　　　　C.枕颏径

D.双顶径　　　　　　　　　　E.双颞径

4.临产后胎先露下降以下述哪项为标志?(　　)

A.骶尾关节　　　　　　　　　B.坐骨棘　　　　　　　　　　C.坐骨结节

D.坐骨切迹　　　　　　　　　E.骶岬

5.临产较可靠的先兆是(　　)。

A.腹痛　　　　　　　　　　　B.胎儿下降　　　　　　　　　C.见红

D.不规律子宫收缩　　　　　　E.规律子宫收缩

6.从胎儿娩出至胎盘娩出所需时间不超过(　　)。

A.15 min　　　　B.30 min　　　　C.1 h　　　　D.2 h　　　　E.3 h

7.下列哪项不是新生儿 Apgar 评分法的依据?(　　)

A.心率　　　　　　　　　　　B.呼吸　　　　　　　　　　　C.肌张力

D.喉反射和皮肤颜色　　　　　E.宫缩

8.初产妇,25 岁,临产后 8 h 后宫口开全,助产士开始消毒,准备接生。何时开始保护会阴?(　　)

A.胎头着冠以后

B.胎头拨露以后

C.宫缩时会阴口看见胎头,并有少许血性分泌物

D.胎头拨露使会阴后联合紧张时

E.子宫口开全,消毒后

9.初产妇,24 岁,G1P0,妊娠 40 周,顺产一女婴。新生儿出生时无哭声。该新生儿出生护理,下列哪项不妥?(　　)

A.擦干新生儿身上的羊水

B.用吸痰管吸尽新生儿口腔、鼻腔的黏液和羊水

C.最后结扎脐带

D.首先轻拍新生儿足底,促其啼哭

E.进行出生后 1 min Apgar 评分

10.第一胎,足月妊娠,于 10 天前即开始出现不规律宫缩,并且常于夜间出现,清晨消失。半小时前"见红",估计此孕妇分娩开始的时间是(　　)。

A.10~20 h　　　　　　　　B.24~48 h　　　　　　　　C.2~3 d

D.4~5 d　　　　　　　　　E.5~6 d

（胡亮亮　张　红）

任务4　异常分娩产妇护理

📖 **学习目标**

• 掌握产力、产道、胎儿异常护理评估、护理措施及产科常用手术的适应证、禁忌证和操作注意事项。

• 熟悉产力、产道、胎位及胎儿发育异常的原因、类型及处理原则。

• 了解产力、产道、胎儿异常对母儿的影响。

• 能对异常分娩后的母婴进行整体化护理和健康指导,能独立进行会阴切开缝合术。

• 具有认真勤奋的学习态度,严谨求实的实训操作作风,养成良好的职业习惯。

📖 **知识点**

• 子宫收缩力异常的分类、临床表现及护理措施;产道异常、胎位异常、胎儿发育异常类型及护理措施;阴道助产术操作要点及注意事项。

影响分娩的因素有产力、产道、胎儿和精神心理因素。其中任何一个或一个以上因素异常,或这些因素之间不能相互适应,而使分娩发生困难,称为异常分娩,俗称难产。如果妥善处理,可使难产转化为顺产,否则可能导致母儿的并发症,严重危及母儿生命。在临床工作中,严密观察产程、及时识别并正确处理难产,对保证母儿安全度过分娩期非常重要。

4.1　产力异常产妇的护理

案例导入

刘女士,孕 1 产 0,妊娠 41 周,阵发性腹部疼痛 18 h。查体:宫底剑突下 3 横指,宫体可及规律宫缩,20 s/5~6 min,胎心 135 次/min,宫口开大 1.5 cm,头先露,平坐骨棘,枕左前位(LOA),可触及羊膜囊。骨盆外测量正常。

请问:该产妇产程进展如何?针对其目前状况你应采取哪些护理措施?

产力是促进胎儿及附属物从母体子宫内排出的力量,包括子宫收缩力、腹肌、膈肌收缩力和肛提肌收缩力,子宫收缩力是分娩的主要动力,贯穿整个分娩过程。产力异常主要是指子宫收缩力异常,在分娩过程中,子宫收缩力的节律性、对称性、极性不正常,或频率、强度发生改变,称子宫收缩力异常。包括子宫收缩乏力和子宫收缩过强两大类,每一类又分为协调性子宫收缩和不协调性子宫收缩两种,具体分类如下(图 4.1)。

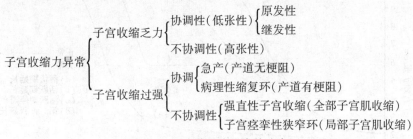

图 4.1 子宫收缩力异常的分类

4.1.1 宫缩乏力产妇的护理

【护理评估】

1.健康史

(1)发病原因:评估产妇有无下列引起宫缩乏力的因素存在,①头盆不称或胎位异常,是导致继发性子宫收缩乏力的最常见原因;②子宫因素:子宫壁过度膨胀(如双胎、巨大胎儿、羊水过多等)、子宫发育不良、子宫畸形(如双角子宫)、经产妇和子宫急慢性炎症、子宫肌纤维变性及结缔组织增生、子宫肌瘤等均影响子宫收缩导致子宫收缩乏力;③精神过度紧张;④内分泌失调:临产后,产妇体内雌激素、缩宫素、前列腺素、乙酰胆碱等分泌不足,孕激素下降缓慢,子宫对乙酰胆碱的敏感性降低等,影响子宫肌兴奋阈,致使子宫收缩乏力;⑤药物影响:临产后不恰当地使用大剂量镇静剂,如吗啡、氯丙嗪、哌替啶、巴比妥等,可引起继发性宫缩乏力;⑥其他:营养不良、贫血和其他慢性疾病所致体质虚弱、膀胱直肠充盈、临产后进食与睡眠不足、体力过度消耗、前置胎盘影响先露下降等均可导致宫缩乏力。

(2)询问相关病史:评估身体发育状况、身高与骨盆测量值、胎儿大小与头盆关系。了解既往妊娠、分娩史。了解本次妊娠有无妊娠合并症等。

2.身体状况

(1)协调性子宫收缩乏力:子宫收缩具有正常的节律性、对称性和极性,宫缩持续时间短,间歇时间长且不规律,宫缩每 10 min<2 次,子宫收缩力弱,宫缩最强时按压子宫肌壁仍有凹陷,宫腔内压力常<15 mmHg,使宫口不能以正常速度扩张,出现产程延长或停滞,又称低张性子宫收缩乏力。根据发生时期分为原发性和继发性。原发性子宫收缩乏力是指产程开始即出现宫缩乏力;继发性子宫收缩乏力是指产程开始子宫收缩正常,只是在产程进展到某阶段而出现的子宫收缩乏力。协调性子宫收缩乏力多为继发性宫缩乏力。

(2)不协调性子宫收缩乏力:子宫收缩失去了正常的节律性、对称性,极性倒置。宫缩兴奋点不是起自两侧子宫角,而是来自子宫下段的一处或多处,节律不协调;宫缩时,中段或下段强,而宫底部不强,宫缩间歇期子宫肌层不能完全松弛,又称高张性子宫收缩乏力。多属原发性宫缩乏力。这种宫缩不能使宫颈口扩张和胎先露下降,属无效宫缩。产妇自觉下腹部持续性疼痛,拒按,精神紧张,烦躁不安。重者出现脱水、电解质紊乱、肠胀气、尿潴留,胎盘—胎儿循环障碍,胎儿宫内窘迫。

（3）产程曲线异常:子宫收缩乏力,致产程进展受阻。常见的产程异常有以下几种（图4.2）:

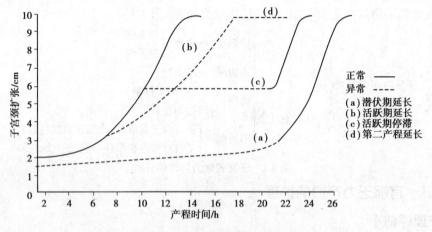

图4.2 异常的宫颈扩张曲线

①潜伏期延长:从规律性宫缩开始至宫口扩张3 cm称为潜伏期。初产妇潜伏期正常约需8 h,最长时限16 h,超过16 h称潜伏期延长;

②活跃期延长:从宫口扩张3 cm至宫口开全称活跃期。初产妇活跃期正常约需4 h,最长时限8 h,超过8 h称活跃期延长;

③活跃期停滞:进入活跃期后,宫口不再扩张达2 h以上,称活跃期停滞;

④第二产程延长:初产妇超过2 h,经产妇超过1 h尚未分娩,称第二产程延长;

⑤第二产程停滞:第二产程达1 h以上胎头下降无进展,称第二产程停滞;

⑥胎头下降延缓:活跃期晚期及第二产程胎头下降速度初产妇每小时小于1 cm,经产妇小于2 cm,称胎头下降延缓;

⑦胎头下降停滞:活跃期晚期胎头停留在原处不下降达1 h以上,称胎头下降停滞。

⑧滞产:总产程超过24 h者。

以上产程进展异常,可单独存在,也可以合并存在。

（4）对母儿影响:①对产妇的影响:可导致产妇体力损耗、产道损伤、产后出血、产后感染、生殖道瘘等。②对胎儿、新生儿的影响:可出现胎儿宫内窘迫或死产、新生儿窒息、产伤及感染。

3.心理—社会支持状况 由于产程长,产妇及家属表现出过度焦虑、恐惧,担心母儿安危,对经阴道分娩失去信心,请求医护人员帮助,尽快结束分娩。

4.辅助检查

（1）实验室检查:血液生化检查可出现电解质紊乱、二氧化碳结合力下降,尿液检查可出现尿酮体阳性。

（2）胎心音监测:用胎儿电子监护仪监测宫缩的节律性、强度和频率,了解胎心音改变与宫缩的关系。协调性宫缩乏力胎心音变化出现较迟,而不协调性宫缩乏力较早出现胎心音改变。

（3）Bishop 宫颈成熟度评分：利用 Bishop 宫颈成熟度评分法来估计人工破膜加强宫缩的效果。该评分法满分为 13 分（见表4.1）。

表 4.1　Bishop 评分法

指　标	分　数			
	0	1	2	3
宫口开大/cm	0	1~2	3~4	5~6
宫颈管消失/%	0~30	40~50	60~70	80~100
先露位置（坐骨棘水平=0）	-3	-2	-1~0	+1~+2
宫颈硬度	硬	中	软	—
宫口位置	后	中	前	—

若评分≤3 分，人工破膜均失败，应改为其他方法，4~6 分者成功率约 50%，7~9 分者成功率约 80%，9 分以上均成功。

5.主要处理措施

（1）协调性子宫收缩乏力：找出原因，排除头盆不称、产道狭窄、胎位异常后，针对原因加强宫缩。①一般处理：鼓励多进食，纠正酸中毒，给予镇静剂；②加强宫缩：人工破膜或静脉滴注缩宫素；③第二产程：无头盆不称，可加强宫缩，双顶径已通过坐骨棘平面，可产钳助产，否则行剖宫产术；④第三产程：肌注缩宫素，预防产后出血。

（2）不协调性子宫收缩乏力：停滞一切操作，酌情给予镇静剂，恢复子宫收缩的协调性后，按协调性宫缩乏力处理，但在恢复协调性宫缩之前，严禁使用宫缩剂。经处理，子宫收缩协调性未能恢复，或出现胎儿宫内窘迫，或伴有头盆不称，应行剖宫产。

【护理诊断】

1.疲乏　与孕妇体力消耗、产程延长有关。

2.有感染的危险　与产程延长、胎膜破裂时间较长及多次肛查有关。

3.疼痛　与不协调性子宫收缩有关。

4.焦虑　与担心自身及胎儿安全有关。

【护理目标】

1.产妇能在产程中保持良好的体力。

2.产妇不发生感染等并发症。

3.不协调性宫缩得到纠正。

4.产妇焦虑减轻。

【护理措施】

有头盆不称或胎位异常，估计不能或从阴道分娩困难者，应及时做好剖宫产的术前准备；无头盆不称和胎位异常，估计能从阴道分娩者应做好以下护理。

【一般护理】

(1)休息:指导产妇安静休息,关心、安慰产妇,消除精神紧张和恐惧心理;鼓励产妇深呼吸,可背部按摩,腹部划线式按摩减轻疼痛。必要时遵医嘱缓慢静脉注射地西泮 10 mg 或肌内注射哌替啶 100 mg。

(2)饮食:鼓励产妇多进易消化、高热量饮食,摄入量不足者应按医嘱给予静脉补充液体和能量,纠正水、电解质紊乱和酸碱平衡失调。

(3)大小便:初产妇宫颈口开大不足 3 cm、无灌肠禁忌证者,可给予温肥皂水灌肠,促进肠蠕动,排出粪便和积气,可刺激子宫收缩。嘱产妇 2~4 h 排尿一次,保持膀胱空虚状态,排尿困难者,先诱导排尿,无效时应予导尿。

【病情观察】

严密观察宫缩、胎心率、产妇的生命体征、宫口扩张及先露下降的情况,了解产程进展。及时发现异常宫缩并确定其类型并给予纠正。

【不同类型的子宫收缩乏力的护理】

1.协调性子宫收缩乏力

(1)第一产程的护理:

1)改善全身情况:同一般护理。

2)加强子宫收缩:经一般护理后 2~4 h 后仍宫缩乏力,且排除头盆不称、胎位异常和骨盆狭窄,无胎儿窘迫,子宫无瘢痕,可按医嘱选用以下方法加强宫缩。①针刺穴位:通常针刺合谷、三阴交、太冲、关元、中极等穴位;②刺激乳头;③人工破膜:宫口扩张 3 cm 或以上、无头盆不称、胎头已衔接者,排除脐带先露后,可在宫缩间歇时行人工破膜,以使胎头直接紧贴子宫下段及宫颈引起有效的反射性宫缩;④缩宫素静脉滴注:先用 0.9%生理盐水 500 mL 静脉滴注,调节为 4~5 滴/min,然后加入缩宫素 2.5 U,摇匀,每隔 15 min 观察 1 次子宫收缩、胎心、血压和脉搏,并记录。根据宫缩情况调节滴速,一般不宜超过 40 滴/min,使子宫收缩持续 40~60 s,间隔 2~3 min。使用缩宫素必须有专人监护,若出现 10 min 内宫缩超过 5 次,宫缩持续 1 min 以上,或胎心率有变化,应立即停止滴注。如有血压升高,应减慢滴速。胎儿前肩娩出前禁止肌内注射缩宫素;⑤前列腺素的应用:常用米索前列醇 200 μg/片,可口服,或肛塞或置于阴道后穹隆。但应严格掌握其适应证与禁忌证。

3)剖宫产术的准备:经上述处理产程无进展,或出现胎儿宫内窘迫、产妇体力衰竭等,应做好剖宫产术的术前准备。

(2)第二产程的护理:如无头盆不称可加强子宫收缩,如胎头双顶径已通过坐骨棘水平,行阴道助产,做好抢救新生儿的准备。

(3)第三产程的护理:为预防产后出血及感染。当胎儿前肩娩出时,遵医嘱给予宫缩剂肌注或静脉滴注,产后使用抗生素防治感染。

2.不协调性子宫收缩乏力

停滞一切操作和缩宫素的使用,遵医嘱给予哌替啶 100 mg 或地西泮 10 mg 肌内注射,让产妇充分休息后不协调性宫缩多能恢复为协调性宫缩。恢复后若子宫收缩仍弱按协调性宫缩乏力处理。在宫缩恢复为协调性宫缩之前,严禁使用缩宫素。经上述处理,若不协调性宫缩未能纠正,或伴胎儿宫内窘迫,或头盆不称,均应行剖宫产术,并做好抢救新生儿的准备。

【心理护理】

产程中重视产妇的心理感受及情感诉说,对其顾虑给予解释及支持,用语言性或非语言性沟通技巧表达关心,使产妇树立分娩信心。鼓励家属提供持续性心理支持。

【健康指导】

1.重视产前宣教,使孕妇了解分娩是生理过程,树立分娩的信心。

2.开展陪伴分娩,消除孕妇进入产房的不安情绪。

3.加强营养,增强产妇体力,预防子宫收缩乏力发生。

4.注意卫生,清洗外阴,勤换衣。学会观察产后恶露,及时发现异常。

5.科学喂养新生儿,能初步辨别新生儿是否异常。

【护理评价】

1.产妇是否能在产程中保持良好的体力。

2.产妇是否发生感染等并发症。

3.产妇疼痛是否减轻,能否积极配合。

4.产妇焦虑是否减轻。

4.1.2 宫缩过强产妇的护理

子宫收缩过强是指宫缩持续时间超过正常时限,宫缩间歇时间短,宫缩时产生的宫内压力过强。根据是否保持子宫收缩原有特性,分为协调性子宫收缩过强和不协调性子宫收缩过强。协调性子宫收缩过强,根据产道有无梗阻,表现为急产(无梗阻)和病理缩复环(有阻力时);不协调性子宫收缩过强根据子宫肌纤维发生的范围分为强直性子宫收缩(子宫全部肌肉)和子宫痉挛性狭窄环(子宫局部肌肉)。

【护理评估】

1.健康史

(1)发病原因:评估临产后产妇有无精神紧张、过度疲劳、分娩过程中有无发生梗阻、有无胎盘早剥血液浸润子宫肌层以及不适当地应用宫缩剂或粗暴地进行阴道内操作等诱发因素。

(2)询问相关病史:详细询问阵痛开始的时间、程度,以及胎动的情况。认真查看产前检查的各项记录,了解经产妇既往有无急产史及骨盆狭窄。

2.身体状况

(1)协调性宫缩过强:表现为子宫收缩有节律性、对称性和极性,仅子宫收缩力过强、过频(10 min 内宫缩≥5 次),宫腔内压力≥60 mmHg。宫口扩张速度≥5 cm/h(初产妇)或10 cm/h(经产妇),如产道无阻力,宫口在短时间内开全,分娩在短时间内结束,总产程不足3 h 称为急产,多见于经产妇,产妇往往有痛苦面容,不断喊叫。若产道梗阻,可发生病理性缩复环,甚至子宫破裂。

（2）不协调性宫缩过强：

1）强直性子宫收缩：是由于宫颈口以上子宫肌纤维出现强烈收缩，失去节律性，宫缩间歇极短或无明显间歇。产妇持续性腹痛、烦躁不安、拒按，胎位触诊不清，胎心音听不清。有时可在脐下或平脐处见一环状凹陷，即病理性缩复环，为先兆子宫破裂的征象。

2）子宫痉挛性狭窄环：指子宫局部肌肉呈痉挛性不协调性收缩所形成的环状狭窄，持续不放松。狭窄环可发生在宫颈、宫体的任何部位，多在子宫上下段交界处，也可在胎体的某一狭窄部如胎颈、胎腰处（图4.3）。产妇持续性腹痛、烦躁，宫颈扩张缓慢，胎先露下降停滞，胎心率不规则。此环特点是不随宫缩上升，需与病理性缩复环鉴别。阴道检查宫腔内可触及狭窄环。

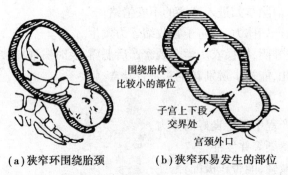

（a）狭窄环围绕胎颈　　　（b）狭窄环易发生的部位

图4.3　子宫痉挛性狭窄环

（3）对母儿影响：①对母体的影响：协调性宫缩过强造成急产，可致初产妇宫颈、阴道、会阴撕裂；接产时来不及消毒可导致产褥感染；若有梗阻可发生子宫破裂；产程延长易致产妇衰竭，增加手术产的机会；产后子宫肌纤维缩复不良可发生胎盘滞留或产后出血。②对胎儿及新生儿影响：过强、过频的宫缩影响子宫胎盘血液循环，胎儿在宫内缺氧，易发生胎儿窘迫、新生儿窒息或死亡。胎儿娩出过快，使胎头在产道内受到的压力突然解除，可致新生儿颅内出血。此外，分娩准备不充分，接生来不及消毒，易发生新生儿感染、坠地骨折及外伤。

3.心理—社会支持状况　产妇疼痛难忍，常表现出烦躁不安、恐惧，担心自身及胎儿安危。

4.辅助检查　胎儿电子监护仪监测宫缩及胎心音的变化。

5.主要处理措施

（1）急产：预防为主，有急产史的孕妇，预产期前1～2周待产。临产后慎用缩宫药物及其他促进宫缩的处理方法，不灌肠，提前做好接产及抢救新生儿窒息的准备。对于已发生产程进展过速的产妇，可指导产妇每次宫缩时张口哈气，避免使用腹压，减缓分娩速度，为消毒会阴、做好接生准备赢得时间。如果分娩不可避免时，护理人员可采取紧急接生方法。对来不及消毒及新生儿坠地者，新生儿应肌注维生素 K_1 预防颅内出血，并尽早肌内注射破伤风抗毒素 1 500 U 和抗生素预防感染。产后仔细检查软产道。

（2）强直性子宫收缩：及时给予宫缩抑制剂，如 25% 硫酸镁 20 mL 加入 25% 葡萄糖液 20 mL 缓慢静脉推注。有先兆子宫破裂或产道有梗阻，应立即行剖宫产。

（3）子宫痉挛性狭窄环：寻找并及时纠正原因。停止一切刺激，如禁止阴道内操作，停用缩宫素。若无胎儿窘迫的征象，可给予镇静剂如哌替啶或吗啡，一般可消除异常宫缩。当子宫恢复正常时，可行阴道助产或等待自然分娩。若环不能松解，宫口未开全，胎先露部高，或伴有胎儿窘迫的征象均应行剖宫产术。

【护理诊断】

1.疼痛 与过频过强的子宫收缩有关。

2.焦虑 与担心自身和胎儿安危有关。

3.有母儿受伤的危险 与产程过快造成产妇软产道损伤、新生儿外伤有关。

4.潜在并发症 子宫破裂、产后出血、产褥感染。

【护理目标】

1.产妇过频过强的子宫收缩得到纠正。

2.产妇焦虑减轻，能配合处理。

3.减少母儿受伤。

4.避免潜在并发症发生。

【护理措施】

1.一般护理 宫缩过强或急产史者不宜灌肠。产妇有排便感时应先查宫口的大小及先露的高低，需有人陪伴，以免出现在厕所分娩对母儿造成伤害。宫缩过强时，提供缓解疼痛的措施，如深呼吸、变换体位、腹部按摩，嘱产妇做深呼吸，不要大喊大叫，宫缩间歇时注意休息，保证良好体力。协助产妇擦汗与饮水，及时更换汗湿的衣服及床单。

2.病情观察 严密观察宫缩、胎心音、产程进展及子宫的轮廓，子宫下段有无压痛，有无血尿，发现异常及时报告医生。

3.不同类型的子宫收缩过强的护理

(1)协调性子宫收缩过强：①产前：详细了解孕产史，凡有急产史的孕妇，嘱其在预产期前1~2周不宜外出，应提前2周入院待产；②临产后：不应灌肠，提前做好接产及抢救新生儿窒息的准备工作。嘱产妇左侧卧位休息，不要向下屏气，有排便感时，先行阴道检查，判断宫口扩张及胎先露下降情况预防意外。指导产妇于每次宫缩时不屏气，应张嘴哈气，减缓分娩速度，为消毒会阴、做好接生准备赢得时间。接生时应注意保护会阴，严格无菌操作，但不得强压胎头，以免造成子宫破裂或新生儿颅内出血；③胎儿娩出后：认真检查软产道，及时发现软产道裂伤并予缝合。新生儿娩出后遵医嘱使用维生素 K_1 预防颅内出血，用抗生素预防感染，观察子宫收缩、阴道出血情况；④如产道阻力大或有头盆不称，则可能导致子宫破裂，应立即停用缩宫剂；遵医嘱迅速给予解痉、镇静药物、宫缩抑制剂，如 25% 硫酸镁 20 mL 加入 25% 葡萄糖液 20 mL 缓慢静脉推注，不少于 5 min，或用利托君 100 mg 加入 5% 葡萄糖 500 mL中静脉滴注；给氧；作好剖宫产术及新生儿抢救的准备。

(2)不协调性子宫收缩过强：立即停止产科操作，停用宫缩剂，协助医生查明原因。若无胎儿窘迫，遵医嘱使用镇静剂，如哌替啶 100 mg、吗啡 10 mg 肌内注射，也可以用宫缩抑制剂，使狭窄环缓解，多能自然分娩或阴道助产娩出。若经上述处理无效，子宫痉挛性狭窄环不能缓解，宫口未开全，胎先露高，或伴有胎儿窘迫征象，或属梗阻性难产，应立即行剖宫产结束分娩。

4.心理护理 提供陪伴分娩，多给予关心和指导，消除紧张焦虑心理。及时向产妇和家属提供产妇的信息，说明产程中可能出现的问题及采取的措施，以减轻焦虑，取得他们的理解和配合。

5.健康指导　嘱有急产史的产妇提前 2 周住院待产，避免造成损失和意外；指导产妇产后注意观察宫体复旧、恶露、生命体征等情况外，并嘱产妇注意外阴清洁，提供避孕指导。

【护理评价】

1.产妇是否能应用减轻疼痛的常用技巧，疼痛是否减轻。

2.产妇焦虑是否减轻。产妇是否发生子宫破裂等并发症。

3.产妇是否发生软产道损伤，新生儿是否有窒息、颅内出血等发生。

4.母婴是否有并发症发生。

4.2　产道异常产妇的护理

案例导入

王女士，孕 2 产 0 孕 39 周，阴道流水 1 h 入院，查：血压 105/70 mmHg，头先露，胎心 136 次/min。现入院后 7 h，宫缩 30 s/7~8 min，内诊宫颈管消失，宫颈口开大 6 cm，胎头 S+1，坐骨棘稍突，坐骨切迹的宽度<2 指，坐骨结节间径 7.5 cm。

请问：作为助产士，请你评估该产妇能否自然分娩？针对其目前状况你应采取哪些护理措施？

产道是胎儿娩出的通道。包括骨产道（真骨盆）及软产道（子宫下段、宫颈、阴道、外阴）。产道异常包括骨产道异常和软产道异常，以骨产道异常最常见。

4.2.1　骨产道异常产妇的护理

骨产道异常是指骨盆的径线过短或形态异常，阻碍胎先露下降，影响产程进展，又称骨盆狭窄。较常见的骨盆狭窄有四种类型（图 4.4）。

- 骨盆狭窄
  - 骨盆入口平面狭窄（扁平骨盆）
    - 佝偻病性扁平骨盆
    - 单纯性扁平骨盆
  - 中骨盆及骨盆出口平面狭窄
    - 漏斗骨盆
    - 横径狭窄骨盆
  - 骨盆三个平面均狭窄
  - 畸形骨盆
    - 骨软化症骨盆
    - 偏斜骨盆

图 4.4　骨盆狭窄类型

【骨盆入口平面狭窄】

骨盆入口狭窄常见扁平骨盆，以骨盆入口平面前后径狭窄为主。骶耻外径<18 cm，入口前后径<10 cm，对角径<11.5 cm。常见有单纯扁平骨盆和佝偻病性扁平骨盆。

1.单纯扁平骨盆　骨盆入口呈椭圆形，因骶岬向前突出，使入口平面前后径缩短而横径正常（图 4.5）。

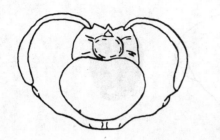
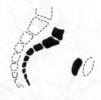
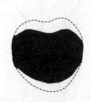

图 4.5　单纯扁平骨盆

2.佝偻病性扁平骨盆　多因幼年时患佝偻病,使骨质软化,致骨盆变形。骶岬向前突,骨盆入口前后径短,而骶骨变直向后翘。尾骨呈钩状突向骨盆出口平面,坐骨结节外翻,故除入口前后径缩短外,出口横径变宽(图 4.6)。

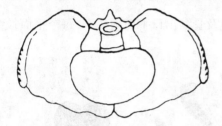
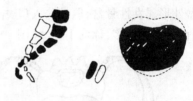

图 4.6　佝偻病性扁平骨盆

骨盆入口狭窄主要影响胎头的衔接,初产妇多呈尖腹,经产妇呈悬垂腹。出现胎位异常,如臀先露、面先露或肩先露的发生率是正常骨盆的 3 倍。临产后前羊水囊受力不均,易出现胎膜早破,胎头常取不均倾势入盆,继发性宫缩乏力,导致产程延长和停滞。骨盆绝对性狭窄常发生梗阻性难产导致先兆子宫破裂或子宫破裂。

【中骨盆及骨盆出口平面狭窄】

常见有漏斗骨盆和横径狭窄骨盆两种类型。

1.漏斗型骨盆　骨盆入口平面各径线正常,骨盆壁向内倾斜,中骨盆和出口平面明显狭窄,坐骨棘间径<10 cm,坐骨切迹宽度(骶棘韧带宽度)<2 横指,坐骨结节间径<7.5 cm,耻骨弓角度<90°,坐骨结节与后矢状径之和<15 cm,骨盆呈漏斗状,常见于男性骨盆(图 4.7)。

2.横径狭窄骨盆　与类人猿型骨盆类似。骨盆入口、中骨盆及出口横径均缩短,前后径稍长,坐骨切迹宽。测量骶耻外径值正常,但髂棘间径及髂嵴间径均缩短(图 4.8)。

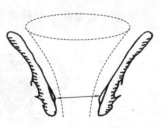

图 4.7　漏斗型骨盆

中骨盆平面狭窄主要表现胎头能正常衔接,但内旋转受阻,易导致持续性枕横位或枕后位,可同时出现继发性宫缩乏力,活跃期后期及第二产程延长甚至第二产程停滞。当胎头受阻于中骨盆时,胎头颅骨重叠,胎头受压,形成产瘤,严重时可发生脑组织损伤、颅内出血及胎儿宫内窘迫。若中骨盆狭窄程度严重,宫缩较强,易发生先兆子宫破裂及子宫破裂。强行阴道助产,易导致严重软产道裂伤及新生儿产伤。

出口平面狭窄常与中骨盆狭窄常同时存在。若仅为骨盆出口平面狭窄,则第一产程进

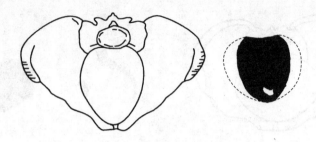

图 4.8　横径狭窄骨盆

展顺利,胎头达盆底受阻,第二产程停滞,胎头双顶径不能通过出口横径,强行阴道助产,可导致软产道裂伤及新生儿产伤。

【骨盆三个平面狭窄】

骨盆外形属女性骨盆,但骨盆入口、中骨盆及骨盆出口平面均狭窄,每个平面径线均小于正常值 2 cm 或更多,称均小骨盆(图 4.9)。

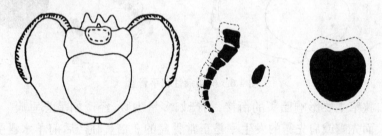

图 4.9　均小骨盆

多见于体形匀称、身材矮小的妇女。如胎儿较小,胎位正常,宫缩良好,可借助胎头的极度俯屈和变形,仍有经阴道分娩的可能。

【畸形骨盆】

骨盆失去正常形态称畸形骨盆,包括现已罕见的骨软化症骨盆与偏斜骨盆(图 4.10)。

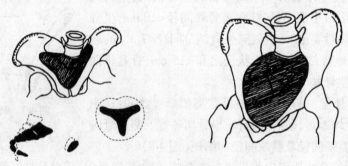

图 4.10　偏斜骨盆

严重的骨盆畸形使骨盆的形态不规则,骨盆腔狭窄,大部分难以完成分娩,需行剖宫产。

【护理评估】

1.健康史

(1)病史评估:了解患者有无影响骨盆变形的疾病,如佝偻病、结核病、脊髓灰质炎、骨软化病和外伤史等。

(2)孕产史评估:若为经产妇,应了解既往有无难产史及难产的原因,新生儿有无产伤等。

2.身体状况

(1)全身检查:注意产妇的身高、体态、步态、脊柱的弯曲度、米氏菱形窝是否对称等情况。若产妇身高在 145 cm 以下者,警惕均小骨盆;体型粗壮,颈部较短者,警惕男性化漏斗骨盆;跛行者,警惕偏斜性骨盆。

(2)腹部检查

①腹部形态:观察是否是尖腹或悬垂腹(图 4.11)。

②胎儿大小及胎位评估:测量宫高、腹围,预测胎儿大小,明确胎方位。

③估计头盆关系:正常情况下,部分初孕妇在预产期前 1~2周,经产妇于临产后,胎头应入盆。如已临产,胎头仍未入盆,应充分估计头盆关系,可行胎头跨耻征检查。检查方法:孕妇排空膀胱,仰卧,两腿伸直。检查者将手放在耻骨联合上方,将浮动的胎头向骨盆腔方向推压。若胎头低于耻骨联合平面,表示胎头可以入盆,说明头盆相称,称胎头跨耻征阴性;若胎头与耻骨联合在同一平面,表示可疑盆不称,称胎头跨耻征可疑阳性;若胎头高于耻骨联合平面,表示头盆明显不称,称胎头跨耻征阳性。跨耻征阳性者应令其两腿屈半卧位,再次检查跨耻征,若为阴性,提示骨盆倾斜度异常,不是头盆不称(图 4.12)。

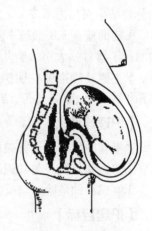

图 4.11　悬垂腹

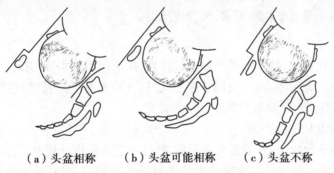

(a)头盆相称　　(b)头盆可能相称　　(c)头盆不称

图 4.12　检查头盆相称程度

(3)骨盆测量

①骨盆外测量:骶耻外径<18 cm 为扁平骨盆;坐骨结节间径<8 cm,耻骨弓角度<90°,为漏斗骨盆;骨盆外测量各径线小于正常值 2 cm 或以上为均小骨盆;骨盆两侧径(以一侧髂前上棘至对侧髂后上棘间的距离)及同侧直径(从髂前上棘至同侧髂后上棘间的距离)直径相

差>1 cm 为偏斜骨盆。

②骨盆内测量:骨盆外测量发现异常,应进行骨盆内测量。对角径<11.5 cm,骶岬突出为骨盆入口平面狭窄,属扁平骨盆。中骨盆平面狭窄及骨盆出口平面狭窄往往同时存在,若坐骨棘间径<10 cm,坐骨切迹宽度<2 横指,为中骨盆平面狭窄。若坐骨结节间径<8 cm,应测量出口后矢状径及检查骶尾关节活动度,估计骨盆出口平面的狭窄程度。若坐骨结节间径与出口后矢状径之和<15 cm,为骨盆出口狭窄。

(4)对母儿的影响:母体骨盆各平面的狭窄,影响胎先露的衔接、胎头内旋转,引起胎位异常,宫缩乏力,导致产程延长或停滞,甚至子宫破裂;膀胱等局部软组织因受压过久易形成生殖道瘘等;还易发生胎膜早破、脐带脱垂导致胎儿窘迫;因胎头受压过久或手术助产使胎儿、新生儿颅内出血、产伤及感染的几率增加。

3.心理—社会支持状况　产前检查确诊为产道明显异常,被告知需行剖宫产者,产妇多表现为对手术的恐惧和紧张。必须经试产才能确定的产道异常者,孕妇及家属常因不能预知分娩结果而焦虑不安。

4.辅助检查　B 型超声测量胎头双顶径及估计胎儿大小,判断胎儿能否通过骨产道。骨盆测量了解骨盆大小。胎儿电子监护了解宫缩及胎心音情况。

5.主要处理措施　明确狭窄骨盆的类别和程度,了解胎位、胎儿大小、胎心、宫缩强弱、宫颈扩张程度、破膜与否,结合年龄、产次、孕产史,综合分析,选择分娩方式。

【护理诊断】

1.潜在并发症　子宫破裂、胎儿宫内窘迫等。

2.焦虑和恐惧　与知识缺乏、分娩结果的未知有关。

3.有感染的危险　与反复多次肛查或阴道检查有关。

【护理目标】

1.产妇及胎儿不发生并发症。

2.产妇焦虑和恐惧程度减轻。

3.产妇生命体征及血象检查正常,未发生感染。

【护理措施】

1.一般护理　在分娩过程中,嘱产妇注意休息,保证营养及水分的摄入,必要时补液。

2.病情观察　应勤听胎心音,监测宫缩强弱,检查胎先露下降及宫口扩张程度。发现产程进展缓慢或宫缩过强,及时报告医生并协助处理。

3.不同类型骨盆狭窄的护理

(1)骨盆入口平面狭窄:有明显头盆不称、估计不能经阴道分娩者,行剖宫产术的术前准备。轻度头盆不称(相对性骨盆狭窄)、胎头跨耻征可疑阳性,足月活胎体重<3 000 g,胎心率和产力正常,可在严密监护下进行试产。

1)试产的要点:①减小骨盆倾斜度,促进胎头入盆:协助产妇取半卧位,两腿弯曲,或平卧位,将两腿屈曲尽量贴近腹壁,以减小骨盆倾斜度,利于胎头入盆;②规律宫缩下进行:必要时静脉点滴缩宫素,使宫缩为 40~50 s/3~5 min;③试产时间:以宫口开大 3~4 cm,胎膜已破为试产开始,未破膜者可在宫口开大 3 cm 时行人工破膜,但应预防脐带脱垂。时间以

2~4 h为宜。④结果判断:如试产过程中,胎先露下降入盆、产程有进展,可经阴道分娩,为试产成功;反之,如胎头不能入盆,产程无进展,或出现胎儿窘迫征象,为试产失败,应考虑剖宫产。

2)试产的注意事项:①专人守护:严密观察宫缩、胎心音及产程进展情况,如发现宫缩过强,产程进展不顺利或有先兆子宫破裂征象、胎儿窘迫,应立即停止试产,行剖宫产术;②改善全身状况,保证充足体力;③试产过程中不宜使用镇静、镇痛药,尤其是对胎儿呼吸有抑制作用的药物;④胎膜已破者,应采取预防感染措施,适当缩短试产时间;⑤胎位异常、胎儿较大,存在明显头盆不称或子宫瘢痕者禁止试产。

(2)中骨盆及骨盆出口平面狭窄:明显头盆不称者(绝对性骨盆狭窄)应行剖宫产。轻度头盆不称(相对性骨盆狭窄),在严密监护下试产。若宫口已开全,胎头双顶径下降至坐骨棘水平或以下时,可采用手法或胎头吸引器将胎头位置转正,再行胎头吸引术或产钳术助产;若胎头双顶径在坐骨棘水平以上时,应行剖宫产术。出口狭窄多伴有中骨盆狭窄。出口是骨产道最低部位,即使是临界性骨盆出口狭窄,也不可试产,应做好剖宫产准备。

(3)骨盆3个平面狭窄:若估计胎儿不大、头盆相称、宫缩好,可以试产。若胎儿较大、有明显头盆不称,胎儿不能通过产道,应尽早行剖宫产术。

(4)畸形骨盆:根据畸形骨盆种类,狭窄程度,胎儿大小,产力等情况具体分析。若畸形严重,明显头盆不称者,应及时行剖宫产术。

4.预防产后出血和感染　胎儿娩出后,及时按医嘱使用缩宫剂、抗生素,预防产后出血和感染。胎先露长时间压迫阴道或出现血尿时,应及时留置导尿管8~12 d,必须保持导尿管的通畅,以防发生生殖道瘘。

5.新生儿护理　密切观察颅内出血或其他损伤的症状。

6.心理护理　为产妇及其家属讲明阴道分娩的可能性,及时反馈产程进展情况,增强产妇信心,解除产妇及家属顾虑,取得最好的配合。提供优质护理,建立医患信任感,缓解产妇恐惧心理,安全度过分娩期。

7.健康指导　定期产前检查,及时发现骨盆异常,于产前向孕妇及家属进行骨盆异常对母儿的影响等相关知识宣教,提前入院待产。指导产妇喂养及护理手术儿的知识,并告知产前检查的必要性和时间。

【护理评价】

1.产妇和胎儿是否发生并发症。

2.产妇是否减轻焦虑和恐惧。

3.产妇是否发生感染。

4.2.2　软产道异常产妇的护理

软产道异常所致的难产少见,容易被忽视,在分娩过程中处理不当会造成母儿损伤。孕期至少做一次阴道检查及B型超声检查,了解软产道及盆腔器官有无异常。常见软产道异常如下。

1.外阴异常

(1)会阴坚韧:由于组织坚韧,缺乏弹性,伸展性差,使阴道口狭窄,分娩时不易扩张,第二产程延长,可造成严重会阴撕裂,需行会阴切开。多见于高龄初产妇。

(2)外阴水肿:常发生在重度妊娠高血压疾病、重度贫血、慢性营养不良等各种原因引起的低蛋白血症、心脏病、肾炎的孕妇。严重外阴水肿,使外阴组织失去弹性,分娩时妨碍胎先露部下降,造成组织损伤、感染、伤口愈合不良。临产前积极治疗原发病,用50%硫酸镁湿热敷;临产后水肿仍很严重,可在严格消毒后行多点穿刺放液;分娩时可作会阴侧斜切;产后加强会阴护理。

(3)外阴瘢痕:多由炎症、外伤之后留下的瘢痕。瘢痕挛缩可使外阴及阴道口狭小,影响胎先露部下降和娩出,若瘢痕范围不大,仅限于外阴,胎头可达盆底,分娩时可作会阴切开缝合术。若瘢痕范围过大,影响胎头下降,应行剖宫产术。

2.阴道异常

(1)阴道纵隔:如伴有双子宫、双宫颈,当位于一侧子宫内的胎儿下降,通过该侧阴道娩出时,纵隔被推向对侧,分娩多无阻碍。当阴道纵隔发生于单宫颈时,纵隔位于胎先露的前方,如分娩有阻碍,需在纵隔中间剪断,待分娩结束后,再剪去剩余部分,用肠线间断缝合残端。

(2)阴道横隔:如横隔位置较低,并影响胎先露下降,当横隔被撑薄,可在直视下自小孔处将隔作X形切开,待分娩结束再切除剩余的隔,用肠线间断或连续缝合残端。如横隔高且坚厚,阻碍胎先露部下降,则需行剖宫产结束分娩。

(3)阴道闭锁或狭窄:可由产伤、感染、药物腐蚀所致阴道瘢痕挛缩形成。如位置低、狭窄轻,可作较大的会阴侧切后经阴道分娩。如位置高、狭窄重,范围广,应行剖宫产结束分娩。

(4)阴道尖锐湿疣:妊娠期湿疣生长迅速,早期可治疗。体积大、范围广的阴道尖锐湿疣可阻碍分娩,发生裂伤、血肿,造成新生儿感染,使新生儿患喉乳头状瘤,故宜行剖宫产术。

3.宫颈异常

(1)宫颈外口粘连:多在分娩受阻时发现。表现为宫颈管已消失而宫口迟迟不扩张,行阴道检查时,用手指轻轻扩张宫颈口,宫颈口即可迅速扩张。

(2)宫颈水肿:多见于持续性枕后位或前不均倾位。宫口未开全即过早使用腹压,致使宫颈前唇长时间被压于胎头与耻骨联合之间,血液回流受阻,引起宫颈水肿,影响宫颈口扩张。可先用手法旋转异常胎位,减轻胎头对宫颈的压迫。如宫颈扩张尚小,用1%普鲁卡因5~10 mL在宫颈两侧分别注射或静脉推注地西泮10 mg;当宫口近开全时,用手将水肿的宫颈前唇上推,使其越过胎头,即可经阴道分娩。如经上述处理无效,可行剖宫产术结束分娩。

(3)宫颈坚韧:多见于高龄初产妇或精神过度紧张的初产妇,或宫颈手术后瘢痕形成。宫颈组织缺乏弹性,宫颈不易扩张。此时可缓慢静脉推注地西泮10 mg,或在宫颈两侧各注入1%普鲁卡因10 mL,如不见缓解,应行剖宫产术。

(4)宫颈瘢痕:宫颈陈旧性损伤,如宫颈锥形切除术后、宫颈裂伤修补术后、宫颈深部电烙术后等所致的宫颈瘢痕,通常于妊娠后可以软化。如宫缩很强,宫颈仍不扩张,不易久等,应行剖宫产术。

(5)子宫颈癌:此时宫颈硬而脆,缺乏伸展性,临产后影响宫颈扩张,如经阴道分娩,有发生大出血、裂伤、感染及癌症扩散等危险,故应行剖宫产术,同时行子宫切除术。

（6）子宫肌瘤：生长在子宫下段及宫颈的较大肌瘤，如果占据盆腔或阻碍于骨盆入口时，影响胎先露部进入骨盆入口，应行剖宫产术。如肌瘤在骨盆入口以上不阻碍产道则可经阴道分娩，肌瘤等产后再行处理。

4.3 胎位异常产妇的护理

案例导入

张女士，孕 1 产 0 孕 40 周，临产 13 h，阴道流水 2 h，下腹阵发性疼痛加剧入院，肛查头先露，矢状缝在右斜径上，小囟门在 7 点处，胎头 S+2，宫口开大 7 cm。无头盆不称。观察 2 h 产程无进展。

请问：影响该孕妇产程的主要因素是什么？针对其目前状况你应采取哪些护理措施？

胎位异常是造成难产的常见因素之一。枕前位为正常胎位，约占 90%，其余均为异常胎位，约占 10%，包括胎头位置异常（持续性枕横位、枕后位、面先露、胎头高直位、前不均倾位等）、臀先露、肩先露、复合先露等。胎位异常中臀位及枕后位最常见。

4.3.1 头位性难产产妇的护理

【持续性枕后位或枕横位】

在分娩过程中，胎头以枕后位或枕横位衔接，在下降过程中，胎头枕部因强有力的宫缩绝大多数能向前旋转 135°或 90°，转成枕前位以最小的径线通过产道自然分娩，若胎头枕骨持续不能转向前方，至中骨盆及盆底仍然位于母体骨盆后方或侧方，使分娩发生困难者，称持续性枕后位或枕横位（图 4.13）。持续性枕后位/枕横位在头位难产中发生率最高。发生率 5%左右。

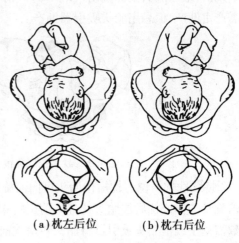

（a）枕左后位　　（b）枕右后位

图 4.13 持续性枕后位

【分娩机制】

1.持续性枕后位　在无头盆不称及产力正常的情况下，多数枕后位向前旋转 135°，以枕前位娩出，或向前转 45°以枕横位娩出。少数向后旋转 45°成正枕后位（图 4.14）。其分娩方式有以下两种情况。

（1）胎头俯屈较好：胎头继续下降，前囟先抵达耻骨联合下方时，以前囟为支点胎头继续俯屈，使顶部及枕部自会阴前缘娩出，继而胎头仰伸，额、鼻、口、颏相继由耻骨联合下娩出（图4.15）。此种方式为枕后位经阴道分娩最常见的方式，多见于产力强、胎儿小、骨盆大的产妇。

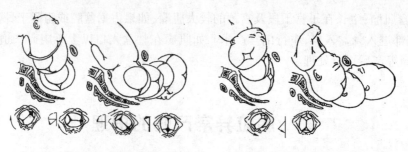

（a）枕右后位，胎头向前旋
转135°，呈枕前位娩出

（b）枕右后位，胎头向后旋转
45°，呈枕直后位娩出

图 4.14 枕后位分娩机制

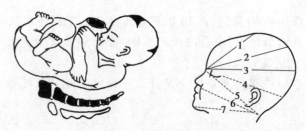

图 4.15 枕后位以前囟为支点娩出（胎头俯屈良好）

（2）胎头俯屈不良：胎儿的额部先露出于耻骨联合下方，逐渐娩出鼻根部，以鼻根部为支点，胎头俯屈，从会阴前缘娩出前囟，头顶及枕部，然后胎头仰伸，使鼻、口、颏相继由耻骨联合下娩出，最后胎头全部娩出（图 4.16）。由于以较大的枕额周径旋转，胎儿娩出更加困难，多需产钳助产，但忌用胎头吸引器助产。

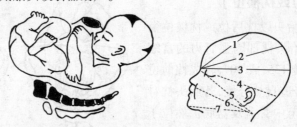

图 4.16 枕后位以鼻根为支点娩出（胎头俯屈不良）

2.持续性枕横位　枕横位胎头可向前旋转 90°以枕前位娩出，部分枕横位在下降过程中无内旋转动作或枕后位胎头枕部向前旋转 45°而成持续性枕横位，虽然也能从阴道分娩，但多数需用手或借胎头吸引器将胎头转呈枕前位娩出。

【护理评估】

1.健康史

（1）发病原因：评估孕妇的骨盆形态、大小、有无胎头俯屈不良、子宫收缩乏力、头盆不称、膀胱充盈、前置胎盘、宫颈肌瘤等影响胎头下降、俯屈及内旋转的因素存在。骨盆形态、大小异常是发生持续性枕后位、枕横位的重要原因，常发生于男性骨盆或类人猿骨盆。

（2）询问相关病史：查询产前检查结果，了解骨盆及胎儿发育情况。

2.身体状况

（1）症状

1）协调性宫缩乏力：临产后胎头衔接较晚及俯屈不良，胎先露不易紧贴子宫下段及宫颈内口，常导致协调性宫缩乏力及宫口扩张缓慢。多表现活跃期晚期及第二产程延长。

2）过早屏气：因枕骨持续位于骨盆后方压迫直肠，产妇自觉肛门坠胀及排便感，致使宫口尚未开全时过早屏气使用腹压。

3）宫颈水肿：宫口尚未开全时过早使用腹压，导致宫颈被压迫在胎先露与骨盆之间，血液循环受阻，导致宫颈前唇水肿，影响宫口扩张。

4）产程延长：持续性枕后位、枕横位常致活跃晚期及第二产程延长。

（2）腹部检查：在宫底部触及胎臀，胎背偏向母体后方或侧方不易触及，在对侧明显触及胎儿肢体。若胎头已衔接，有时可在耻骨联合上方扪到胎儿颏部。枕横位时胎心在脐下一侧偏外方听得最响亮，枕后位时因胎背伸直，前胸贴近母体腹壁，胎心在胎儿肢体侧的胎胸部位也能听到。

（3）阴道检查：枕后位时盆腔腔后部空虚。胎头矢状缝位于骨盆斜径上，前囟在骨盆右前方，后囟（枕部）在骨盆左后方则为枕左后位，反之为枕右后位。若胎头矢状缝位于骨盆横径上，后囟在骨盆左侧方，则为枕左横位，反之为枕右横位。当出现胎头水肿，颅骨重叠，囟门触不清时，借助胎儿耳郭及耳屏位置及方向判定胎位，若耳郭朝向骨盆后方，诊断为枕后位；若耳郭朝向骨盆侧方，诊断为枕横位。

（4）对母儿影响：①对产妇的影响：持续性枕后位/枕横位导致继发性宫缩乏力，使产程延长，常需手术助产，手术助产容易发生软产道损伤，增加产后出血及感染机会。若胎头长时间压迫软产道，可发生缺血坏死，形成生殖道瘘；②对胎儿的影响：第二产程延长和手术助产机会增多，常出现胎儿窘迫和新生儿窒息，提高了围生儿死亡率。

3.心理—社会支持状况 持续性枕后位、枕横位导致继发性宫缩乏力、产程延长，使产妇体力消耗，产妇及家属常因不能尽快分娩而焦虑不安。同时又担心手术助产可能对母儿造成不利影响。

4.辅助检查 B型超声检查可以根据胎头眼眶及枕部位置准确探清胎头位置以明确诊断。

5.主要处理措施 骨盆无异常、胎儿不大时可以试产。试产过程中，应严密观察产程。注意胎头下降、宫口扩张、产妇全身情况及宫缩强度和胎心变化。宫口未开全出现胎儿窘迫应行剖宫产结束分娩。

【护理诊断】

1.疲乏 与过早屏气用力、产程延长、进食少、睡眠不足有关。

2.焦虑 与担心母儿安全、害怕手术有关。

3.有受伤的危险 与产程延长、手术产有关。

【护理目标】

1.产妇精神饱满，积极配合医生处理。

2.产妇情绪稳定，焦虑感减轻。

3.避免母儿受伤。

【护理措施】

1.一般护理 鼓励产妇进食,保证产妇充分营养与休息。若有情绪紧张,睡眠不好给予哌替啶或地西泮肌内注射。嘱产妇每2 h排空膀胱一次,减少膀胱充盈阻碍胎头下降。

2.病情监护 严密观察产程与胎心情况,注意胎头下降程度、子宫颈扩张程度、子宫收缩强弱,及早发现宫缩乏力。

3.产科处理配合

(1)第一产程:保持产妇充沛的精力,大多数枕后位可转成枕前位。指导产妇卧向胎背的对侧,以利于胎头的枕部转向前方,也可减轻背部压痛。宫口开大3~4 cm,产程停滞,排除头盆不称可行人工破膜;若产力欠佳,静脉滴注缩宫素。在试产过程中,若产程无明显进展,胎头较高或出现胎儿宫内窘迫征象,应考虑行剖宫产结束分娩。宫口开全之前,嘱产妇勿过早屏气用腹压,以免引起宫颈前唇水肿,影响产程进展。

(2)第二产程:若第二产程进展缓慢,初产妇已近2 h,经产妇已近1 h,应行阴道检查。当胎头双顶径已达坐骨棘平面或更低时,可徒手将胎头枕部转向前方;若转成枕前位有困难时,也可向后转成正枕后位,再作较大的会阴侧斜切开以产钳助产。若胎头位置较高,疑有头盆不称,则需行剖宫产结束分娩。

(3)第三产程:因产程延长,容易发生产后宫缩乏力,故胎儿娩出后应立即静注或肌内注射子宫收缩剂,以防产后出血。认真检查软产道,有软产道裂伤者,应及时修补,并给予抗生素预防感染。新生儿应重点监护,按手术产新生儿护理。

4.心理护理 向产妇及家属详细解释异常分娩的原因及处理措施,使产妇知道手术助产或剖宫产的必要性,分娩过程中全程陪伴分娩,关心、体贴产妇,缓解焦虑和紧张心理,以取得配合。

5.健康指导 向产妇及家属详细介绍异常分娩的相关知识,使产妇知道手术助产或剖宫产的必要性,为产妇提供新生儿护理指导。

【护理评价】

1.产妇精神是否饱满,体力是否充沛。

2.产妇焦虑是否减轻,情绪是否稳定。

3.产妇及新生儿有无损伤。

【胎头高直位】

胎头高直位是指胎头以不屈不伸的姿态进入骨盆入口平面,即胎头的矢状缝与骨盆入口平面的前后径一致,大囟门及小囟门分别位于前后径两端。其发病率仅次于持续性枕横位及枕后位,国外报道占分娩总数的0.06%~1.6%;国内报道占1.08%。胎头枕骨在前,靠近耻骨联合者称高直前位,又称枕耻位;胎头枕骨向后靠近骶岬者称高直后位,又称枕骶位。高直位可因骨盆形态异常,尤其是横径狭窄,胎儿过大、过小等原因引起。有50%~70%的高直前位可经阴道分娩。若骨盆正常,胎儿不大,产力强,应给予充分试产机会,加强宫缩促使胎头俯屈,可用手在阴道内推动胎头,使矢状缝衔接于骨盆斜径上,随宫缩后下降成枕前位或枕后位,可经阴道分娩或阴道助产。若试产失败,行剖宫产术结束分娩;高直后位:胎背靠近母体的脊柱,妨碍胎头俯屈下降,不能从阴道分娩,一旦确诊,应行剖宫产术。

【前不均倾位】

胎头以枕横位入盆,如其矢状缝不位于骨盆入口横径上,为不均倾势。如胎头侧屈,以前顶骨入盆,矢状缝靠近骶骨,称前不均倾。如以后顶骨先入盆,矢状缝靠近耻骨联合,称后不均倾位。前不均倾位的形成与头盆相对不称有一定关系,常见于扁平骨盆;骨盆倾斜度过大、悬垂腹及腹壁松弛,使胎体前倾,致使儿头前顶接近骨盆入口处,可能是前不均倾位的另一组原因。主要表现胎头衔接迟,产程易停滞在活跃期的早期,常并发继发性宫缩乏力、胎膜早破、尿潴留、宫颈水肿。阴道检查胎头前顶骨紧嵌于耻骨联合之后,后顶骨架于骶骨岬之上,无法入盆,胎头矢状缝平行于横径而偏后。前不均倾早期诊断后,及时处理,除极少数胎儿小、骨盆宽大者可试产外,均应及时行剖宫产结束分娩。

【面先露】

胎头以面部为先露,以极度仰伸的姿势通过产道称面先露,又称颜面位。多见于经产妇,产前检查不易发现,多于临产后发现。面先露以颏骨为指示点,有颏左(右)前、颏左(右)横、颏左(右)后 6 种胎位,以颏左前及颏右后较多见。凡是阻碍胎头俯屈或引起胎头仰伸的因素都可能成为面先露的原因,如骨盆狭窄、头盆不称、脐带过短、脐带缠绕、胎儿先天性甲状腺肿、孕妇腹壁松弛、无脑儿等。由于胎儿颜面部不能紧贴子宫下段及宫颈,引起子宫收缩乏力,产程延长;另外,颜面部骨质不易变形,容易发生会阴裂伤。颏后位可发生梗阻性难产,如处理不及时,可致子宫破裂。阴道检查:可触到高低不平、软硬不均的颜面部,若宫口开大时可触及胎儿口、鼻、颧骨及眼眶,注意与臀先露鉴别(图 4.17),并依据颏骨所在位置确定胎位。

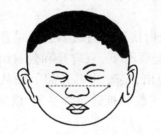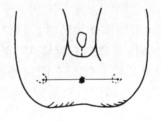

图 4.17　颜面位与胎臀的鉴别

颏前位时,若无头盆不称,产力良好,有可能经阴道自然分娩。若出现继发性宫缩乏力,第二产程延长,可用产钳助产。若有头盆不称或胎儿窘迫征象,应行剖宫产术。持续性颏后位时,难以经阴道分娩,应行剖宫产术结束分娩。颏横位若能转成颏前位,可经阴道分娩,持续性颏横位常出现产程延长或停滞,应行剖宫产结束分娩。

【额先露】

胎头姿势介于俯屈与仰伸之间,以最大径线枕颏径入盆通过产道,持续以额为先露称为额先露。额先露是暂时先露,若胎头俯屈良好可成枕先露,若仰伸则成面先露,多于临产后发生,比较少见,且多见于经产妇。其原因为:产妇多有头盆不称,胎头入盆前胎膜破裂、脐带绕颈等因素。有额前位和额后位两种类型。一般腹部检查难以确诊,常常在第一产程末或第二产程行阴道检查时才能作出诊断。额先露时以胎头的最大径线枕颏径衔接,正常足月胎儿不能经阴道娩出,持续性额先露应行剖宫产术结束分娩,以防子宫破裂或其他产道裂伤、胎儿窘迫、新生儿窒息、颅内出血甚至死亡。

4.3.2　臀位产妇的护理

臀先露是最常见的异常胎位,占妊娠足月分娩总数的 3% ~ 4%。由于胎头较胎臀大,分娩时胎头后出又无明显颅骨变形,往往造成胎头娩出困难,加之脐带脱垂较多见,使围生儿死亡率明显增高。臀先露以骶骨为指示点,有骶左(右)前、骶左(右)横、骶左(右)后 6 种胎方位。根据胎儿下肢所取的姿势分为以下 3 种:①单臀先露或腿直臀先露:胎儿双髋关节屈曲,双膝关节伸直,先露为臀部,最多见;②完全臀先露或混合臀先露:胎儿双髋关节及膝关节均屈曲,先露为臀和双足,较多见;③不完全臀先露:以一足或双足,一膝或双膝为先露,较少见。

【臀位的阴道分娩机转】

臀位分娩时,较小且软的胎臀不足以使产道充分扩张,径线最大的胎头最后娩出,容易发生后出娩头困难。故在娩出胎臀、胎肩、胎头时需按一定的机制适应产道的条件,下面以骶右前位为例加以阐述。

1.胎臀的娩出　臀先露入盆时以股骨粗隆间径衔接于骨盆右斜径,胎臀逐渐下降,前髋稍低,当前髋抵达骨盆底而遇到阻碍时,即发生内旋转及侧屈动作。此时前髋向母体右侧旋转 45°,直达耻骨联合处,使粗隆间径与母体骨盆入口前后径一致,骶骨位于母体的右侧。当胎臀做内旋转时胎体稍侧屈,使后髋能适应产道弯曲度,当前髋达耻骨弓下缘时,胎体侧屈更加明显,使后髋自会阴前缘娩出,当后髋娩出后,胎体稍伸直而使前髋娩出,继之娩出双腿及双足。当臀及下肢娩出后,胎体有外旋转,使胎背转向前方或右前方,相当于胎肩衔接于骨盆右斜径上。

2.胎肩的娩出　当胎体外旋转时,双肩径衔接于骨盆右斜径或横径上,并沿此径下降,当双肩达骨盆底时,前肩向右旋转 45°至耻骨弓下,双肩径和骨盆出口前后径一致,同时胎体侧屈使后肩及后上肢自会阴前缘娩出,接着前肩及前上肢从耻骨弓下娩出。当胎肩娩出时,将胎背逐渐旋转至前方,使胎头枕骨抵达耻骨弓下,以此为支点,以利胎头娩出。

3.后出儿头的娩出　当胎肩通过会阴时,胎头矢状缝进入骨盆入口左斜径或横径,并沿该径线下降,同时胎头俯屈,枕骨向母体左前方旋转 45°,使枕骨朝向耻骨联合,当枕骨下凹处于耻骨弓下时,即以此为支点,由胎头继续俯屈使颏、面及额部相继自会阴前缘娩出,枕部亦自耻骨弓下娩出(图 4.18)。

【护理评估】

1.健康史

(1)发病原因:评估产妇的骨盆形态、大小、有无狭窄骨盆、盆腔肿瘤、前置胎盘、羊水过多、子宫畸形、胎儿畸形等易导致胎位异常的因素存在。

(2)询问相关病史:了解产妇年龄,生育史,是否为经产妇,腹壁松弛程度。

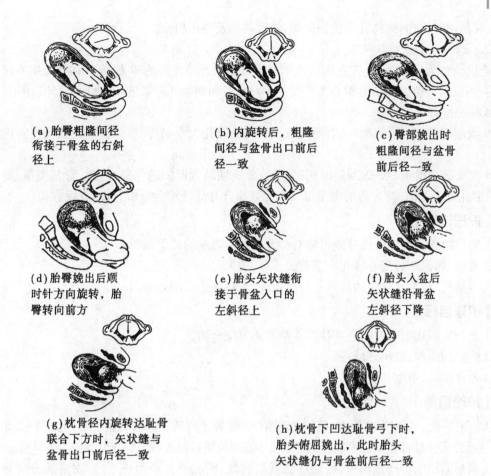

(a)胎臀粗隆间径衔接于骨盆的右斜径上

(b)内旋转后,粗隆间径与盆骨出口前后径一致

(c)臀部娩出时粗隆间径与盆骨前后径一致

(d)胎臀娩出后顺时针方向旋转,胎臀转向前方

(e)胎头矢状缝衔接于骨盆入口的左斜径上

(f)胎头入盆后矢状缝沿骨盆左斜径下降

(g)枕骨径内旋转达耻骨联合下方时,矢状缝与盆骨出口前后径一致

(h)枕骨下凹达耻骨弓下时,胎头俯屈娩出,此时胎头矢状缝仍与骨盆前后径一致

图 4.18　骶右前位分娩机制

2.身体状况

(1)症状:孕妇常感肋下有圆而硬的胎头。由于胎臀不能紧贴子宫下段和宫颈口,常导致宫缩乏力,宫口扩张缓慢,产程延长。因胎臀小于胎头,易出现后出胎头困难,并可伴有胎膜早破、脐带脱垂、胎儿窘迫、新生儿产伤等并发症。围生儿死亡率是枕先露的 3~8 倍。

(2)腹部检查:子宫呈纵椭圆形,在宫底部可触到圆而硬、按压时有浮球感的胎头,在耻骨联合上方触到不规则、软而宽的胎臀;胎心在脐左(或右)上方听得最清楚。

(3)阴道检查:可触及软而不规则的胎臀或下肢。触及胎足时应与胎手相鉴别。

(4)对母儿影响

1)对产妇的影响:①产后出血与产褥感染:因胎先露不能紧贴子宫下段和子宫颈内口,发生胎膜早破或继发性宫缩乏力及产程延长,使产后出血与产褥感染的机会增多;②软产道损伤:因后娩胎头,产道扩张不充分,或操作不当,宫口未开全强行牵拉,容易造成阴道、宫颈和子宫下段撕裂。

2)对胎儿及新生儿的影响:①早产:胎臀高低不平,前羊膜囊受压不均,常致胎膜早破,引起早产儿及低体重儿增多;②脐带脱垂:发生脐带脱垂是头先露的 10 倍,脐带受压可致胎儿窘迫甚至死亡;③新生儿产伤:因后娩胎头牵出困难,可造成新生儿窒息、脊柱损伤、脑膜撕裂、臂丛神经损伤、胸锁乳突肌损伤等,导致斜颈及颅内出血。

3.心理—社会支持状况

产前检查为异常胎位(臀先露),产妇及家属因缺乏臀先露的相关知识,在妊娠期不能很好配合纠正胎方位。临产时担心难产及手术对自身和新生儿带来危险,表现出恐惧、焦虑。

4.辅助检查

B型超声检查可了解胎产式、胎先露、胎方位、胎儿大小、有无脐带脱垂及胎儿在宫内的情况。

5.主要处理措施 妊娠期适时纠正胎位,分娩期结合产妇的年龄、产次、骨盆类型、胎儿大小、胎儿是否存活、臀先露的类型以及有无妊娠合并症等综合分析,选择分娩方式。

【护理诊断】

1.知识缺乏 缺乏臀位分娩可能对母儿有不良影响的相关知识。

2.恐惧、焦虑 与担心母儿安全有关。

3.有胎儿、新生儿受伤的危险 与臀位助产、后娩胎头困难有关。

【护理目标】

1.产妇能描述出臀位的危害性并在孕期积极配合纠正。

2.产妇的焦虑、恐惧感减轻。

3.避免胎儿、新生儿受伤。

【护理措施】

1.一般护理 加强产前检查,尽早发现胎位异常并予以矫正。若矫正失败,提前1~2周入院。注意卧床休息,临产后,尽量减少肛查及不必要的阴道检查,严禁灌肠,避免胎膜早破。

2.病情监护 临产过程中,密切注意观察宫缩、胎心率及产程进展,观察有无分娩异常及胎儿宫内窘迫。胎膜破裂时,注意是否出现胎心变化,及时发现脐带脱垂及时处理。

3.产科处理配合

(1)妊娠期:正确指导孕妇配合矫正胎位。于妊娠30周前,臀先露多能自行转为头先露。若妊娠30周后仍为臀先露应予以矫正。常用方法为:①膝胸卧位:让孕妇排空膀胱,松解裤带,取膝胸卧位,每日2次,每次15 min,连续做1周后复查(图4.19);②艾灸或激光照射至阴穴:每日1次,每次15~20 min,5次为一疗程。

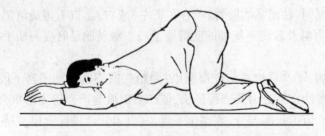

图4.19 膝胸卧位

(2)分娩期:应根据产妇的年龄、胎次、骨盆类型、胎儿大小、胎儿是否存活、臀先露类型以及有无合并症等决定分娩方式。

1)剖宫产的指征:骨盆狭窄、软产道异常、胎儿体重>3 500 g、胎儿窘迫、胎膜早破、脐带脱垂、高龄初产、有难产史、不完全臀先露等。做好剖宫产的术前准备。

2)决定经阴道分娩时的处理:①第一产程:嘱产妇左侧卧,避免站立走动。少作肛查,禁止灌肠,尽量避免胎膜早破。一旦破膜,应立即听取胎心音。若胎心音变慢或变快,立即行阴道检查,了解有无脐带脱垂。若有脐带脱垂,胎心音尚好,宫口未开全,为抢救胎儿应立即行剖宫产术。若无脐带脱垂,可严密观察胎心及产程进展。当宫口开大至 4~5 cm 时,若阴道口见胎足,应采取"堵"外阴的方法。当宫缩时用无菌巾垫以手掌堵住阴道口,让胎臀下降,待

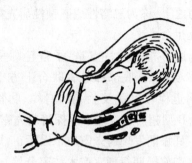

图 4.20　堵臀助宫颈扩张

宫口开全及阴道充分扩张后才让胎臀娩出(图 4.20),此法有利于后出胎头娩出顺利;②第二产程:接产前,应导尿排空膀胱。初产妇一般应在会阴侧斜切开术后行臀位助产术,即当胎臀自然娩出至脐部后,胎肩及胎头由接生者协助娩出。脐部娩出后,一般应在2~3 min娩出胎头,最长不超过 8 min;③第三产程:产程延长易并发宫缩乏力性产后出血。胎盘娩出后,应肌注缩宫素或前列腺素制剂,防止产后出血。产后仔细检查软产道,有裂伤及时缝合,并给予抗生素预防感染。

4.心理护理　向产妇及家属详细解释臀先露分娩时对母儿的影响,并让其明确矫正臀先露的方法及必要性。分娩过程中全程陪伴分娩,关心、体贴产妇,缓解焦虑和紧张心理,以取得配合。

5.健康指导　加强产前检查,妊娠 30 周后发现臀位应及时给予矫正。明确矫正臀位的方法及必要性。若臀位未能矫正者应提前入院待产,选择适当的分娩方式。

【护理评价】

1.产妇能否叙述臀位分娩可能对母儿的不良影响。

2.产妇恐惧、焦虑是否减轻或消失。

3.胎儿及新生儿有无并发症发生或得到及时纠正。

4.3.3　横位产妇的护理

胎体纵轴与母体纵轴相垂直,胎体横卧于骨盆入口之上,先露部为肩,称肩先露,又称横位。占妊娠足月分娩总数的 0.25%,是一种对母儿最不利的胎位,除死胎及早产的胎体可折叠自然娩出外,足月活胎不能经阴道自然娩出。横位多发生于胎头衔接受阻,如骨盆狭窄、前置胎盘、子宫肌瘤、盆腔肿瘤或胎儿活动范围过大(如腹壁松弛的经产妇、双胎、羊水过多、早产)等情况。因

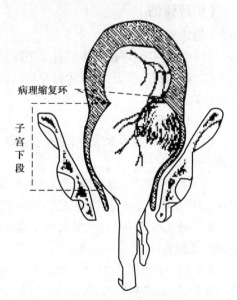

图 4.21　忽略性或嵌顿性肩先露

先露部高浮于骨盆入口,致宫缩乏力,胎膜早破,脐带脱垂。当胎膜破裂后,羊水流出,胎体紧贴宫壁,宫缩转强,胎肩被挤入盆腔,胎臂可脱出于阴道口外,而胎头和胎体则被阻于骨盆入口之上,称为忽略性或嵌顿性肩先露(图4.21)。如不及时处理,容易造成子宫破裂,威胁母儿生命。

腹部检查的特点是:子宫轮廓呈横椭圆形,子宫底的高度低于同期妊娠的周数,子宫横径宽,宫底部和耻骨联合上方空虚,于腹部两侧触及胎儿的头臀两极。胎膜破裂后行阴道检查可触及胎儿的肩峰、肋骨、肩胛和腋窝。

B型超声检查能准确探清肩先露,并确定具体的胎位。

妊娠期发现肩先露应予以矫正,矫正方法、时间同臀位。若胎位矫正无效,应提前住院,于临产前择期行剖宫产术结束分娩。若出现先兆子宫破裂或子宫破裂征象,无论胎儿是否存活,宫口是否开全均应立即行剖宫产术。如宫腔感染严重,应同时切除子宫。如胎儿已死或有明显畸形,无先兆子宫破裂征象,若宫口近开全,在全麻下行断头术或碎胎术。

4.4　胎儿发育异常产妇的护理

4.4.1　巨大胎儿产妇的护理

胎儿出生体重达到或超过4 000 g者称巨大儿。目前欧美国家定义为胎儿体重达到或超过4 500 g。近年来因营养过剩导致巨大胎儿孕妇发生率增高。国内发生率为7%,国外发生率为15.1%,男胎多于女胎。

【护理评估】

1.健康史

(1)发病原因:评估孕产妇有无肥胖、妊娠合并糖尿病,尤其是Ⅱ型糖尿病、过期妊娠等。

(2)询问相关病史:了解父母身材是否高大、是否为经产妇,既往有无巨大胎儿分娩史及有无家族遗传史。

2.身体状况

(1)症状:孕妇体重增加迅速,子宫增大较快,妊娠晚期可出现呼吸困难,孕妇自觉腹部沉重及两肋部胀痛。

(2)体征:腹部明显膨隆,测宫高>35 cm。触诊胎体大,若为头先露,多数胎头跨耻征为阳性。听诊胎心清晰,但位置较正常稍高。

3.对母儿的影响　巨大胎儿可引起头盆不称、难产(尤其是肩难产)、产后出血及感染,造成母儿损伤。

4.心理—社会支持状况　通过产前检查发现巨大胎儿,产妇及家属对巨大胎儿造成难产知识缺乏,临产后巨大胎儿常使产程异常,产妇表现出焦虑不安。

5.辅助检查

(1)测血糖:对于有巨大胎儿分娩史或妊娠期疑为巨大胎儿者,应监测孕妇血糖,排除糖尿病。

（2）B型超声检查：胎儿双顶径（BPD）、头围（HC）、腹围（AC）等了解胎儿生长发育情况，有助于诊断。巨大胎儿的双顶径往往会大于10 cm。此时需进一步测量胎儿肩径及胸径，若肩径及胸径大于头径者，需警惕难产的发生。

6.主要处理措施　①妊娠期加强产前检查，进行营养指导，控制体重增长过快，排除糖尿病。如确诊为糖尿病，应积极治疗，控制血糖，适时终止妊娠；②分娩期加强监护，选择合适分娩方式；③产后认真检查软产道，预防产后出血；④预防新生儿低血糖，手术产儿预防颅内出血及感染。

【护理诊断】

1.焦虑　与发生难产、担心母儿安全有关。

2.潜在的并发症　产后出血、新生儿产伤。

【护理目标】

1.产妇焦虑减轻，能积极配合治疗。

2.产后无并发症发生。

【护理措施】

1.一般护理　定期产前检查，进行孕期营养指导，合理营养，均衡饮食。

2.病情监护　密切监测胎心率、子宫收缩及产程进展，及早发现产程异常及胎儿宫内窘迫。随时作好剖宫产术准备。

3.产科处理配合

（1）妊娠期：孕妇患糖尿病应积极治疗。妊娠36周后，根据胎儿成熟度、胎盘功能及疾病控制情况，决定终止妊娠的时机与方式。

（2）分娩期：严密观察产程进展，若有头盆不称、胎位异常、高龄初产，或在试产中胎头停滞于中骨盆、胎儿窘迫等，均宜行剖宫产术结束分娩。若胎头已达坐骨棘平面下3 cm，第二产程时间延长，必要时作会阴侧切加胎头吸引器或产钳助产。若胎儿已死，行穿颅术或碎胎术。

（3）产后：①预防产后出血：胎肩娩出后立即肌注缩宫素20 U，加强子宫收缩，防止产后出血。产后持续监测产妇的生命体征、子宫收缩、宫底高度、恶露量，及早发现产后出血；②预防新生儿低血糖：妊娠合并糖尿病的妇女，胎儿出生后30 min监测血糖。出生后1~2 h开始喂糖水，及早开奶；③产后检查新生儿，有无分娩时的产伤，如脑部和神经受损、锁骨骨折等。

4.心理护理　向产妇及家属讲解巨大胎儿对母儿影响的相关知识，让产妇明确巨大胎儿易导致难产及应对措施。临产后多陪同产妇，关心、体贴产妇，以缓解焦虑情绪，取得配合。

5.健康指导　加强产前检查，若发现巨大胎儿倾向者，应指导孕妇适当节制饮食。腹部明显膨隆，胎儿体重明显偏大者应警惕妊娠合并糖尿病的发生。巨大胎儿可能存在头盆不称者，应嘱孕妇提前入院待产。

【护理评价】

1.产妇情绪是否稳定，焦虑是否缓解。

2.产妇和新生儿并发症是否发生或被及时发现处理。

4.4.2　胎儿生长受限产妇的护理

胎儿生长受限(FGR)又称胎儿宫内生长受限(IUGR),是指胎儿大小异常,在宫内未达到其应有遗传的生长潜能的小于孕龄儿。小于孕龄儿(SGA)是指胎儿出生体重低于同孕龄平均体重的两个标准差,或低于同龄应有体重的第10百分位数的新生儿。严重的FGR被定义为胎儿的体重小于同孕龄应有体重第3百分位,同时伴有多普勒血流异常。FGR是围生期常见的并发症之一。其围生儿死亡率为正常妊娠的4~6倍,同时还将影响幼童期及青春期的体能与智力发育。

影响胎儿生长的因素,包括母亲营养供应、胎盘转运和胎儿遗传潜能等,其病因复杂。约40%患者病因尚不明确。

胎儿的发育分3个阶段:第一阶段(妊娠17周之前):主要是细胞的增殖,所有器官的细胞数目均增加;第二阶段(妊娠17~32周)细胞继续增殖并增大;第三阶段(妊娠32周之后)细胞增生肥大为其主要特征,胎儿突出表现为糖原和脂肪沉积。根据FGR发生时期,胎儿体型及结合发病原因分为3类:

1.内因性匀称型FGR　系原发性FGR,约占20%。于受孕或胚胎早期,有害因素即产生作用,使胎儿在体重、头围和身长3方面受到抑制。因头围和腹围均小,故为匀称型FGR。其原因多为遗传物质如基因染色体异常或外界有害因素如病毒感染、中毒、放射性物质影响。特点:体重、身高、头围相称,但均小于该孕龄正常值;外貌无营养不良的表现;器官分化或成熟度与孕龄相符,但各器官细胞数量均减少,脑质量轻,神经元功能不全和髓鞘形成迟缓;胎盘小,但组织无异常;胎儿无缺氧表现;半数胎儿有先天性畸形,围生儿死亡率高,预后不良;产后新生儿经常会出现脑神经发育障碍,伴小儿智力障碍。

2.外因性不匀称型FGR　属继发性FGR,约占70%。孕早期胚胎发育正常,妊娠晚期才受到有害因素影响,因而胎儿内部器官发育正常,头围身高不受影响,但体重较轻,显得胎头较大,故为不匀称型FGR。特点:新生儿外表呈营养不良或过熟儿状态;发育不匀称,身高、头径与孕龄相符而体重偏低;胎儿宫内慢性缺氧及代谢障碍,各器官细胞数量正常,但细胞体积缩小,以肝脏为著;胎盘体积正常,但功能下降,常伴有梗死、钙化、胎膜黄染等;胎儿宫内缺氧,使胎儿分娩时对缺氧的耐受力下降,易致新生儿脑神经受损;出生后易发生低血糖。其基本原因为胎盘功能不足,常见病因为妊娠期高血压疾病、慢性高血压、慢性肾炎、糖尿病、双胎、过期妊娠、烟酒等。

3.外因性匀称型FGR　两种类型的混合型,约占10%。其病因有母儿双方因素,多因缺乏生长因素如叶酸、氨基酸微量元素或其他有害药物影响所致。致病因素虽是外因,但在整个妊娠期却都发生影响,所以后果类似内因性FGR。特点:新生儿身高、体重、头径均小于该孕龄的正常值;外表有营养不良的表现;各器官体积均缩小,肝脏严重受损,脑细胞数量也明显减少;胎盘小,外观正常;胎儿宫内缺氧不常见,但存在代谢不良;新生儿的智力发育常受到影响。

【护理评估】

1.健康史

(1)发病原因:评估母体方面有无妊娠并发症与合并症,使胎盘功能不全,导致胎儿生长受限,如妊娠期高血压疾病、多胎妊娠、前置胎盘、胎盘早剥、过期妊娠、妊娠期肝内胆汁淤积症、妊娠合并心脏病、慢性高血压、肾炎、贫血、抗磷脂抗体综合征等;了解孕妇有无偏食、妊娠剧吐以及摄入蛋白质、维生素及微量元素不足,使胎儿出生体重低;孕期检测调节胎儿生长的物质是否降低,胎儿基因或染色体、先天发育有无异常;检测胎盘有无功能不全;有无脐带过长、脐带过细(尤其近脐带根部过细)、脐带扭转、脐带打结等。

(2)询问相关病史:询问孕妇年龄、地区、体重、身高、经济状况;子宫发育有无畸形;有无吸烟、吸毒、酗酒等不良习惯;有无宫内感染、母体有无接触放射线或有毒物质等情况。

2.身体状况

(1)测子宫长度、腹围:其值连续 3 周测量均在第 10 百分位数以下者,为筛选 FGR 指标,预测准确率达 85% 以上。

(2)计算胎儿发育指数:胎儿发育指数=宫高(cm)-3×(孕月+1),指数在-3~+3 为正常,小于-3 提示可能为 FGR。

(3)测体重:妊娠晚期孕妇每周增加体重 0.5 kg。若体重增长停滞或增长缓慢时,可能为 FGR。

3.心理—社会支持状况　孕妇及家属担心围生儿安危,害怕失去胎儿。部分患者原因不明,孕妇会感到无助。也有少部分孕妇及家属对本病危害的认识不足,表现出不重视。

4.辅助检查

(1)B 型超声检查:①测胎儿头围/腹围(HC/AC) 比值:比值小于正常同孕龄平均值的第 10 百分位数,即应考虑可能为 FGR;②测胎头双顶径(BPD):每周连续测量胎儿双顶径,观察其动态变化,如每周增长<2.0 mm,或每 3 周增长<4.0 mm,或 4 周增长<6.0 mm,于妊娠晚期每周增长<1.7 mm,均应考虑 FGR 可能;③羊水量、胎盘成熟度:多数 FGR 出现羊水过少,胎盘老化的 B 型超声图像。

(2)彩色多普勒超声检查:脐动脉舒张期血流缺失或倒置,对诊断 FGR 意义大。妊娠晚期脐动脉 S/D 比值正常 ≤3,如比值升高时,也应考虑 FGR 的可能。

(3)抗心磷脂抗体(ACA)的测定:抗心磷脂抗体与 FGR 的发生有关。

(4)其他:胎儿电子监护、胎盘功能检测,有利于判断胎儿宫内情况和胎盘功能,有助于决定分娩时机及分娩方式。

5.主要处理措施　FGR 的处理原则为:积极寻找病因,补充营养,改善胎盘血液循环,加强胎儿监护,适时终止妊娠。

【护理诊断】

1.焦虑　与担心围生儿安危有关。

2.知识缺乏　缺乏对围生儿不良影响的相关认识。

【护理目标】

1.孕妇情绪稳定,胎儿生长受限得到改善,母儿平安。

2.孕妇认识到该疾病对围生儿的不良影响,能积极配合治疗护理。

【护理措施】

1.一般护理　左侧卧位休息,改善子宫胎盘的血流,促进胎儿生长发育;间歇吸氧,一日3 次,15~30 min/次;增加营养,均衡饮食。保持胎儿生长发育需要。

2.病情观察　测宫高、腹围、体重,了解治疗效果;观察胎心,了解胎儿宫内安危情况。

3.处理配合

1)积极配合医生,去除引起FGR的高危因素:如停止吸烟、饮酒,改变偏食等不良饮食习惯;积极治疗妊娠并发症和合并症。

2)药物治疗的护理配合:遵医嘱给予FGR孕妇的营养物质,包括高蛋白、高能量饮食的营养配餐,静脉补充氨基酸、能量合剂、葡萄糖、维生素、微量元素等。另外,为促进细胞代谢、改善微循环、降低毛细血管的通透性,维持胎盘功能,可用丹参静脉点滴。硫酸镁能恢复胎盘正常的血流灌注,低分子肝素、阿司匹林用于抗磷脂抗体综合征对FGR有效。用药过程中应注意药物的用量,用法正确,加强巡视,发现异常,及时停药。

3)治疗后监测配合:①每天1次无应激试验,必要时行宫缩素激惹试验;②定期B型超声监测胎儿生长情况、羊水状态及胎盘成熟度。

4)产科处理配合:协助医生确定继续妊娠、终止妊娠的指征,做好终止妊娠、新生儿窒息抢救准备,加强分娩过程中的护理配合,新生儿娩出后加强监护,出现窒息者积极配合医生抢救。

(1)继续妊娠指征:胎儿状况良好,胎盘功能正常,妊娠未足月,孕期无并发症及合并症,可在严密监护下妊娠至足月,但不应超过预产期。

(2)终止妊娠指征:①治疗后FGR无改善,胎儿停止生长3周以上;②胎盘功能减退,伴有羊水过少的表现;③NST、胎儿生物物理评分及胎儿血流检测等提示胎儿缺氧;④妊娠合并症、并发症病情加重,继续妊娠将危害母儿健康或生命者均需终止妊娠。终止妊娠前应进行羊水检查胎肺成熟度,必要时给地塞米松促胎肺成熟。

(3)分娩方式选择:FGR胎儿对缺氧的耐受力差,难以耐受分娩过程中子宫收缩时的缺氧状态,应适当放宽剖宫产指征。

4.心理护理　讲解FGR相关知识,帮助孕妇树立信心,积极配合治疗护理。对失去胎儿的产妇应帮助其度过悲哀期。

5.健康指导　加强产前检查,注意孕期保健,营养均衡,避免不良生活、饮食习惯。在医生指导下科学用药。指导新生儿护理,宣传母乳喂养,促进新生儿生长发育。

【护理评价】

1.孕妇焦虑是否减轻,胎儿生长受限是否得到改善,母儿是否平安。

2.孕妇对FGR相关知识是否了解,能否积极主动参与治疗护理。

4.4.3　胎儿畸形产妇的护理

胎儿先天畸形是指胚胎发育过程中,胚胎发育缺陷所致的某些器官结构和机能的严重异常。是出生缺陷的一种,在围生儿死亡中,胎儿先天性畸形居第一位。临床中最常见的严重胎儿先天畸形有无脑儿、脊柱裂、脑积水、联体儿。

【脑积水】

胎儿脑室系统内有大量脑脊液(500~3 000 mL或更多)潴留,致脑室系统扩张和压力增高,常压迫正常脑组织,称脑积水。由于颅腔过度膨胀,颅缝增宽,囟门增大,头颅周径明显增大,分娩时胎头不能入盆,如不及时处理,可引起梗阻性难产、子宫破裂及生殖道瘘等。脑积水常伴有其他神经管缺陷,如脊柱裂、脊髓膜膨出、足内翻畸形和羊水过多(图4.22)。产前通过 B 型超声检查易被发现。严重脑积水胎儿多不能存活,也无成长可能,故一旦确诊应引产。分娩时为避免母体损伤,临产前 B 型超声监视下经腹行脑室穿刺放液,或临产后当宫口扩张 2~3 cm 时,若为头先露,可用长针头经阴道刺入囟门或颅缝放出积水,使头围缩小后利于胎头娩出;若为臀先露,后出胎头困难者也可经枕骨大孔穿颅放出积水后牵出。

【脊柱裂】

属脊椎管部分未完全闭合的状态。脊柱在孕 8~9 周开始骨化,如两半椎体不融合则形成脊柱裂,多发生在胸腰段。孕 18~20 周是发现的最佳时机,B 型超声探及某段脊柱两行强回声的间距变宽,或形成角度呈 V 或 W 形,脊柱短小、不完整、不规则弯曲,或伴有不规则的囊性膨出物。脊柱裂患儿的死亡率及病残率均较高,确诊后应建议引产。

【无脑儿】

是先天畸形胎儿中常见的一种,是前神经孔闭合失败所致,是神经管缺陷最严重的一种类型。女胎比男胎多 4 倍,由于缺少头盖骨,双眼突出呈"蛙样"面容,颈项短,无大脑,仅见颅底或颅底部分脑组织(图 4.23)。腹壁检查常触不到胎头。妊娠 14 周后,B 型超声检查见不到圆形颅骨光环,头颅有不规则"瘤结"。无脑儿的垂体及肾上腺发育不良,孕妇尿中雌三醇呈低值。无脑儿脑膜直接暴露在羊水中,使羊水中甲胎蛋白明显升高。因无脑儿无存活可能,故一旦确诊应立即终止妊娠。一般不造成难产,偶因胎头小,产道扩充不充分而造成胎肩娩出困难,或因脑脊膜膨出造成分娩困难,可行毁胎术。

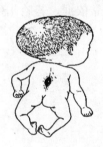

图 4.22　脑积水伴脊柱裂

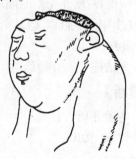

图 4.23　无脑儿

【联体儿】

极少见,由于单卵双胎在孕早期发育过程中未能分离,或分离不完全所致,多数性别相同。分为相等联体儿和不等联体儿。腹部检查不易与双胎妊娠相区别。B 型超声诊断不困难。联体双胎所涉及的脏器越多越重,预后就越差。一旦确诊联体儿,应尽早终止妊娠。足月妊娠应行剖宫产术。

4.4.4　死胎产妇的护理

妊娠 20 周以后,胎儿在子宫内死亡,称为死胎。胎儿在分娩过程中死亡,称死产,也是死胎的一种。

【护理评估】

1.健康史

(1)发病原因:多因胎儿在宫内缺氧引起,评估有无引起死胎的原因。常见原因有:①胎盘及脐带因素:如前置胎盘、胎盘早剥、急性绒毛膜炎、血管前置、脐带帆状附着、脐带脱垂、脐带打结、脐带缠绕、脐带扭转等;②胎儿因素:胎儿严重畸形、胎儿生长受限、胎儿宫内感染、双胎输血综合征、母儿血型不合、严重遗传性疾病;③母体因素:严重妊娠合并症、并发症,如妊娠高血压疾病、抗磷脂抗体综合征、糖尿病、慢性肾炎、心血管疾病、各种原因引起的休克等;④子宫局部因素,如子宫肌张力过大、子宫收缩过强、子宫畸形、子宫破裂等致局部缺血而影响胎儿的血氧供应。

(2)询问相关病史:询问孕妇月经史、停经时间、自觉胎动消失时间。

2.身体状况

(1)症状:胎儿死亡后,孕妇自觉胎动消失,乳房胀痛感消失,体重下降,子宫不再继续增大。胎儿死亡后约80%在2~3周内自然娩出,若死亡3周仍未排除,退行性变的胎盘组织释放组织凝血活酶进入母体血液循环,激活血管内凝血因子,引起弥漫性血管内凝血(DIC)。评估孕妇有无上述症状。

(2)体征:评估孕妇体重,有无体重不增甚至下降;乳房是否变软;测宫高、腹围,了解子宫大小是否小于孕周,子宫张力是否降低;胎心音是否消失。

3.心理—社会支持状况 孕妇及家属知道胎儿死亡后,感到悲伤,甚至会产生过激行为,部分孕妇因自身疾病导致胎儿死亡,会出现内疚、自责心理。

4.辅助检查

(1)实验室检查:胎儿死亡时间较长,应查凝血功能,了解凝血功能有无异常。

(2)B型超声检查:胎心,胎动消失,是诊断死胎的可靠依据。若胎儿死亡过久,可见颅骨塌陷,颅骨重叠。

5.主要处理措施 一旦确诊,尽早引产。

【护理诊断】

1.悲哀 与胎儿死亡有关。

2.潜在并发症 DIC。

【护理目标】

1.孕产妇平安,保持良好的心理状态,能配合治疗护理。

2.无并发症发生。

【护理措施】

1.一般护理 注意休息,加强营养,观察有无出血征象,发现齿龈出血、注射部位出血时,应及时报告医生并做相应处理。

2.引产术的护理配合

(1)术前配合医生选择适当的引产方法:可采用依沙丫啶羊膜腔内注入引产法或米索前列醇引产,也可在促宫颈成熟的基础上,用缩宫素静脉滴注引产。胎儿死亡4周,尚未排出者应采血查凝血功能,并备新鲜血。

(2)胎儿娩出后,协助医生检查胎儿的体表有无畸形或异常,脐带有无打结、扭转、缠绕,脐动脉是否是两条,胎盘有无血管瘤。如果肉眼无法识别,可说服孕妇及家属作尸检、ABO血型系统及Rh血型系统检查、孕妇及丈夫的染色体检查等以明确死胎的原因。

（3）产后遵医嘱给予缩宫素及抗生素,预防产后出血和感染。

3.心理护理　对孕妇及家属表示同情和安慰,对孕妇进行心理疏导,鼓励家属多陪伴孕妇并给予安慰,耐心解释可能导致死胎的原因。

4.健康指导　加强产前检查,注意孕期健康指导,积极治疗全身疾病,预防导致死胎的原因;若是遗传性原因导致的死胎,应告知再孕前必须进行遗传咨询,采取科学优生的措施。

【护理评价】

1.产妇情绪是否平稳。

2.产妇是否有凝血功能障碍、产后出血等并发症发生。

4.5　剖宫产术产妇的护理

剖宫产术是指妊娠≥28周,经切开腹壁及子宫壁取出胎儿及其附属物的手术。主要施行于不能经阴道分娩或经阴道分娩将给母儿带来危害的产妇。目前,我国由于盲目放宽剖宫产术手术指征,使我国剖宫产率明显增高,对产妇的健康和安全造成了一定的影响。因此,产科工作者应严格掌握手术指征,提高手术质量,降低剖宫产率,减少手术并发症的发生。

4.5.1　剖宫产手术应用指征

【适应证】

1.产力异常　宫缩乏力,滞产经处理无效。

2.产道异常　骨盆狭窄或畸形、头盆不称、软产道异常、肿瘤阻塞产道阻碍先露下降者。

3.胎儿异常　胎位异常如持续性枕后位及枕横位、臀位、横位、颏后位、额先露、胎头高直位等,巨大胎儿、过期妊娠、胎儿窘迫、多胎妊娠等。

4.妊娠合并症及并发症　如妊娠合并心脏病、妊娠期高血压疾病、前置胎盘、胎盘早剥等。

5.子宫异常　有剖宫产史、子宫有疤痕、先兆子宫破裂者。

6.切盼胎儿　如高龄初产、多年不孕、习惯性流产、多次难产无胎儿存活者。

【禁忌证】

1.胎儿畸形及死胎者。

2.腹壁感染者。

4.5.2　剖宫产术式类型

1.子宫下段剖宫产术　子宫下段剖宫产是指妊娠末期或临产后,在耻骨联合上三横指处经腹壁切开子宫膀胱腹膜反折,推开膀胱,切开子宫下段娩出胎儿及其附属物的手术。优点是:出血少,易缝合,术后并发症少,再次妊娠发生子宫破裂的机会少,是最常用的术式。

2.新式剖宫产术　新式剖宫产术为子宫下段剖宫产术的改良术式。腹壁的切口在两侧髂前上棘连线下 2~3 cm 处,横行切开皮肤,钝性撕开皮下组织、腹直肌、壁层腹膜、反折腹膜切开一小口后钝性撕开并下推膀胱,子宫下段先切开一小口,再向两侧撕开。关腹时不缝合脏层和壁层腹膜,皮肤及皮下组织全层缝合 2~3 针。优点:有利于切口愈合,减少瘢痕形成;手术时间短,胎儿娩出快;术后恢复快。

3.腹膜外剖宫产　腹膜外剖宫产术是指切开腹壁,不切开腹膜,在腹膜外分离推开膀胱,暴露子宫下段并做横切口切开子宫,取出胎儿及附属物的手术。多用于子宫腔有严重感染或潜在感染者。此术式术后肠功能恢复快,肠胀气、肠麻痹等并发症少,但手术较复杂,耗时长,有损伤膀胱的可能,子宫下段显露不足,易致胎儿娩出困难。

4.子宫体剖宫产术　子宫体部剖宫产术是在子宫体部正中作一纵切口取出胎儿和附属物的手术,又称古典式剖宫产术。此术式仅用于急于娩出胎儿而子宫下段形成不佳者,或前置胎盘附着于子宫前壁或同时做子宫全切者。优点:操作简单易行,可用于妊娠任何时期。缺点:术中出血多;切口缝合不易,术后愈合差,不够美观;切口易与周围器官粘连;再次妊娠时发生子宫破裂的可能性大。

4.5.3　剖宫产术对母儿的影响

【对母亲的近期影响】

1.仰卧位低血压综合征　与手术时体位及麻醉有关。

2.子宫异常出血　主要与子宫切口的部位、切口延长累及血管、胎盘剥离的创面的大小、子宫收缩乏力、胎盘黏连或植入及凝血机制障碍等因素有关。

3.脏器损伤　主要易损伤膀胱、输尿管。

4.羊水栓塞　与术中宫腔内压力过高、子宫血管异常开放有关。

5.剖宫产术后病率与感染　产褥期感染增加是剖宫产最常见的并发症。剖宫产分娩的产褥病率是阴道分娩的 5~10 倍,尤其是泌尿道感染的发生率远高于阴道分娩者,这与手术后常规保留导尿管增加感染机会有关。

6.子宫切口愈合不良　影响子宫切口愈合的因素:①全身因素;②切口部位;③操作技术;④缝线;⑤手术时机;等等。

7.剖宫产术后晚期出血　指手术分娩 24 h 后,在产褥期内发生的大出血,一般发生在术后 2~6 周,多数在术后 10~19 d。主要原因有:①胎盘附着部位复旧不全;②子宫切口愈合不良或感染裂开;③胎盘、胎膜残留出血;④子宫内膜炎;等等。

8.肠梗阻　主要与手术麻醉和术中镇痛及术后粘连有关。

9.盆腔、下肢静脉血栓栓塞增加　主要原因有:①妊娠期血液呈高凝状态;②增大的子宫压迫下腔静脉;③剖宫产麻醉时,下肢静脉扩张,血流缓慢;④手术操作损伤血管壁;⑤术后产妇卧床时间相对较长、肢体活动少等。

10.产妇死亡率增高　产妇死于手术的主要原因为麻醉、出血、感染及栓塞。

【对母体远期的影响】

1.慢性盆腔痛　有学者经研究,认为有剖宫产史是慢性盆腔痛的主要病因。

2.盆腔粘连　盆腔粘连是剖宫产术后常见的并发症。盆腔粘连最常见症状是盆腔疼痛,以及不孕、不育、性生活不适等。

3.子宫内膜异位症　包括剖宫产切口瘢痕内膜异位症和盆腔内膜异位症。

4.再次妊娠可能发生子宫破裂　是剖宫产术后潜伏存在的严重并发症。

5.再次妊娠易出现严重的胎盘并发症　如前置胎盘、凶险性前置胎盘、胎盘植入发生率增高。

6.剖宫产瘢痕部位妊娠　为罕见的异位妊娠。

【对胎儿及新生儿的影响】

剖宫产对胎儿及新生儿的影响主要包括：①医源性早产增加；②易发生新生儿损伤；③剖宫产儿综合征发生率增高；④新生儿黄疸增加；⑤新生儿免疫功能低下；等等。

4.5.4　剖宫产术前健康教育

1.护理评估　了解产妇年龄、生命体征、意识状况及产科情况。评估产妇及家属的心理状况及对剖宫产知识及自身情况了解程度。是否签署了知情同意书。

2.心理指导　剖宫产手术作为一种应激源，常导致手术病人出现较强烈的生理心理反应。如果反应过于强烈，不仅对神经、循环、内分泌系统产生不良影响，而且会干扰手术顺利实施。针对手术病人的心理特点，应进行相应的心理疏导。向孕妇及家属介绍行剖宫产术的目的、方法及手术可能对母儿产生的影响，术前准备的原因、内容及操作过程，使孕妇及家属对剖宫产的相关知识有一个全面了解，耐心解答有关的疑问，缓解其焦虑，取得其配合，确保手术顺利进行。

3.饮食指导　指导孕妇摄入高蛋白、高热量、高维生素、低脂肪全营养饮食，以保证机体处于最佳营养状态。

4.术前训练　指导孕妇床上使用便盆，做深呼吸、咳嗽、翻身、肌肉收缩与放松训练，以利于术后产妇能正确运用，减少术后并发症发生。

5.记录　在健康教育护理记录单里记录，护患双方签字确认。

4.5.5　剖宫产术前护理

1.评估孕妇生理、心理状况

2.做好术前准备

(1)物品准备:无菌剖宫产手术包1个;负压吸引器1台;吸痰管1根(洗耳球1个);母婴急救的物品和药物等。

(2)心理准备:向产妇及家属介绍行剖宫产术的目的及方法，耐心解答有关的疑问，缓解其焦虑。

(3)家属签字:先向家属说明产妇情况，告知采取剖宫产术的必要性及可能产生的并发症，常规签字。

(4)送手术通知单:将手术通知单送到手术室，并核实手术时间。

(5)送检查单:遵医嘱及时送检各项检查单，了解检查结果，有异常及时向医生汇报。

(6)备血:术前1日抽血，查血型，做血交叉，备新鲜血。

(7)皮肤准备:术前1天沐浴、更衣;手术当日备皮，用温水洗净上至剑突，两侧至腋中线，下至大腿内侧上1/3的皮肤及会阴部并拭干。如腹部毛发密集应剃除毛发，注意避免损伤皮肤，不主张剃除阴毛。

（8）胃肠道准备：择期剖宫产者，术前日进半流质饮食，术前 8 h 禁食，4 h 禁饮。术前 1 日晚和手术当天早晨各灌肠 1 次。急诊剖宫产立即禁食禁饮。

（9）留置导尿管：进手术室前上导尿管。

（10）术前用药：遵医嘱术前用药，禁用呼吸抑制剂，做青霉素、普鲁卡因皮试。

（11）观察：观察胎心音变化、宫缩及产程进展情况。

3.记录　在护理记录单及医嘱单里做好记录并签名确认。

4.5.6　剖宫产术中护理

1.查对　认真做好查对交接工作，核查产妇身份。

2.协助摆体位　协助产妇取仰卧位，对血压下降或胎儿宫内窘迫者，可稍倾斜手术台或取侧卧位。

3.检查尿管与静脉通道　保持尿管通畅，建立静脉通道，遵医嘱输液、输血，注射宫缩剂。

4.复查　术前复查胎心音，确保胎儿存活。宫口已开者，再次行阴道检查，评估产程进展，如产程进展好，估计可以从阴道分娩者，应取消手术，改阴道分娩。

5.准备　做好接产准备和抢救新生儿准备。

6.督促　督促器械护士清点手术器械与物品。

7.新生儿护理　胎儿娩出后，正确护理新生儿（同阴道分娩），并做好记录。

4.5.7　剖宫产术后护理

1.床边交接　产妇回休养室时，病房责任护士应向手术室护士和麻醉师详细了解手术过程、麻醉类型、术中用药情况。及时测生命体征，检查输液管、导尿管是否通畅，查看伤口有无渗血，观察子宫收缩及阴道流血情况，并详细记录。

2.观察病情　术后 4 h 内，每 30 min 测血压、脉搏、呼吸 1 次。术后 3 d 内每日测体温 4 次。每日观察腹部伤口有无渗血、红肿、硬结等。定时观察阴道流血及宫缩情况。阴道流血多者遵医嘱给予缩宫剂。

3.体位　全麻病人未清醒前去枕平卧，头偏向一侧。硬膜外麻病人平卧 6~8 h，术后 12~24 h 改半卧位，有利于呼吸和恶露排除。若产妇情况良好，鼓励尽早下床活动。

4.缓解疼痛　解释疼痛原因，指导产妇翻身、咳嗽时轻按腹部两侧以减轻疼痛。于腹部系腹带减轻切口的张力，协助产妇采取舒适卧位，教会产妇深呼吸等方法缓解疼痛，必要时遵医嘱给予止痛药物。一般术后 2~3 d 疼痛自行缓解。

5.饮食　术后禁食 6~12 h 后可进食清淡流质饮食。1~2 d 后改为半流质饮食，肛门排气后进普食。

6.尿管　术后留置导尿管 24 h，拔管后注意产妇排尿情况。

7.保持外阴清洁　术后每日擦洗外阴两次，防止上行感染。

8.健康教育　指导产妇做好乳房护理，保持乳头周围清洁，按需哺乳；指导做产后保健操，促进身体恢复；嘱继续保持外阴清洁，防止感染；产后 6 周内禁止性生活；术后 42 d 来院复查；避孕两年后方可再孕。

实践 4.1　缩宫素的应用及观察技术

【目的及意义】

1.晚期妊娠引产。

2.预测胎儿的储备能力。

3.纠正协调性宫缩乏力。

4.预防产后出血。

【适应证】

1.晚期妊娠引产

(1)母体方面:①某些妊娠合并症:如心脏病、慢性高血压、肾病、糖尿病等病情无法控制,继续妊娠将危及母儿生命者;②某些妊娠并发症:如子痫前期、轻型胎盘早期剥离、边缘性前置胎盘等,胎儿已成熟者;③足月妊娠胎膜破裂 12~24 h 未临产者;④急性羊水过多出现压迫症状者;⑤过期妊娠。

(2)胎儿方面:①死胎;②胎儿畸形;③胎儿生长受限、母儿血型不合。

2.催产　分娩过程中出现协调性子宫收缩乏力经一般处理无效,且无禁忌证者。

3.预测胎儿储备能力 OCT 试验

4.预防产后出血　产后子宫收缩乏力者。

【禁忌证】

1.引产禁忌证

(1)产道和胎位异常:相对或绝对头盆不称、产道阻塞(子宫肌瘤、卵巢肿瘤)、胎位异常(横位、臀位)等,估计阴道分娩有困难者。

(2)子宫异常:瘢痕子宫如有剖腹产史,子宫肌瘤剔除术史者;子宫过大如羊水过多、多胎妊娠;子宫畸形如双子宫畸形等。

(3)孕妇不能耐受分娩的负荷:如心力衰竭、重症肝肾疾病、重度妊娠高血压疾病等。

(4)胎儿宫内环境不良:如胎儿窘迫、羊水过少、过期妊娠、脐带先露、脐带脱垂。

(5)胎盘异常:如中央性前置胎盘、重型胎盘早剥、胎盘功能减退等。

2.催产的禁忌证

(1)宫缩过强、不协调性子宫收缩乏力。

(2)有明显的头盆不称,胎位异常和骨盆狭窄。

(3)胎儿窘迫。

(4)瘢痕子宫。

【操作准备】

1.护士　着装整洁,洗手,戴口罩。

2.物品　输液器 1 套、注射盘 1 套(同静脉输液法)、1 mL 注射器 1 具、输液卡、输液架、

5%葡萄糖 500 mL 或生理盐水 500 mL,缩宫素 5~10 U。

3.评估　评估孕妇的全身情况,胎儿的胎心、胎动,孕妇的宫颈成熟度、宫缩、阴道流血及骨盆等情况。

【操作方法】

1.缩宫素催产或引产的方法

(1)操作人员衣帽整洁,洗手,戴口罩。

(2)备齐用物。

(3)携带备用物至床前,核对孕妇的姓名、床号,向孕妇解释缩宫素引产或催产的目的。

(4)让孕妇取合适的体位,排空膀胱,选择合适的血管。

(5)先用 5%葡萄糖 500 mL 或生理盐水 500 mL 静脉滴注,调节为每分钟 4~5 滴,然后将 2.5 U 缩宫素加入上述液体中充分摇匀。

(6)观察:每隔 15 min 观察 1 次子宫收缩、胎心、血压、脉搏,并记录。

(7)根据宫缩调滴速:无异常情况且宫缩弱时,可逐渐加快滴速,一般不超过 40 滴/min。如宫缩仍较弱,可增加缩宫素浓度至 1%,即 5 U 缩宫素加入 500 ml 葡萄糖液中,并重新调整滴数直至子宫收缩达到持续 40~60 s,间隔 2~4 min 为宜。如中期妊娠引产可稍增大浓度,根据宫缩情况,调整滴数或浓度。

(8)安置孕妇于舒适体位或左侧卧位,向孕妇交代注意事项。

(9)整理用物。

2.控制产后出血　每分钟静滴缩宫素 0.02~0.04 U,胎盘排出后可肌内注射缩宫素5~10 U。

【结果标准】

1.子宫收缩良好,无宫缩过强、血压升高、胎心异常等改变。

2.产后子宫收缩好,阴道出血明显减少。

【注意事项】

1.严格掌握适应证和禁忌证　用药前应全面询问病史、体检、宫颈检查及 Bishop 评分,排除头盆不称。

2.专人监护　因个体对缩宫素的敏感性及清除率有较大差异,故在缩宫素引产或催产过程中应专人监护,每 15 min 测一次宫缩,了解宫缩强度、持续时间、间隔时间,同时观察羊水量及性状、胎心音、血压、心率、呼吸等情况。如出现不协调性子宫收缩或子宫收缩过强(持续时间超过 1 min,间歇时间不足 2 min)、胎心异常、血压升高、胸闷、气急、寒颤、皮疹、休克等情况,应立即停止静脉滴注,并给予相应的处理。

3.防止水中毒　由于缩宫素有抗利尿作用,使水的重吸收增加,可出现少尿,应警惕水中毒的发生。一次输液量不超过 1 000 mL。

4.引产 3 天不成功应考虑其他引产方法。

实践 4.2 会阴切开缝合技术

会阴切开缝合术是产科最常用手术。阴道分娩时,为了避免会阴严重撕裂伤,减少分娩时的阻力,以利于胎儿娩出而施行的一种手术。常用术式有会阴侧斜切开术和会阴正中切开术(图 4.24、图 4.25)。

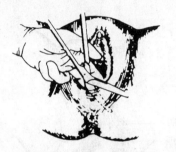

图 4.24 会阴侧斜切开

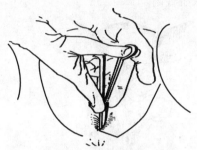

图 4.25 会阴正中切开

【目的及意义】
1.防止分娩时发生会阴软组织严重撕裂。
2.缩短第二产程。

【适应症】
1.宫缩乏力致第二产程延长。
2.阴道手术助产 如胎头吸引术、产钳术及臀位助产术者。
3.会阴裂伤可能性大 如会阴坚韧、水肿、瘢痕、会阴体过长、胎儿巨大等。
4.需缩短第二产程 如胎儿窘迫、妊娠高血压疾病、妊娠合并心脏病等。
5.预防早产儿颅内出血。

【禁忌证】
1.有出血倾向难以控制者。
2.前一次阴道分娩会阴完整且本次胎儿较小的经产妇。
3.拒绝接受手术者。

【操作准备】
1.用物准备 会阴侧切剪刀 1 把、持针器 1 把、有齿镊 1 把、无齿镊 1 把、线剪 1 把、20 mL 注射器 1 个、长穿刺针头 1 个、弯止血钳 4 把、三角针、圆针各 1 枚,1 号丝线 1 卷、0 号铬制肠线 1 根、治疗巾 4 块、纱布 10 块、带尾纱布 1 块、0.5%利多卡因 10 mL 或 0.5%～1%普鲁卡因 20 mL、生理盐水、治疗碗等。
2.心理准备 向产妇说明会阴切开的目的,取得产妇配合。

【操作方法】

1. 体位　产妇排空膀胱后取仰卧屈膝位或膀胱截石位。

2. 麻醉　常采用阴部神经阻滞（图 4.26）和局部浸润麻醉（图 4.27）。术者先抽吸 0.5% 利多卡因 5~10 mL 或 0.5%~1% 普鲁卡因 20 mL（术前皮试阴性），然后将 1 手中指、食指伸入阴道内，触及坐骨棘并作指引，另一手持带长针的注射器。于肛门与坐骨结节连线中点偏坐骨结节处注射一个小皮丘，再将针头刺向坐骨棘内侧 1 cm 处注射药液 1/2，最后将针头退至皮下，沿切口做扇形浸润注射。如拟行会阴正中切开，则在会阴体局部行浸润麻醉。药液不可注入血管内。

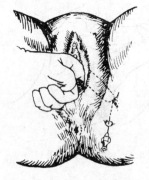

图 4.26　阴部神经阻滞麻醉

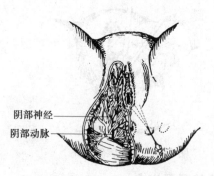

阴部神经
阴部动脉

图 4.27　会阴神经浸润麻醉

3. 切开、缝合

1）会阴侧斜切开术

（1）切开：多选用会阴左侧侧斜切开术。术者左手食、中两指伸入阴道内，置于胎先露和阴道侧后壁之间，用于保护胎儿并指示切口位置，右手持会阴侧切剪，一叶置于阴道内，另一叶置于阴道外，使剪刀切缘与会阴后联合中线向旁侧 45° 放好，如宫缩使会阴高度膨隆时可扩大至 60°~70° 角，于宫缩时剪开会阴 4~5 cm（图 4.27）。剪开后立即用纱布压迫止血或结扎止血。

（2）会阴缝合：胎盘娩出后，检查软产道有无其他裂伤，阴道内塞入带尾纱布团至子宫颈口，防止子宫腔血液外流影响手术视野。用左手中、食指撑开阴道壁，暴露阴道膜切口顶端及整个切口，用 0 号可吸收线，自切口顶端上 0.5 cm 处连续或间断缝合阴道黏膜及黏膜下组织，直到处女膜环处打结（图 4.28）。再以同样的线间断缝合肌层（图 4.29）和皮下组织，切开之下缘组织往往会略向下错开，应注意恢复解剖关系。最后用 1 号丝线间断缝合皮肤（图 4.30）。

2）会阴正中切开术

（1）会阴切开：沿会阴后联合中间垂直向下切开，通常根据产妇会阴后联合的长短，一般切开 2~3 cm。注意不要损伤肛门括约肌。

（2）会阴缝合：缝合方法同会阴侧斜切开术。首先用 0 号可吸收线，自切口顶端上 0.5 cm 处连续或间断缝合阴道黏膜及黏膜下组织，直到处女膜环处打结。切勿穿透直肠黏膜，必要时可置 1 手指于肛门内做指导。再用 1 号丝线间断缝合皮下组织及皮肤，也可采用 00 号可吸收线做皮内连续缝合。

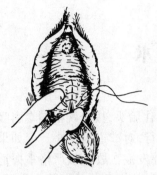
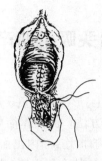
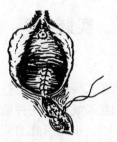
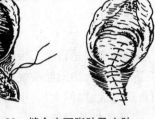

图 4.28　缝合阴道黏膜　　　图 4.29　缝合肌层　　　图 4.30　缝合皮下脂肪及皮肤

4.检查　缝合完毕取出阴道纱布团,仔细检查缝合处有无出血或血肿。常规进行肛门指检,了解有无肠线穿过直肠黏膜。如有应立即拆除,重新缝合。记录缝合针数。

【结果标准】

1.切开伤口整齐,角度、长度适宜,伤口无延长。

2.缝合对合好,深浅程度适宜,无血肿,未穿过直肠壁。

【注意事项】

1.切开时机不宜过早,一般预计胎儿娩出前 5~10 min 施行。

2.剪刀切面与皮肤垂直方向。

3.将剪刀预先放置好切开角度,待宫缩渐强致会阴体紧绷时一次全层切开皮肤黏膜。

4.剪刀应紧贴阴道黏膜和会阴部皮肤,会阴皮肤与黏膜切口内外大小应一致。

5.阴道助产术前需先导尿,排空膀胱。

6.切开后用无菌纱布压迫止血,如有小动脉出血应结扎止血。

【护理措施】

1.术前护理

(1)向产妇解释会阴切开的目的及方法,给予产妇安慰和关心,消除其恐惧紧张心理。

(2)指导产妇屏气用力。严密观察产程,掌握会阴切开时机。

2.术后护理

(1)指导产妇卧床休息,一般取切口对侧卧位,以免恶露浸渍切口影响愈合。术后 5 d 内,每日用 0.5%碘伏液或 1/5 000 高锰酸钾液擦洗外阴及切口 2 次,每次大便后,用碘伏棉球擦洗外阴。勤换会阴垫,保持外阴清洁。

(2)产后密切观察宫缩及阴道流血情况,2 h 后无异常送回母婴同室。

(3)每天观察切口情况,如有水肿或硬结,24 h 内可用 95%酒精湿敷或冷敷,24 h 后可遵医嘱用 50%硫酸镁湿热敷,或进行超短波或红外线照射,1 次/d,每次 15 min。

(4)会阴切口一般 3~5 d 拆线。若发现感染征象,应及时拆线,彻底清创、引流、换药,全身用抗生素控制感染。

实践 4.3 胎头吸引助产技术

胎头吸引术是将胎头吸引器置于胎头上,形成一定负压后吸住胎头,按分娩机制牵引吸引器,配合产力,协助胎头娩出的一种助产方法。此操作简单易行,对产道损伤小。但如果吸引负压过大、时间太长,也可引起胎儿颅脑损伤、颅内出血等并发症。故必须严格掌握适应证、必备条件及操作规程。目前常用的有锥体金属空筒(直筒形、牛角形)、扁圆形金属罩、硅胶喇叭形吸引器(图 4.31)。

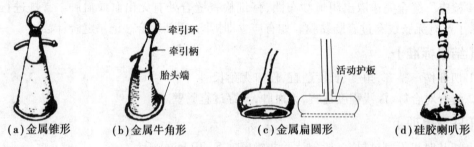

(a)金属锥形 (b)金属牛角形 (c)金属扁圆形 (d)硅胶喇叭形

图 4.31 胎头吸引器种类

【目的及意义】

1.缩短第二产程。

2.部分头位难产手法复位失败者。

【适应证】

1.子宫收缩乏力,致第二产程延长,胎头拨露达半小时,胎儿未能娩出者。

2.需缩短第二产程,如产妇有妊娠高血压综合征、妊娠合并心脏病、胎儿宫内窘迫等。

3.曾有剖宫产史或子宫壁瘢痕者,不宜在分娩时过分用力。

4.相对头盆不称,胎头内旋转受阻者,如持续性枕横位、枕后位,需要协助旋转胎头并牵引助产者。

【禁忌证】

1.头盆不称,胎位异常,如面先露、额先露、横位、臀位等。

2.产道阻塞、畸形,子宫颈癌。

3.子宫脱垂手术后,尿瘘修补术后。

4.宫口未开全,胎头先露部位置高。

【必备条件】

1.无头盆不称,顶先露,活胎。

2.胎膜已破,宫口已开全或接近开全。

3.胎头双顶径已达坐骨棘水平以下。

【操作准备】

1.物品准备　胎头吸引器 1 个,50 mL 注射器 1 个,或电动吸引器 1 台,一次性吸引管 1 根,血管钳 2 把,吸氧面罩 1 个,供氧设备,新生儿抢救物品和药品,会阴切开缝合术物品等。

2.心理准备　向产妇说明胎头吸引术助产的目的及方法,取得产妇积极配合。

3.家属签字　先向家属说明产妇情况,告知采取胎头吸引器的必要性及可能产生的并发症。常规签字。

【操作方法】

1.体位　产妇取膀胱截石位或仰卧屈膝位。

2.准备　常规消毒、铺巾、导尿。

3.阴道检查　核实是否具备实施胎头吸引术的必备条件。胎膜未破者予以人工破膜。了解会阴情况,判断是否需行会阴侧切术。

4.必要时行会阴侧斜切开。

5.放置胎头吸引器　检查胎头吸引器,确保无损坏,无漏气。将胎头吸引器头端周围涂润滑油。术者左手食、中指撑开阴道后壁,右手持胎头吸引器将其头端的下缘沿阴道后壁放入阴道内抵达胎儿顶骨后部(图 4.32),再以左手食、中指依次撑开阴道右侧壁、前壁、左侧壁,使胎头吸引器头端完全滑入阴道内,边缘与胎头顶骨贴紧。

6.检查吸引器　一手固定胎头吸引器,另一手中、食指沿胎头吸引器边缘检查一周,确定胎头吸引器头端及胎头之间是否紧贴,有无阴道壁及宫颈组织夹于其中,若有应将其推开。之后调整胎头吸引器横柄,使之与胎头矢状缝方向一致,作为旋转胎头的标记(图 4.33)。

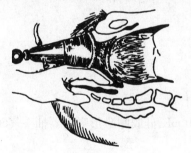 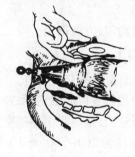

图 4.32　放置胎头吸引器　　　　图 4.33　检查吸引器附着部位

7.抽吸负压　术者左手持胎头吸引器,助手用 50 mL 注射器(或电动负压吸引器)连接胎头吸引器的橡皮导管,逐渐慢慢抽出金属胎头吸引器内空气 150~180 mL(硅胶喇叭形胎头吸引器抽 60~80 mL,电动负压吸引负压为 200~300 mmHg)形成负压,用血管钳夹住橡皮连接管(图 4.34),等待 2~3 min,使胎头吸引器与胎头吸牢。

8.牵引　待胎头与胎头吸引器衔接紧密,产瘤形成后,有宫缩时,让产妇向下屏气,同时沿骨盆轴方向,按正常胎头娩出机制,先向下,保持胎头俯屈,当胎头枕部抵达耻骨联合下缘后,再将胎头吸引器逐渐向外向上牵引,使胎头逐渐仰伸娩出(图 4.35)。如一次宫缩不能将胎儿娩出,嘱产妇于宫缩间歇放松休息,暂停牵引,等下次宫缩再牵引。牵引的手法一般为握式或者拉式(图 4.36)。胎头娩出过程中注意保护好会阴。

9.取下吸引器　当胎头双顶径牵出阴道后,松开血管钳,解除负压,取下胎头吸引器,相

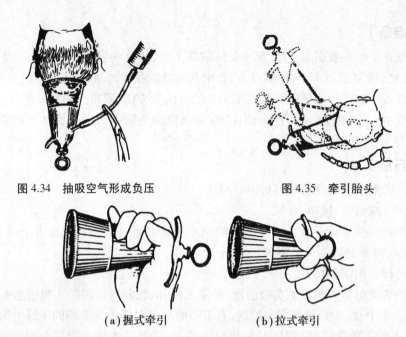

图 4.34　抽吸空气形成负压　　　　图 4.35　牵引胎头

（a）握式牵引　　　　（b）拉式牵引

图 4.36　牵引吸引器手法

继娩出胎体。

【结果标准】

1.胎头吸引器放置的方法及位置正确。

2.负压适当。

3.牵引力量均匀,方法得当。

【注意事项】

1.严格掌握适应证和必备条件。

2.胎头吸引器位置应放置正确,避开胎儿囟门。

3.形成负压适当,金属吸引器抽空气 150~180 mL、硅胶喇叭形吸引器抽空气60~80 mL、电动负压吸引负压为 200~300 mmHg。

4.牵引时有漏气或滑脱,应查找原因。若吸引器滑脱两次,牵引时间超过 10 min 仍未娩出者,需改用其他方式助娩。

5.牵拉时用力要均匀,按分娩机制牵引。

【护理措施】

1.向产妇介绍胎头吸引器助产的目的、方法及简要手术经过及手术的必要性,消除产妇紧张心理,鼓励产妇配合手术。

2.协助医生完成胎头吸引术及新生儿复苏。

3.术后注意子宫收缩、阴道出血及排尿情况。会阴侧切者,护理措施同会阴切开缝合术。

4.新生儿护理

（1）观察新生儿头皮产瘤位置、大小及头皮有无血肿、头皮损伤、颅内出血征象。

（2）观察新生儿面色、呼吸、反应、肌张力等情况，做好新生儿抢救准备。

（3）新生儿静卧 24 h，避免搬动，延迟哺乳和沐浴。3 d 内禁止洗头。

（4）遵医嘱给予维生素 K_1 10 mg 肌内注射，防止新生儿颅内出血。

实践 4.4　产钳助产技术

产钳术是用产钳牵引胎头帮助胎儿娩出的手术。常用的产钳为短弯型，分为左、右两叶，每叶由钳匙（钳叶）、钳胫、钳锁、钳柄 4 部分组成（图 4.37）。钳匙是夹持胎头的部分，有两个弯曲：①头弯：内凹外凸，以适应胎头；②盆弯：钳匙向上弯，上凹下凸，以适应骨盆之弯度。钳锁为两叶产钳交合部。钳胫位于钳匙与钳胫之间。钳柄在钳锁下方，为术者握持牵拉的部分。

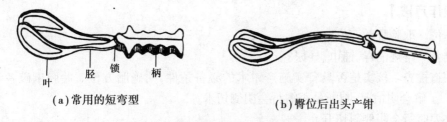

叶　　胫　锁　　柄

（a）常用的短弯型　　　　　　　　　　（b）臀位后出头产钳

图 4.37　常用产钳种类及构造

根据放置产钳时胎头在盆腔内位置高低分为四种：①出口产钳：胎头双顶径达骨盆底，先露在阴道口；②低位产钳：指胎头双顶径达坐骨棘水平以下，先露骨质最低点已达骨盆底，矢状缝已转至骨盆出口前后径上；③中位产钳：胎头双顶径已过骨盆入口，但未达坐骨棘水平；④高位产钳：指胎头尚未衔接，双顶径未过骨盆入口，先露骨质最低点未达坐骨棘水平。为降低母儿并发症，目前临床上大部分采用低位产钳术和出口产钳术。中位以上的产钳已被剖宫产所代替。

【目的及意义】

1.帮助产妇缩短第二产程。

2.使用胎头吸引术失败者。

【适应证】

1.同胎头吸引术，但不能旋转胎头。

2.胎头吸引术失败者。

3.臀位分娩后出胎头困难或面先露娩出困难者或剖宫产娩头困难者。

4.子宫收缩乏力或产妇昏迷不能增加腹压，估计用胎头吸引术会失败者。

【禁忌证】

1.绝对和相对头盆不称，胎头未衔接。胎方位异常，如额先露、颏后位、高直位等。

2.先露较高，胎头骨质部分最低点在坐骨棘水平或以上。

3.确定死胎、胎儿畸形者,尽可能行穿颅术,以免损伤产道。

4.宫口未开全。

【必备条件】

1.宫口必须开全。

2.无头盆不称。

3.活胎、胎儿无畸形,胎膜已破,如未破,可行人工破膜。

4.胎先露明确,适用于顶先露或额前位。臀位分娩只用于后出头困难时牵拉胎头。

【操作准备】

1.物品准备 产钳1副,吸氧面罩1个,余同胎头吸引术。

2.心理准备 向产妇说明行产钳术助产的目的和方法,取得产妇配合。

3.家属签字 先向家属说明产妇情况,告知采取产钳术助产的必要性及可能产生的并发症。常规签字。

【操作方法】

1.体位 取膀胱截石位。

2.准备 常规消毒、铺巾、导尿。

3.阴道检查 核实是否具备实施产钳术的必备条件,明确胎方位。胎膜未破者予以人工破膜。了解会阴情况,判断是否需行会阴侧切术。

4.必要时行会阴侧斜切开。

5.放置产钳 ①先将钳叶扣合,分清左、右两叶,上、下两面;②用润滑油涂抹钳叶外面;③放置左叶产钳:术者左手持左叶钳柄使钳叶垂直向下,右手掌面四指伸入阴道后壁和胎头之间,触及胎耳,将左叶沿右手掌面与胎头之间伸入,随之钳柄逐渐下移至水平位,钳叶逐渐深入阴道并顺势将其逐渐向逆时针方向旋转达胎头左侧耳前,将钳叶置于胎头左侧,由助手固定;④放置右叶产钳:右手垂直握持右叶钳柄,左手四指伸入阴道右后壁与胎头之间,引导产钳右叶至胎头右侧,达产钳左叶对应位置(图4.38,图4.39)。

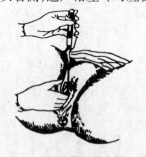 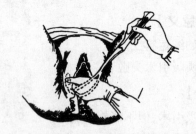

图4.38 放置左叶产钳　　　　图4.39 放置右叶产钳

6.扣合锁扣 产钳按右叶上,左叶下,左叶不动,调整右叶适应,如两钳叶放置位置正确,则两叶易扣合。如不能扣合则说明产钳位置不当,应撤下重置。

7.阴道检查 手伸入阴道,检查钳叶是否放置胎耳前,胎头矢状缝是否位于两钳叶正中。检查钳叶与胎头之间有无产道软组织或脐带夹入。

8.牵拉 ①试牵:术者左手握持钳柄,右手手掌面朝下,中指抵住胎头,食、无名指由钳柄上面钩住横突,向外牵拉,如中指远离胎头,可能有滑脱,查找原因后重上产钳。如中指与先露同时下降,证明产钳无滑脱,可以正式牵引(图 4.40);②牵引:将右手中指置于锁扣上,其余的不变,于宫缩时向外、向下缓慢牵拉,再平行牵拉,宫缩间歇时,将锁扣稍放松,以缓解产钳对胎头的压力。当胎头枕骨达耻骨联合下缘时逐渐将钳柄上提,使胎头仰伸娩出(图4.41)。同时注意保护会阴。

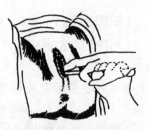

图 4.40　试牵产钳

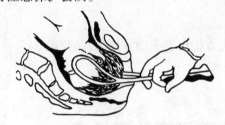
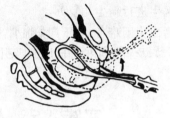

图 4.41　按产轴方法牵引

9.取下产钳　当胎头额部娩出后,即松解锁扣,先取下右叶,再取下左叶,注意应顺胎头缓缓滑出。接着按分娩机制娩出胎体(图 4.42)。

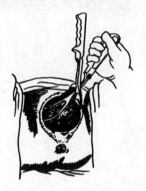
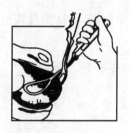

图 4.42　取下产钳

【结果标准】

1.动作轻柔、操作规范。

2.产钳放置的方法及位置正确。

3.牵引力量均匀,方法得当。

【注意事项】

1.严格掌握产钳术适应证和必备条件。

2.操作应准确,轻柔。

3.正确判断胎头入盆情况,谨防胎头水肿和变形造成的假象。

4.牵引产钳时,用力要均匀,不可用力过大、过猛,钳柄不能左右摇摆。若牵拉困难需查明原因后再牵引。

【护理措施】

1.给产妇介绍产钳助产的目的、方法及简要手术经过,消除产妇紧张心理,鼓励产妇配合手术。

2.备好手术所需器械物品,注意观察宫缩和胎心情况,指导产妇在宫缩时正确使用腹压。

3.做好新生儿抢救准备。

4.协助医生完成产钳术。

5.协助医生进行新生儿复苏。

6.臀位后出头困难者,应于产妇耻骨上方按压胎头助其俯屈,以利娩出。

7.术后产妇及新生儿护理同胎头吸引术。

实践 4.5　人工剥离胎盘技术

人工剥离胎盘术是指胎儿娩出后,术者徒手沿子宫壁剥离并取出滞留于宫腔内胎盘的手术。

【目的及意义】

促使胎盘与子宫壁分离,协助胎盘娩出。

【适应证】

胎盘粘连、胎盘剥离不全。

【禁忌证】

植入性胎盘。

【麻醉】

术者手能顺利通过子宫颈口时,可不用麻醉,如子宫颈口较紧,可肌内注射哌替啶50~100 mg,也可用全身麻醉。

【操作前准备】

0.5%碘伏液、纱布棉球若干、孔巾、手套、手术衣、导尿包等。

【操作方法】

1.产妇取膀胱截石位,导尿排空膀胱,重新消毒外阴,术者更换手术衣、无菌手套。

2.术者用一手在腹部紧握宫底,另一手五指并拢呈圆锥形沿脐带进入子宫腔,摸到胎盘边缘,手背紧贴子宫壁,四指并拢,以手掌的尺侧缘慢慢将胎盘与子宫分离,待整个胎盘剥离后,将胎盘握于手中,另一手牵拉脐带将胎盘取出(图4.43)。

【结果标准】

1.胎盘剥离完整。

2.动作轻,无子宫壁受损。

3.阴道出血减少,子宫收缩好。

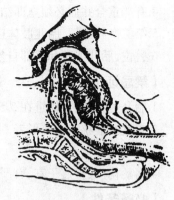

图 4.43　徒手剥离胎盘

【注意事项】

1.动作轻柔,切忌强行剥离导致子宫损伤。

2.严格无菌操作。

3.操作中若发现胎盘与子宫壁无明显界限致分离困难者,应考虑植入性胎盘,不可强行分离。

4.术后仔细检查胎盘,疑有胎盘或胎膜残留时,应再次进入宫腔探查,取出残留组织,或以纱布擦拭宫腔,必要时施行刮宫术。

5.术后给予抗生素预防感染,缩宫素加强宫缩。

【护理措施】

1.术前向产妇说明人工剥离胎盘的目的,嘱其操作时放松,取得配合。

2.备血,失血较多时,做好输液、输血准备。

3.密切观察产妇的生命体征及面色,配合医生尽快娩出胎盘、胎膜。

4.术后注意观察子宫收缩及阴道流血情况,宫缩不佳时应及时按摩子宫并按医嘱注射子宫收缩剂(如麦角新碱、缩宫素等)。

5.术后保持外阴部清洁,勤换会阴垫,注意观察有无发热、恶露异常等体征,遵医嘱用抗生素预防感染。

实践 4.6　臀牵引技术及臀位助产技术

臀位分娩时,胎儿下肢、胎臀、胎体、上肢和胎头全部由助产者牵引娩出称为臀牵引术。如臀位分娩时,胎儿脐部以下的部分自然娩出,脐部以上的部分需助产者协助娩出称臀位助产术。因胎儿臀部及下肢软而不规则,不能充分扩展软产道,故易导致胎臂上举或后出胎头困难。臀牵引术新生儿死亡率较高,对母婴损伤性较大,一般不建议采用,最好以剖宫产术取代。

【目的及意义】

协助臀位从阴道娩出,防止母儿并发症发生。

【适应证】

1.臀位出现胎儿窘迫、脐带脱垂,而宫口已开全,来不及剖宫产者。

2.双胎妊娠已娩出第一个胎儿,第二胎儿娩出困难者。

3.横位或其他异常胎位行内倒转术后宫口已开全,继而以牵引胎足娩出胎儿者。

4.有严重合并症必须立即结束分娩者。

5.第二产程延长,胎儿肢体已在盆底但仍不能自然娩出者。

6.臀位,胎儿下肢和臀部自然娩出,上肢和头部不能自然娩出者。

【禁忌证】

1.胎儿过大,胎儿体重在 3 500 g 以上者。

2.骨盆明显狭窄或畸形者。

3.宫口未开全者。

4.高龄初产、瘢痕子宫、有严重妊娠合并症或妊娠并发症者。

【必备条件】

1.无头盆不称或骨盆狭窄。

2.宫口开全,胎膜已破。

3.胎儿存活,估计胎儿体重小于 3 500 g,胎头不仰伸。

【操作前准备】

1.同产钳术。

2.备好后出头产钳。

3.做好新生儿抢救准备,准备好相关仪器设备,如新生儿复苏器械一套。

【操作方法】

1.体位　产妇取膀胱截石位。

2.消毒、铺巾、导尿。

3.阴道检查　确定胎方位、先露高低及宫口是否开全、产道有无畸形,会阴条件等。

4.会阴侧切开　会阴条件差者作阴部神经阻滞或局部浸润麻醉后行会阴侧切术。若估计牵引困难或盆底组织较紧者,则可行硬膜外或全身麻醉。

5.牵出下肢及臀部(下面以骶右前位为例)　足先露或混合性臀先露时,一手伸入阴道内以食指置于两踝之间握住胎儿双足,或用中、食指夹住一胎足牵出阴道。牵引时应将足跟转向上方(图 4.44)。单臀先露,臀部位置较低时,术者可用一手的食指钩住胎儿前腹股沟稍下降后,另一手的食指钩住对侧的腹股沟,双手同时用力牵引,臀部下降,下肢随之娩出(图 4.45)。

6.牵出躯干　胎臀娩出后,用无菌巾裹住胎体,双手握住胎儿髋关节,拇指置于骶部,其余四指握持髋部,向下牵拉躯干,一边牵引,一边保持胎儿背部朝上,使胎儿成俯卧姿势,双肩径与骨盆入口斜径或横径一致,以便通过骨盆入口(图 4.46)。

7.牵引胎肩及上肢　当牵引至肋缘、肩胛下角相继露出后,将胎背转向母体一侧,向后下方牵引,胎儿的前肩即下降至耻骨联合下。此时,可用两种方法娩出肩部及上肢:①滑脱法:术者右手握持胎儿双足,向上提起,使后肩显露会阴,再用左手的食、中指伸入阴道,由后肩沿上臂按压肘关节,协助后臂及肘关节沿前胸滑出阴道(图 4.47)。然后将胎体放低,前肩由耻骨弓下自然娩出或用右手中、食指伸入阴道内帮助前肩及上肢娩出。

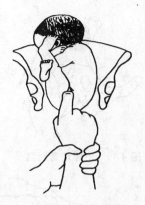

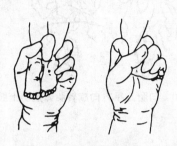

图 4.44　握持胎足的方法　　　　　　　图 4.45　一手钩住腹股沟

②旋转胎体法:用消毒巾包裹胎儿臀部,双手拇指在背部,其余四指在腹侧,握住胎臀,将胎臀逆时针旋转 180°,同时向下牵拉,使前肩及前臂从耻骨弓下娩出(图 4.48)。然后,将胎背顺时针旋转,使后肩及后臂转至耻骨弓下娩出。

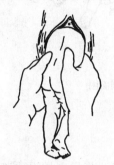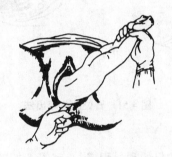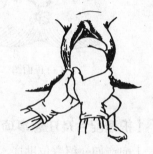

图 4.46　胎儿双肩径通过骨盆入口　图 4.47　滑脱法娩出上肢　图 4.48　旋转胎体法娩出上肢

如果胎儿臂上举导致上肢娩出困难时,术者可将一手伸入阴道,置前臂肘窝处,向胸前方法下压,使肘关节屈曲,上肢沿胎儿面部及胸前滑下娩出(图 4.49)。如果上肢举至枕后,用上述方法不能解脱,可用双手握持胎儿髋部,将胎体稍稍送回阴道一段,然后向胎儿手所指方向旋转 180°(图 4.50),使上肢屈曲到胸前娩出,再向相反的方向旋转胎体,娩出另一上肢。

8.牵引胎头　胎肩及上肢娩出后,将胎背转向正前方,使胎头矢状缝与骨盆出口前后径一致,助手在耻骨联合上方下压胎头,使胎头俯屈。同时术者将胎体骑跨在左前臂上,左手中指伸入胎儿口内压住下颌,食指和无名指置于两侧上颌骨部,使胎头俯屈,右手中指压低胎头枕部,食指和无名指置于胎儿双肩及锁骨上(不可置于锁骨上窝,以免损伤臂丛神经)。两手一同协助用力,沿产轴向下牵引胎头(图 4.51)。当胎头枕部达耻骨联合下缘时,将胎体上举,以枕部为支点,使胎儿颏部、口、鼻、额部及顶部相继娩出。

【结果标准】

1.动作轻柔,操作规范。

2.无并发症发生。

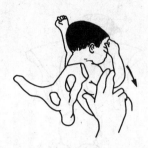 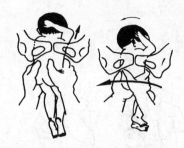

图 4.49 下压前臂肘窝　　　　　图 4.50 向胎儿手方向旋转胎体娩出上肢

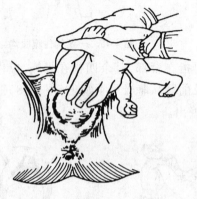 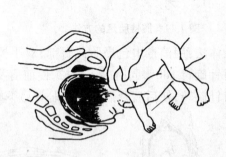

（a）正面图　　　　　　　　　（b）侧面图

图 4.51 臀位胎头牵出法

【护理配合及注意事项】

1.向产妇介绍臀位助产术的目的和过程,耐心解答产妇的疑问,指导产妇采取正确的应对方式,减轻心理负担,积极配合医生顺利进行手术。

2.保证术中器械物品供应。做好新生儿窒息抢救准备。

3.分娩过程中要严密监测子宫收缩、胎心音变化及产妇的生命体征,正确指导产妇用腹压。

4.术前应充分考虑适应证和必备条件,如估计阴道分娩有困难时,应及早行剖宫产术。

5.操作时,术者应沉着敏捷,动作轻柔准确,严格按照分娩机制娩出胎儿,避免暴力而造成产伤。

6.在臀位助产术操作中脐部至胎头娩出不宜超过 8 min,否则胎儿将出现窒息而死亡。在估计胎头娩出有困难时,须尽早决定用后出头产钳助产。

7.术中发现头盆不称或胎儿畸形或胎儿死亡,应改行毁胎术。

8.术中要注意保护会阴,胎儿娩出后要仔细检查软产道有无裂伤。产后保持外阴清洁,会阴切口按常规护理。

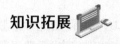

臀位后出胎头产钳助产

　　臀位助产及臀位牵引术后出头困难时,可用臀位后出头产钳助产。可协助迅速娩出胎头,抢救胎儿。如使用正确,可避免产伤如臂丛神经受损、颈椎脱臼、胸锁乳突肌受损、锁骨骨折。手术操作:助手提起胎足或用消毒巾兜起胎体,术者左手持左叶钳,沿骶骨滑向胎头的右侧,右手持右叶钳滑向胎头的左侧,扣合后按产轴方向进行牵拉,先向下,使胎头俯屈,当胎头枕骨抵达耻骨弓下时,将产钳与胎体同时上提,使胎头缓慢仰伸,当额部从阴道口露出时,松锁扣,取钳,娩出胎头。

实践 4.7　肩难产助产技术

　　胎头娩出后,胎儿前肩被嵌顿于耻骨联合上方,用常规助产方法不能娩出胎儿双肩,称肩难产。

【目的及意义】

　　解除娩肩困难。

【高危因素】

　　引起肩难产的高危因素包括:①巨大儿:是引起肩难产的首位因素,约10%的巨大儿发生肩难产;②妊娠合并糖尿病:糖尿病合并妊娠和妊娠期糖尿病孕产妇更容易发生巨大儿;③过期妊娠:如胎盘功能正常易发生巨大儿;④既往肩难产史:既往有肩难产史的产妇,再次妊娠发生肩难产的概率为7.3%~25.0%;⑤产程异常:胎儿双顶径≥10 cm者,发生头盆不称时,胎头高于耻骨联合平面,即跨耻征阳性,表现为第一产程延长。若胎头能入盆,但是胎肩周径和胸径较大者,胎头下降迟缓,表现为第二产程延长;⑥骨盆异常;⑦孕妇肥胖和(或)孕期体量增加过快:此类患者都与发生巨大儿这一高危因素相关,从而导致肩难产的发生;⑧使用胎头吸引器或产钳等。经研究认为存在上述危险因素的孕产妇更容易发生肩难产,但是由于缺乏精确的检查方法,肩难产仍难以做到准确预测。

【对母儿的影响】

　　肩难产是一种产科急症,可突然发生,由于胎肩嵌顿,可导致严重不良妊娠结局。

　　1.对母体影响　①产后出血、会阴阴道裂伤最常见;②子宫颈撕裂、子宫破裂;③膀胱麻痹;④生殖道瘘管;⑤产褥感染等。

　　2.对胎儿及新生儿影响　①新生儿臂丛神经损伤最常见;②胎儿窘迫、新生儿窒息;③锁骨骨折,严重的导致新生儿颅内出血,神经系统异常,甚至死亡等。

【诊断】

当胎头娩出后,胎颈回缩(即"海龟"征),胎儿双肩径位于骨盆入口上方,使胎儿颏部紧贴会阴,胎肩娩出受阻,正常的宫缩无法使胎肩娩出,阴道检查排除颈部和胸部畸形即可作出肩难产的临床诊断。

【操作步骤】

一旦发生肩难产,应保持镇静,首先清理胎儿呼吸道,保持呼吸道通畅,阴道检查,排除胎儿颈部和胸部畸形,确认是由于胎儿过大引起的肩难产后,采取下列步骤和方法进行处理。

肩难产的处理步骤和方法可总结为:叫、麻、导、切、屈、压、旋、后、趴。

1.呼叫 一旦发生肩难产,应立即呼叫,请有经验的产科医师、新生儿科医师及麻醉师到场协同抢救,迅速有效地处理。时间尽量控制在 4~6 min 娩出胎头。切勿盲目牵拉或旋转胎头。停止腹压、不建议按压子宫,因为按压子宫使胎儿前肩不断撞击坚硬的耻骨只会使问题更加严重,增加胎儿和产妇的损伤风险。

2.麻醉 可采用吸入性麻醉。

3.导尿。

4.会阴切开 进行会阴切开或加大切口,以增加阴道内操作空间。

5.屈大腿法(McRoberts 法) 产妇平躺,双腿极度屈曲贴近腹部,双手抱膝,头部抬高,下颌贴近胸部,由此减小骨盆倾斜度和腰骶角度,使嵌顿在耻骨联合上的胎儿前肩自然松解(图 4.52)。同时适当用力向下牵引胎头而娩出前肩。此方法简单、母儿并发症少,为肩难产处理的首选方法,是肩难产唯一必须实施的处理方法。

6.耻骨联合上方压前肩法 让助手在产妇耻骨联合上方触到胎儿肩胛骨后方,向胎儿腹部按压,使胎儿双肩周径能轻度缩小(图 4.53)。如果尝试 30 s 失败后,则考虑下一步的处理方法。

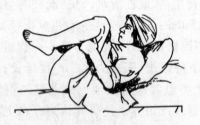

图 4.52 肩难产屈大腿助产法

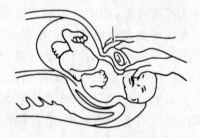

图 4.53 肩难产压前肩法

联合使用屈大腿法和压前肩法可提高成功率,研究结果显示,联合屈大腿法和压前肩法能解决约 88% 的肩难产。

7.旋肩法 操作者以食指、中指进入阴道内,紧贴胎儿最易触及的胎肩,向前胸方向旋转,使肩膀内收并旋转至骨盆的斜径上,使嵌顿的前肩松解,该方法又称之为 Rubin 法。另一种为 Woods 旋转法,紧贴胎儿后肩背部,向侧上旋转双肩 180°,助手同时协助胎头向同侧旋转,后肩变成前肩时娩出。操作时胎背在母体右侧用左手,胎背在母体左侧用右手(图 4.54)。

8.牵后臂娩出后肩法　操作者手沿着骶骨伸入阴道,握住胎儿的后上肢,使其肘关节屈曲于胸前,以洗脸的方式娩出后臂,从而协助后肩娩出。切忌抓胎儿的上臂,以免肱骨骨折。

9.四肢着地法　让产妇双手和双膝着地,重力的作用或这种方法使骨盆的径线改变,可能会解除胎肩嵌顿状态。在使用以上操作方法时,也可考虑使用此体位。

上述方法无效时可断锁骨以缩小肩径,娩出胎儿或将胎头推回阴道内,改行剖宫产。

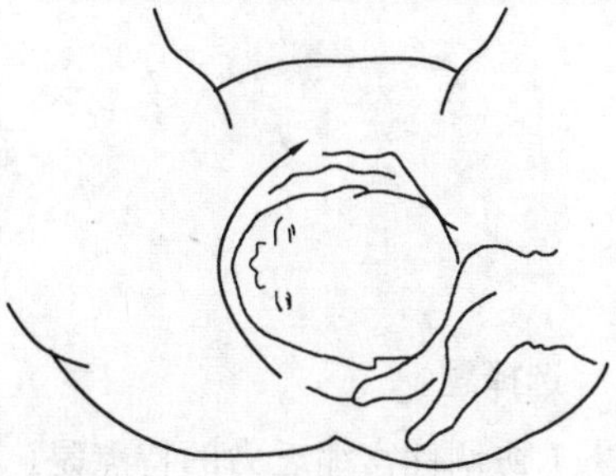

图 4.54　旋肩法

【结果标准】

1.判断准确,呼叫处理及时。

2.动作轻柔,操作规范。

3.能顺利将肩部娩出。

4.无并发症发生。

【注意事项】

1.一旦发生肩难产,应保持镇静,不要慌张。

2.立即清理胎儿呼吸道,保持呼吸道通畅。

3.立即行阴道检查排除胎儿畸形。

4.切勿盲目牵拉或旋转胎头、按压子宫。

5.确定肩难产立即呼叫,请有经验的产科医师、新生儿科医师及麻醉师到场协同抢救,迅速有效地处理。

6.产后认真检查软产道,预防产后出血和感染。

知识拓展

美国妇产科学会关于肩难产处理七字口诀 HELPERR

（1）Help:请求帮助,通知产科,麻醉科,新生儿科医生到场。

（2）Evaluate:估计是否需要切开会阴(初产妇或产道挛缩狭窄或需进入阴道操作时才考虑切开)。

（3）Legs:屈大腿(McRobert 体位):助手将产妇双大腿猛力屈向腹壁,使耻骨联合上移,解除对胎肩的梗阻。同时进行步骤(4)。

（4）Pressure:助手在产妇耻骨上按压以松动前肩,手法同心外按压。

（5）Enter:手入阴道,内收肩胛以缩小双肩径,并将之推向骨盆斜径上。

（6）Remove:后肩娩出法,手深入阴道,压屈后肘使其屈曲于胸前,以洗脸式牵拉出后臂,后肩随即娩出。

（7）Roll:翻转孕妇体位成掌膝位。

思考题

选择题

1.协调性宫缩乏力的特点是(　　)。

A.容易出现胎儿宫内窘迫　　　　　　　　B.产妇腹痛难忍

C.可致急产　　　　　　　　　　　　　　D.子宫收缩力无对称性,极性倒置

E.子宫收缩的高峰期子宫按压仍软

2.会阴缝合后最为重要的是(　　)。

A.常规清点器械纱布　　　　　　　　　　B.取出纱布,常规肛门检查

C.常规阴道检查　　　　　　　　　　　　D.常规消毒皮肤

E.常规给予止痛剂

3.剖宫产术式最为常用的是(　　)。

A.子宫下段剖宫产术　　　　　　　　　　B.子宫体剖宫产术

C.腹膜外剖宫产术　　　　　　　　　　　D.子宫底部剖宫产术

E.剖宫产子宫切除术

4.下列有关会阴切开术后护理的叙述中,错误的是(　　)。

A.嘱产妇向切开侧卧位　　　　　　　　　B.术后 5 d 内擦洗外阴

C.伤口肿胀时湿热敷　　　　　　　　　　D.嘱产妇向健侧卧位

E.正常伤口 3~5 d 拆线

5.胎头吸引术牵引时间一般不超过(　　)。

A.5 min　　　　　B.10 min　　　　　C.15 min　　　　D.20 min　　　　E.25 min

6.关于剖宫产术后的护理,下列错误的是(　　)。

A.观察子宫复旧情况,定时按摩子宫　　　B.保持外阴清洁,每天擦洗 2 次

C.初次哺乳必须清洗乳房　　　　　　　　D.鼓励产妇早期下床活动

E.术后 6 h 给流质饮食牛奶即可

7.初产妇,足月临产 4 h 入院,入院时,宫缩强,4 h 后转弱为 30 s/5 min,胎心好,经缩宫素静脉点滴后子宫颈口开全顺利分娩,此分娩应属于(　　)。

A.第一产程延长　　　　　　　　　　　　B.潜伏期延长

C.活跃期延长　　　　　　　　　　　　　D.正常分娩经过

E.滞产

8.初产妇,孕 40 周,临产后入院,检查:孕妇极度痛苦,喊叫不已,腹部与孕周相符合,宫缩强弱不一,宫缩间歇宫体不完全放松,胎心 160 次/min,宫口开大 2 cm,羊水胎粪污染,下列诊断正确的是(　　)。

A.协调性子宫收缩乏力　　　　　　　　　B.不协调性子宫收缩乏力

C.协调性子宫收缩过强　　　　　　　　　D.不协调性子宫收缩过强

E.宫缩正常

9.初产妇,30 岁,临产 5 h,宫口开大 3 cm,胎膜未破,胎心 140 次/min,宫缩 30 s/5 min,无头盆不称,此时首先的护理措施是(　　)。

A.吸氧　　　　　　　　　　　　B.肥皂水灌肠

C.人工破膜　　　　　　　　　　D.观察宫缩

E.听胎心

10.某初产妇,一般情况良好,胎儿足月,枕右前位,胎心 130 次/min,规律宫缩已 18 h,宫口开大 3 cm,宫缩较初期间歇时间长,10~15 min 1 次,持续 30 s,宫缩高峰时子宫不硬,经检查无头盆不称。对该产妇护理中不正确的是(　　)。

A.做好心理护理　　　　　　　　B.鼓励产妇进食

C.指导产妇6~8 h 排尿 1 次　　　D.严密观察产程进展

E.定时听胎心音

11.初产妇30 岁,第一产程中出现继发性宫缩乏力,需用缩宫素加强宫缩,下列用法正确的是(　　)。

A.静脉推注　　　　　　　　　　B.穴位注射

C.肌肉注射　　　　　　　　　　D.鼻黏膜滴入

E.稀释后静脉滴注

(徐元屏　张艳艳)

任务5 围生儿的护理

5.1 胎儿窘迫的护理

案例导入

王女士,孕1产0,孕42⁺⁴周,自觉胎动明显减少4 d,来医院检查:体温,呼吸,脉搏均正常,血压128/80 mmHg。产检:ROA,胎头未入盆,胎心率168次/min,B超测双顶径8.9 cm,见胎儿颈部有脐带回声,胎盘Ⅲ级呈老化胎盘图像,最大羊水池深度2.3 cm。

请问:王女士的胎儿出现了什么问题? 是什么原因造成的? 应采取哪些护理措施?

胎儿窘迫(fetal distress)是指胎儿在子宫内因急性或慢性缺氧危及胎儿健康和生命的综合症状,发病率为2.7%~38.5%。胎儿窘迫可分为两种:急性胎儿窘迫,多发生在分娩期;慢性胎儿窘迫,常发生在妊娠晚期。慢性胎儿窘迫在临产后往往表现为急性胎儿窘迫。

　　胎儿窘迫的基本病理变化是缺血缺氧引起的一系列变化。胎儿对宫内缺氧有一定代偿能力,首先交感神经兴奋,使血压上升,心率加快。当缺氧继续加重,无氧酵解使丙酮酸、乳酸等增加,胎儿血 pH 值下降,导致代谢性酸中毒,则迷走神经兴奋,胎儿心率减慢,肠蠕动亢进,肛门括约肌松弛使胎粪排出,羊水被胎粪污染,易发生吸入性肺炎。孕期慢性缺氧,使子宫胎盘灌注下降,导致胎儿生长受限,肾血流减少引起羊水过少。脐带因素的胎儿缺氧常表现为胎心突然下降或出现反复变异减速,可出现呼吸性酸中毒,如不解除诱因,则可发展为混合性酸中毒,造成胎儿损伤。在缺氧过程中,胎儿的中枢神经系统及脑细胞最敏感,严重者可导致胎儿死亡或留下后遗症,如脑瘫、智力低下等。

【护理评估】

　　1.健康史　母体血液含氧量不足、母胎间血氧运输及交换障碍、胎儿自身因素异常,均可导致胎儿窘迫。

　　(1)急性胎儿窘迫:①脐带异常:如脐带绕颈、脐带扭转、脐带打结、脐带脱垂、脐带过长、脐带过短、附着于胎膜等。②胎盘灌注急剧减少:如前置胎盘、胎盘早剥,因出血导致的休克;缩宫素使用不当、急产等,因宫缩过强,影响子宫胎盘血流。③过量应用麻醉剂、镇静剂,抑制了呼吸。

　　(2)慢性胎儿窘迫:①母体血氧含量不足:如妊娠合并心脏病、重度贫血、严重肺部疾患等;②子宫胎盘血液灌注不足:如妊娠期高血压疾病、慢性肾炎、糖尿病、过期妊娠;③胎儿自身因素:如胎儿畸形、母儿血型不合、胎儿贫血、胎儿宫内感染、胎儿严重的心血管疾病、呼吸系统疾病、颅脑损伤、颅内出血等。

　　在评估健康史时,判断有无导致胎儿窘迫的这些因素存在。

　　2.身体状况

　　(1)急性胎儿窘迫:多发生于分娩期。①胎心率改变:是急性胎儿窘迫最早的重要表现,早期胎心率加快,达 160~180 次/min,以后减慢至 100~120 次/min,且不规则。胎心音若小于 100 次/min,为胎儿严重缺氧的危险征象。②胎动异常:胎儿缺氧的早期,表现为胎动过频,是胎儿因缺氧所致的挣扎状态。若缺氧未纠正或加重,胎动减少,继之可消失。胎动消失一般出现在胎心音消失之前。但在临产阶段,由于宫缩干扰,产妇对胎动的敏感度下降,对胎动的判断往往不够准确。③羊水胎粪污染:胎儿可在宫内排出胎粪,影响胎粪排出最主要因素是孕龄,孕周越大羊水胎粪污染的概率越高,某些高危因素也会增加胎粪排出的概率,如妊娠期肝内胆汁淤积症,分娩中出现羊水胎粪污染的占 10%~20%。羊水中胎粪污染不是胎儿窘迫特有征象。出现羊水胎粪污染时,如果胎心监护正常,不需进行特殊处理;如果胎心监护异常,存在胎儿宫内缺氧情况,会引起胎粪吸入综合征(MAS),造成不良结局。④酸中毒:胎儿头皮血气分析,血 pH<7.20(正常值 7.25~7.35),PO_2<10 mmHg(正常值 10~30 mmHg),PCO_2>60 mmHg(正常值 35~55 mmHg)。

　　(2)慢性胎儿窘迫:多发生于妊娠晚期,往往延续至临产并加重,主要表现为:①胎动减少或消失:12 h 胎动少于 10 次为胎动减少。临床上常见胎动消失 24 h 后胎心音消失。故胎动异常是慢性胎儿宫内窘迫最早的信号。②胎儿生长受限:持续性慢性胎儿缺氧,胎儿宫内发育受阻,胎儿小于同期妊娠水平。

　　3.心理—社会支持状况　评估孕产妇及家属是否因为胎儿遭遇生命危险而出现焦虑情

绪及程度。评估胎儿死亡的孕产妇及家属的感情创伤及程度。

4.辅助检查

（1）胎盘功能检查：胎儿窘迫的孕妇可于妊娠末期连续多次测定尿 E_3 在 10 mg/24 h 以下，或者 24 h 尿 E_3 急剧减少 30%~40%提示胎盘功能减退。

（2）胎心电子监测：出现以下情况，提示胎儿缺氧严重：①基线变异频率<3 次/min；②在无胎动与宫缩时，胎心率>180 次/min 或<120 次/min 持续 10 min 以上；③NST 无反应型；④OCT频繁出现晚期减速、变异减速。

（3）破膜后采集胎儿头皮血做血气分析：pH < 7.20，PO_2 < 10 mmHg（正常值 15~30 mmHg），PCO_2>60 mmHg（正常值 35~55 mmHg），提示代谢性酸中毒。

（4）羊膜镜检查：可见羊水浑浊，呈浅绿色、黄绿色甚至棕黄色。

5.治疗原则及主要措施

（1）急性胎儿窘迫：寻找原因，及时纠正，提高母体血氧含量、改善胎儿缺氧状态，尽快终止妊娠。轻者嘱产妇左侧卧位、吸氧、停用缩宫素、静脉点滴葡萄糖和维生素 C 治疗。对病情紧急处理未见好转者，宜酌情结束分娩。

（2）慢性胎儿窘迫：应针对不同疾病预防，并结合孕周、胎儿成熟度和胎儿窘迫程度等情况进行处理。胎儿未足月者，应改善胎盘供血，左侧卧位、定期吸氧，积极治疗妊娠合并症和并发症，尽量保守治疗争取延长孕周，同时促胎肺成熟，争取胎儿成熟后终止妊娠；如果已接近足月或胎儿已成熟，胎儿生存机会极大，应考虑剖宫产术终止妊娠。

【护理诊断】

1.气体交换受损（胎儿）　与胎盘子宫的血流改变、血流中断（脐带受压）或血流速度慢（子宫—胎盘功能不全）有关。

2.焦虑　与担心胎儿宫内安危有关。

3.预感性悲哀　与胎儿有死亡的危险有关。

【护理目标】

1.胎儿宫内情况改善。

2.孕妇焦虑减轻或解除。

3.产妇能够接受胎儿死亡的现实。

【护理措施】

1.一般护理　嘱孕产妇左侧卧位，保证足够睡眠，鼓励进食营养丰富、易消化的食物。面罩吸 100%纯氧，10 L/min，每次 30 min，间隔 5 min。

2.病情观察　指导孕妇自我监测胎动。勤听胎心音，一般每 15 min 听 1 次胎心音或进行胎心监护，注意其频率和节律的变化，同时观察羊水的量、颜色和性状，判断其污染的程度。

3.医护治疗配合

（1）遵医嘱给药：如遵医嘱给予 5%碳酸氢钠 100~200 mL 纠正酸中毒；以 50%葡萄糖液 80~100 mL，维生素 C 0.5~1.0 g 静脉滴注增加胎儿组织对缺氧的耐受力。

（2）协助医生对因处理：如为缩宫素使用不当造成宫缩过强而致胎心率异常，应停止滴注,并继续观察是否转为正常,同时给予宫缩抑制剂抑制宫缩;如为脐带脱垂应协助医生行脐带还纳术。

(3)协助医生结束分娩:经积极治疗,胎儿窘迫仍未缓解,应协助医生及时进行阴道手术、助产术或剖宫产术,同时做好新生儿窒息抢救和复苏的准备。

4.心理护理　将胎儿的真实情况告诉孕产妇及其家属,提供医疗措施的目的、操作过程、预期结果及产妇需要的配合等相关信息,使孕产妇情绪稳定,减轻她们的焦虑,并帮助其面对现实。

如果胎儿不幸死亡,可安排一个远离其他婴儿和产妇的单人房间,允许家人陪伴,鼓励他们诉说悲伤,接纳其哭泣及抑郁的情绪,鼓励产妇及家属用倾诉、哭泣、抚摸等方式来宣泄情绪,做好心理疏导,提供支持与关怀。

5.健康教育

(1)指导孕妇定期产前检查,有高危妊娠者应增加产前检查次数,酌情提前住院。

(2)教会孕妇自我监护,发现异常及时到医院作进一步检查。

【护理评价】

1.胎儿宫内情况是否改善,胎心率为 120~160 次/min。

2.孕产妇是否有效地应对焦虑,叙述心理和生理上的舒适感有所增加。

3.孕产妇是否接受胎儿死亡的现实,情绪平稳。

5.2　正常新生儿的护理

5.2.1　出生后 24 h 内新生儿的护理

【护理评估】

1.健康史

(1)既往史:了解家属的特殊病史,母亲既往妊娠史。

(2)本次孕产史:本次妊娠的经过,胎儿生长发育及其监测结果;详细了解分娩方式及经过,产程中胎儿情况。

(3)新生儿出生史:新生儿出生时间、体重、性别,Apgar 评分及出生后检查结果等。

(4)新生儿记录:检查出生记录是否完整,包括床号、住院号、母亲姓名、性别、分娩时间、新生儿脚印、母亲手印是否清晰,并与新生儿身上的手圈核对。

2.身体状况　一般在出生 24 h 内进行。评估时注意保暖,可让产妇或家属在场以便指导。

(1)生命体征

1)心率:通过心脏听诊或触摸颞动脉获得。正常为 120~140 次/min,深睡时可慢至 100 次/min,啼哭时则快至 160 次/min,持续性的≥160 次/min 或≤120 次/min 为心动过速或心动过缓。心动过速常见于呼吸窘迫综合征,而心动过缓则应怀疑有否先天性传导阻滞。

2)呼吸:一般在新生儿安静时测,并测满 1 min。正常为 40~60 次/min。母亲产时麻醉剂、镇静剂的使用或新生儿产伤可使新生儿呼吸减慢;迅速地改变室内温度及早产儿可出现呼吸过快;持续性的呼吸过快见于呼吸窘迫综合征、膈疝等。

3)体温:一般测腋下体温。正常为 36~37.2 ℃,体温低于 36 ℃见于室温较低、早产儿或感染等情况,体温超过 37.5 ℃见于室温高、保暖过度或脱水等情况。

(2)体重:一般在沐浴后测裸体体重、正常新生儿出身体重为 2 500~4 000 g。体重<2 500 g见于早产儿或足月小样儿,体重≥4 000 g见于父母身材高大、多胎产妇、过期妊娠或孕妇糖尿病等。

(3)身高:为头顶最高点至脚跟的距离。正常为 45~55 cm,新生儿身高与遗传等多种因素有关。

(4)皮肤黏膜:正常新生儿出生时皮肤有胎脂覆盖,皮肤呈粉红色,皮肤苍白常见于心血管疾病、中枢神经系统损伤、失血等情况。评估是否有胎记等。正常新生儿出生 1 日内不应有黄疸出现,也没有皮肤水肿。

(5)大小便:正常新生儿出生后不久即排小便。出生 24 h 内应排胎粪,如 24 h 尚无大便应检查是否有消化系统发育异常如肛门闭锁等,一般可用肛表探查,将肛表插入肛门内3~5 cm。

(6)肌张力及活动情况:正常新生儿肌张力正常、反应灵敏、哭声响亮,如哭声异常提示大脑损伤或有其他异常,嗜睡时应给予刺激,引起啼哭后观察。

(7)反射:评估各种反射是否存在,以了解新生儿神经系统的发育情况。正常新生儿在其出生时就存在一些先天性的反射活动,有些是持久存在的,如觅食、吸吮、吞咽等反射及对疼痛、寒冷、强光等的反应,拥抱反射、握持反射等则随着小儿发育逐渐减退,一般于出生后3~4个月消失。各种反射活动该出现时不出现或不能及时消退或反射不对称都提示神经系统异常。

5.2.2　新生儿日常评估

如入室评估没有发现新生儿异常,转为 8 h 评估 1 次或每天评估 1 次,做好评估记录,如有异常则增加评估的次数。评估的内容包括:

1.生命体征　包括体温、脉搏、呼吸。一般情况下不测血压。

2.皮肤颜色　一般在每天沐浴时进行,如面色苍白或青紫提示呼吸不畅或心功能不全。注意有无皮肤斑点、脓疱或黄疸,如黄疸出现过早、程度严重、持续不退或消失后再现都视为不正常,应检查原因。

3.肌张力及活动情况　正常新生儿肌张力正常、反应灵敏、哭声响亮,如哭声异常提示大脑损伤或有其他异常,嗜睡时应给予刺激,引起啼哭后观察。

4.喂养情况及大小便情况　观察进食的量、进食后有无恶心、呕吐、溢乳等。给新生儿哺乳后胎粪逐渐变金黄,呈糊状。一般每日排便 3~5 次。大便性状可提示喂养情况。消化不良时,排便次数增多,粪质与水分分开;喂糖过多时,大便呈泡沫状带酸味;用牛乳喂养时,大便结块并带较重的粪臭味;进食不足时,大便呈绿色,量少,次数多;肠道感染时,排便次数多,呈稀便或水样便,或带黏稠脓性并有腥臭味;接受光疗的新生儿有稀便。

5.体重　正常新生儿在生理性体重下降停止后每天增加 50 g 左右,如体重下降超过生理性下降范围,或回升过晚,或恢复时间延长,应报告医生并检查原因。

6.脐带　评估脐带颜色、分泌物色、质、量、干燥程度等。如脐部红肿或分泌物有臭味,提示脐部感染。断脐后,评估是否有脐带出血,新生儿出生后 2~6 h 内易发生脐带渗血或出血,与脐带结扎不紧、啼哭、排便时腹压增加等因素有关。

7.啼哭　新生儿娩出后即对外界环境的改变产生本能反应而啼哭。随着大脑皮层和感觉器官的发育,啼哭成为新生儿生理心理需要的表达方式,饥饿、过暖、刺激、疼痛、不适等都可引起啼哭,如哭时声音洪亮、面色红润,哺乳后哭声即停止,多表示饥饿;如啼哭呈尖声哭叫并伴烦躁,且有难产或分娩损伤史者多表示颅脑损伤。

8.亲子互动　观察母亲与孩子间沟通的频率、方式及效果。评估母亲是否存在拒绝、拒喂新生儿的行为。

5.2.3　新生儿特殊生理现象护理

【体温】

新生儿体温调节中枢发育不完善,基础代谢较低,皮下脂肪少,因此,其体温可受外环境温度的变化而波动。出生后体温迅速下降 2 ℃左右,8~12 h 后开始回升,12~24 h 稳定在36~37 ℃。特点:易受外界环境温度影响而波动。室温过高时,皮肤出汗,当体内水分不足,可发热,称为"脱水热";低温环境可能发生"新生儿硬肿症"。

【皮肤黏膜】

新生儿出生时体表覆盖一层白色乳酪状胎脂,它具有保护皮肤、减少散热的作用。新生儿口腔黏膜娇嫩,血管丰富,但因唾液腺发育不良而温度不够。两面颊部有较厚的脂肪层(称颊脂体)可帮助吸吮;在上腭中线附近可见上皮细胞堆积的灰白色小点,数周后可自行消退;牙龈线上有灰白色的斑点,俗称"马牙"或"板牙";切勿挑破以防感染。鼻尖、鼻梁、前额、唇部或颊部可见黄白色的皮脂腺淤积的粟粒大小斑点,俗称"粟粒疹";在骶部、背部、臀部可见蓝灰色的色素斑,一般在 3~4 岁自行消失。新生儿皮肤薄嫩,角质层薄且抵抗力差,易发生感染。

【乳腺肿大及假月经】

由于受胎盘分泌的雌激素影响,新生儿出生后 3~4 d 可发生乳腺肿大,2~3 周后自然消退。女婴出生 1 周内,阴道可有白带及少量血性分泌物似月经样,持续 1~2 d 后自然消失。

【生理性黄疸】

新生儿出生后,由于体内红细胞破坏增加,产生大量间接胆红素,而肝脏内葡萄糖醛酸基转换酶活性不足,不能使间接胆红素全部结合成直接胆红素排出体外,导致高胆红素血症,致皮肤、黏膜及巩膜发黄称生理性黄疸。一般发生于出生后 2~3 d,持续 4~10 d 自然消退。如黄疸出现过早、持久不退等,应视为病理状态。

【生理性体重下降】

新生儿出生后 2~4 d,由于摄入少,经皮肤及肺部排出的水分相对较多,可出现体重下降,下降范围为出生体重的 6%~9%,一般不超过 10%,4 d 后回升,7~10 d 恢复到初生时体重。如下降过多,回升过晚,应寻找原因。

5.3 早产儿及手术产儿护理

5.3.1 早产儿的护理

早产儿是指妊娠满 28 周至不满 37 足周之间分娩者,出生体重多不足 2 500 g,身长不足 47 cm 以下的活产婴儿。据统计,围生儿死亡中与早产有关者占 75%,因此防止早产是降低围生儿死亡率的重要环节之一。

【护理评估】

1.健康史

(1)了解患儿孕周,根据患儿的外表特征,如:头、毛发、囟门、耳部、皮肤、胎脂肪、乳腺、跖纹、外生殖器(男婴阴囊皱襞少,睾丸未降,女婴大阴唇不能覆盖小阴唇)等判断胎儿胎龄。

(2)了解患儿基础体温、出生体重、日龄等。

2.身体状况

(1)外观特点(表 5.1)

表 5.1　正常足月儿与早产儿的外观特点

	正常新生儿	早产儿
哭　声	响　亮	低　弱
肌张力	良　好	低　下
皮　肤	红润、皮下脂肪丰满	红嫩、皮下脂肪少
毛　发	毳毛少,头发分条清楚	毳毛多,头发细而乱
耳　壳	软骨发育良好,耳舟成形	软、缺乏软骨,耳舟不清楚
指(趾)甲	达到或超过指、趾端	未达指、趾端
乳　腺	乳晕清楚、结节>4 mm	乳晕不清、无结节或结节<4 mm
跖　纹	整个足底遍及足纹	足底纹少
外生殖器	男婴睾丸已降至阴囊 女婴大阴唇盖小阴唇	男婴睾丸未降或未全降 大阴唇不能遮盖小阴唇

(2)早产儿的生理特点:呼吸快而浅,常有不规则间歇呼吸或呼吸暂停,哭声很弱,常见青紫,易发生肺不张、肺出血、呼吸窘迫综合征;体温不升;吸吮、吞咽功能差,容易发生呕吐,导致误吸;消化吸收功能差,易发生腹胀、腹泻;神经系统的各种反射均不敏感,常处于嗜睡状态;对各种感染的抵抗力极弱。

3.心理—社会支持状况　早产儿虽然发育存在问题,但只要经过一段时间的精心护理,后期发育完善时和其他小朋友并没太大差别,所以要保持信心,不要感到失落。

【护理诊断】

1.体温过低　与体温调节中枢发育不完全有关。

2.自主呼吸受损　与呼吸中枢不成熟、肺发育不良、呼吸肌无力有关。

3.有窒息的危险　与呛奶、呕吐有关。

4.营养失调　摄入营养低于机体需要量,与吮吸、吞咽、消化吸收功能差有关。

5.有感染的危险　与免疫功能不足及皮肤黏膜屏障功能有关。

【护理目标】

1.合理营养,体重增加,无感染性疾病的发生。

2.经过治疗与护理,早产儿体温能稳定在正常范围。

【护理措施】

1.保暖　出生后即放置在暖箱中。戴绒布帽,集中护理,各项检查、治疗尽量在暖箱内进行,以减少失热。室内温度保持在 26~28 ℃,相对湿度 55%~65%。体温低或不稳定的婴儿不宜沐浴。

2.保持舒适体位　舒适的体位能促进早产儿自我安抚和自我行为控制,有利于早产儿神经行为的发展。

3.喂养　早产儿可用母乳或乳库奶喂养,必要时使用适合早产儿的配方乳。开始先试喂 2 次 10% 葡萄糖液,每次 3~5 mL,再喂稀释奶逐渐到配方奶直至达到每日需要热量。喂奶切忌过速,以免发生胃食管反流致误吸;喂奶后不要立即更换尿布以防止体位变动发生呕吐。保持半侧卧位或平卧、俯卧,头转向一侧,每 2 h 翻身、转换体位 1 次。吸吮能力差或不会吞咽的早产儿可用鼻胃管或鼻肠管喂养,每次进食前应抽吸胃内容物,如残留奶量大于前次喂奶量 1/3 以上则减量或暂停 1 次,必要时给予全静脉或部分静脉高营养。

4.预防感染　早产儿抵抗力低下,应制订严格的消毒隔离制度,严禁非专室人员进入,工作人员患感冒时不能接触早产儿。医护人员在接触早产儿前要严格洗手,以免发生交叉感染。奶具严格消毒,一人一奶瓶一奶嘴。每日行脐部、口腔护理 2 次。

5.保证有效呼吸　注意呼吸的节律和次数,如有发绀、气促、呼吸暂停及时给氧。注意有无呼吸时呻吟、呼吸窘迫发生。

6.减少外界环境的刺激　护理人员应尽力营造一个类似子宫内的安静幽暗环境。说话轻柔,走动轻柔,监护仪及电话声音设定于最小音量,使用遮光罩,24 h 内至少应保证 1 h 的昏暗照明,以保证婴儿的睡眠。

7.健康指导

(1)说明出院标准:体重 2 000 g;无呼吸暂停;能自己吸吮;在室温环境中能保持体温稳定。

(2)教会父母各种照顾技能,阐明各护理措施的重要性。鼓励母乳喂养,讲解母乳喂养的好处,母乳中所含的各种营养物质和氨基酸更加丰富,适合早产儿的营养所需。

(3)建立健康管理卡、预防接种卡,按时预防接种,定期健康检查。

【护理评价】

1.早产儿体温是否稳定在正常范围,早产儿并发症是否降到最低。

2.呼吸是否平稳,无呼吸暂停及青紫,无感染疾病发生。

3.父母的焦虑程度是否减轻,是否学会护理早产儿,并获得所需营养,体重稳步增长。

5.3.2　手术产儿的护理

手术产儿是指经剖宫产术、胎头吸引术、产钳术及臀位牵引术等手术方式娩出的新生儿。在这些手术操作过程中,如果麻醉或处理不当对胎儿或新生儿可带来一定的危害。因此,严格掌握手术指征,提高手术操作技能,加强手术产儿的护理,对减少手术产儿的伤害非常重要。

【护理评估】

1.健康史　了解手术助产的原因、手术方式、麻醉的方法及操作过程,评估有无导致新生儿危害的因素。

2.身体状况　评估生命体征是否平稳,有无面色发绀、哭闹、呕吐、抽搐等症状,判断有无颅内出血、头颅血肿、骨折及神经肌肉的损伤。

3.辅助检查　必要时行 X 线摄片、CT 检查。

4.心理—社会支持状况　评估手术产儿家长因手术助产对新生儿的影响而产生焦虑的程度。

【护理诊断】

1.皮肤完整性受损　与手术产可导致头皮及其他部位皮肤损伤有关。

2.有窒息的危险　与手术时麻醉及新生儿吸入呕吐物阻塞呼吸道有关。

3.潜在的并发症　颅内出血、头颅血肿、骨折、神经肌肉受损。

4.有感染的危险　与手术产及抢救过程中造成损伤、抵抗力降低有关。

【护理措施】

1.一般护理

(1)严格掌握助产手术的适应证和操作要领,避免胎头挤压及缺氧,遵医嘱给予维生素 K1 和维生素 C 预防颅内出血。

(2)新生儿保持绝对安静,取侧卧位,24 h 内静卧,避免搬动,3 d 内不淋浴,可在床上擦浴。各项检查和护理操作集中进行,动作轻柔,更换尿布要轻柔,必要时延迟喂奶。

2.病情观察　严密观察呼吸、面色、哭声、囟门、肌张力等四肢活动情况,注意观察有无呕吐、抽搐、发绀等症状。作好新生儿抢救准备,必要时吸氧。注意观察新生儿头皮产瘤的大小、位置,有无头颅血肿及头皮损伤,头皮出现水疱或破损,局部可涂以 1% 活力碘,保持干燥;头颅血肿者不可揉按,禁忌穿刺,早期可冷敷。

3.补充营养,必要时遵医嘱静脉补液　及时清理呼吸道,侧卧位,防止吸入呕吐物,保持呼吸道通畅,观察呼吸、面色、哭声的情况。

4.预防感染　治疗护理操作要严格无菌,所用衣物要干净,柔软;遵医嘱给予抗生素。

5.心理护理　与患儿家长沟通,告知患儿病情及治疗效果,并注意安慰与支持,鼓励家长积极参与新生儿的护理,减轻其焦虑程度。

6.健康指导　指导产妇及家属学会观察和护理患儿,继续开展功能恢复。手术产新生儿在家庭中应注意居室温度、湿度、空气流畅,减少探视,注意保暖。保持皮肤清洁,臀部干燥,预防感染。坚持母乳喂养,加强新生儿日常生活状况观察。儿保人员应增加家庭访视次数,及时了解健康、喂养和疾病等情况。

5.4　新生儿窒息护理

案例导入

　　张女士,28 岁,孕 1 产 0,妊娠 42 周末,检查骨盆无异常,胎心 120 次/min,行缩宫素静脉滴注予以引产。出生后 1 min 的新生儿,呼吸表浅,心率 90 次/min,肌张力稍松弛,对刺激无反应,喉反射减弱,全身皮肤青紫。

　　请问:该新生儿 Apgar 评分多少分? 如果你在现场,应如何配合抢救?

　　新生儿窒息(neonatal asphyxia)是指胎儿娩出后 1 min,仅有心跳而无呼吸,或未建立规律呼吸的缺氧状态。发病率为 5%~10%,是胎儿出生后常见的一种紧急情况,也是导致新生儿死亡、脑瘫和智力障碍的重要原因之一。

　　新生儿窒息的分度依据胎儿出生后 1 min、5 min、10 min 的 Apgar 评分标准。1 min 评分是判断窒息和窒息程度的依据,5 min 及 10 min 评分有助于判断复苏效果及预后。5 min 评分仍<3 分者,其死亡率及遗留神经系统受损明显增加。故新生儿窒息必须积极抢救,精心护理,以降低新生儿死亡率,预防远期后遗症。

【护理评估】

1.健康史　新生儿窒息的常见病因如下:

(1)胎儿窘迫延续:胎儿窘迫在出生前未得到纠正,胎儿缺氧较久,出生后表现为新生儿窒息。

(2)呼吸中枢受到抑制或损害:如滞产、胎头吸引及产钳术使胎儿颅内出血,脑部长时间缺氧使呼吸中枢受到损害,或接近胎儿娩出时使用镇静剂、麻醉剂,抑制了呼吸中枢。

(3)呼吸道阻塞:分娩过程中胎儿在产道内吸入羊水、黏液等,阻塞呼吸道以致新生儿无法进行气体交换。

(4)其他:早产、膈疝、肺发育不良、呼吸道畸形、心脏畸形等均可导致新生儿窒息。

在评估健康史时,判断有无导致新生儿窒息的这些因素存在。

2.身体状况　根据胎儿娩出后 1 min Apgar 评分结果,将新生儿窒息分为轻度窒息和重度窒息。轻度窒息,Apgar 评分 4~7 分,重度窒息,Apgar 评分 0~3 分(表 5.2)。

表 5.2　新生儿窒息的分度及临床表现

项　目	青紫(轻度)窒息	苍白(重度)窒息
心率	规则,强,80~120 次/min	不规则,弱,<80 次/min
呼吸	表浅或不规则	无呼吸或微弱叹息样呼吸

续表

项　目	青紫(轻度)窒息	苍白(重度)窒息
肌张力	好,四肢稍屈曲	肌张力松弛
喉反射	存在	消失
皮肤颜色	面部与全身皮肤青紫	全身皮肤苍白,口唇暗紫色
Apgar 评分	4~7分	0~3分

3.心理—社会支持状况　因为病情危急,产妇担心新生儿的安危,往往产生焦虑、悲伤心理,也因担心孩子幸存后是否存在严重的后遗症而感到恐惧和焦虑。

4.辅助检查　根据病情需要可选择性测血糖、电解质、血尿素氮及肌酐、血气分析等。必要时做 CT 检查,了解有无颅内出血。

5.治疗原则及主要措施　以预防为主,一旦发生迅速抢救及评估。由产科医生、儿科医生、助产士、护士共同实施。

估计胎儿娩出后有窒息的危险应做好复苏准备,如人员、药品、器械、氧气等,如果发生了窒息,及时按国际公认的 ABCDE 方案进行复苏。A(airway):清理呼吸道,畅通气道;B(breathing):建立呼吸,增加通气,保障供氧;C(circulation):维持正常循环,保证心搏出量;D(drug):药物治疗,纠正酸中毒;E(evaluation):评价与监护。

前三项最重要,其中 A 是根本,B 是关键,评估贯穿于整个复苏过程。呼吸、心率、皮肤颜色是窒息复苏的三大重要指标。遵循评估→决策→实施→再评估→再决策→再实施的程序,如此反复,直到复苏完成。

【护理诊断】

1.气体交换受损　与呼吸道存在羊水、黏液有关。

2.有受伤的危险　与抢救操作、脑缺氧有关。

3.有感染的危险　与机体免疫功能低下、吸入污染的羊水有关。

【护理目标】

1.新生儿呼吸道通畅,抢救成功。

2.新生儿无受伤。

3.新生儿无感染发生。

【护理措施】

1.一般护理

(1)做好复苏前准备:估计胎儿娩出后有窒息的危险应做好复苏准备。包括:①红外线辐射抢救台预热备用;②复苏器或加压给氧装置、不同型号的面罩;③婴儿喉镜(0 号及 1 号镜片)、各种型号的气管插管;④电动吸引器(负压 60~100 mmHg)、各种型号的吸痰管、洗耳球;⑤脐动脉插管包、注射器、针头等;⑥各种急救药品:1:10 000 肾上腺素、10% 葡萄糖、生理盐水、碳酸氢钠、扩容剂、多巴胺、纳洛酮等。

(2)保暖:保持适宜的环境温度(24~26 ℃)可防止新生儿耗氧增加,有利于复苏成功。

胎儿娩出后有窒息发生应将其置于 30~32 ℃的抢救台上。

（3）减少散热：用温热毛巾及时擦干体表的羊水及血迹，减少散热，维持肛温为36.5~37 ℃。

（4）调整体位：取仰卧位，头略向后仰，可在肩下垫一小包被或毛巾，使之抬高 2~2.5 cm，使颈部轻微仰伸。

2.配合医生按 ABCDE 程序进行复苏　复苏人员动作迅速、准确、轻柔，避免发生损伤。

（1）清理呼吸道：胎头娩出后用挤压法清除口、鼻、咽部黏液及羊水，如羊水中混有较多胎粪，应在胎肩娩出前吸净口腔和鼻腔的胎粪。胎儿娩出断脐后，将新生儿仰卧，头稍后仰，放在温暖的复苏台上，继续用洗耳球吸出新生儿口、鼻、咽部黏液和羊水，先吸口腔再吸鼻腔，如黏稠不宜吸出，应在喉镜指导下吸净气道内的黏液，动作轻柔，负压不宜过大，避免损伤气道黏膜，每次吸引的时间不应超过 10 s，注意观察吸出物的量和性状。

（2）建立呼吸：清理呼吸道后如仍无呼吸，可采用轻拍或轻弹足底，或采用针刺人中、人工呼吸的方法帮助其建立呼吸，同时吸入氧气。人工呼吸的方法有：

1）气囊面罩正压通气。新生儿无呼吸或心率<100 次/min 立即实施气囊面罩正压通气。操作时注意摆好体位，复苏气囊接氧源，选择合适的面罩，以拇、食指握面罩，无名指固定，使之密闭于口鼻，注意不要超过下颌或遮盖眼睛（图 5.1），通气频率 40~60 次/min（如果与胸外心脏按压配合为 30 次/min），吸呼比 1∶2，压力以可见胸部起伏和听诊呼吸音正常为宜。15~30 s 后再评估，如心率>100 次/min，出现自主呼吸可予观察；如无规律呼吸或心率<100 次/min，需协助医生做气管插管加压给氧。

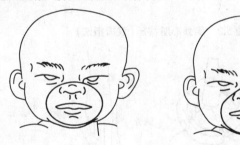

图 5.1　面罩类型与位置

2）口对口人工呼吸。将四层纱布置于新生儿口鼻上，一手托起新生儿颈部、另一手轻压上腹，以防气体进入胃内，然后对准新生儿口鼻部轻轻吹气，吹气时见到胸部稍隆起时将口离开，放在腹部的手轻压腹部，协助排气，这样一吹一压，每 min30 次，直到呼吸恢复为止。此种方法简单易行、迅速快捷，较适合医疗设备有限的基层医院。

3）托背法。将新生儿平卧，用一手托稳新生儿背部，同时吸入氧气，徐徐抬起，脊柱极度伸展，胸部上挺、横膈下移、胸腔扩大，类似吸气，然后慢慢放平，横膈上移，胸腔缩小，相当于呼气。每 5~10 s 1 次。

4）其他。如有节奏按压患儿的胸部：握住患儿的两臂向其头端之两侧伸展，然后再将两臂交叉轻压胸部，如此有节律地进行，16 次/min 左右。

5）吸入氧气。在人工呼吸的同时给予氧气吸入。用90%~100%纯度的氧快速缓解缺氧症状,如不能得到氧可给新生儿用空气进行正压通气。①鼻内插管给氧:流量<2 L/min,每秒 5~10 个气泡,避免气胸发生;②气管内加压给氧:一般维持呼吸 30 次/min,加压的压力不可过大,以防肺泡破裂,开始瞬间的压力为 15~22 mmHg,逐渐减至 11~15 mmHg。

　　(3)维持正常循环:经正压通气 30 s 后心率<60 次/min 或心率在 60~80 次/min 不再增加,应协助医生行体外胸廓按压。可采用双拇指法(图 5.2):双拇指并排或重叠于患儿胸骨下 1/3 处,其余手指环绕胸廓托在后背;中、食指法(图 5.3):使新生儿仰卧,用食、中指有节奏按压胸骨下 1/3 处,另一手或硬垫支撑患儿的背部;每 min 按压 120 次(同时行气囊面罩正压通气,每 min 按压 90 次,配合 30 次正压通气,按压次数与正压通气按 3:1 进行),按压深度为胸廓前后径的 1/3(图 5.4)。每次按压后立即放松,按压的时间与放松的时间大致相等,放松过程中,手不离开胸壁。按压有效者可摸到颈动脉和股动脉搏动。

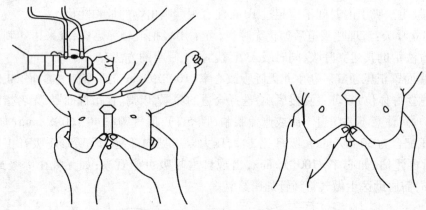

图 5.2　胸外心脏按压(双拇指法)

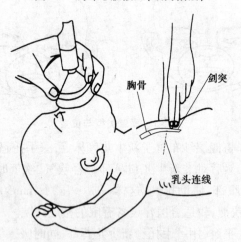

图 5.3　胸外心脏按压(中食指法)

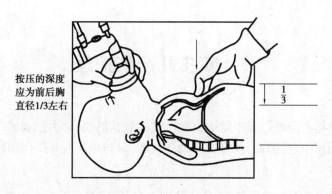

图 5.4　胸外心脏按压深度

（4）药物治疗：建立有效的静脉通道，遵医嘱予 0.1‰肾上腺素静脉注射以刺激心跳，用 5%碳酸氢钠静脉缓慢滴注以纠正酸中毒情况。低血容量者使用扩容剂。母亲用麻醉药致新生儿呼吸抑制者予纳洛酮肌内注射或静脉注射。

（5）评价：复苏过程中协助及时评价患儿情况，按 Apgar 评分标准继续评分，以确定进一步采取的抢救方法。

3.复苏后护理　新生儿窒息复苏后还需加强护理。

（1）继续保暖：维持肛温 36.5~37 ℃。

（2）保持呼吸道畅通：取交替侧卧位，适当延期哺乳，以防呕吐，以静脉补充营养，随时吸出呼吸道液体。

（3）密切观察：密切观察新生儿面色、呼吸、心率、体温、液体出入量及监测仪的指标变化，评估治疗的反应，发现异常及时报告医生，并详细记录病情及其变化。

（4）氧气吸入：复苏后可继续吸氧，直到皮肤红晕、呼吸平稳。

（5）预防感染和颅内出血：遵医嘱给抗生素预防感染，给予维生素 C 100 mg、维生素 K_1 5 mg肌注，每日 1 次，共 3 d。保持新生儿安静，延迟喂奶，暂不沐浴，各种护理和治疗操作须轻柔。

4.心理护理　抢救时避免大声喧闹，以免加重产妇担忧与不安。让母亲了解新生儿情况，给予及时疏导和安慰。若新生儿已经死亡，应选择适当的时间和机会用恰当的语言告知产妇或家属，使其情绪稳定，能接受现实。

5.健康教育　指导产妇母乳喂养和一般护理知识，窒息的新生儿应延迟哺乳，静脉补液维持营养。教会产妇及家属观察新生儿，发现异常及时就诊，对重度窒息者嘱家长观察远期表现，预防远期后遗症，对有后遗症患儿，指导家长学会康复护理方法。

【护理评价】

1.新生儿是否抢救成功，呼吸道通畅，新生儿 5 min Apgar 评分是否提高。

2.新生儿是否受伤，是否出现感染征兆。

3.新生儿是否出现并发症。

4.母亲情绪是否稳定，能否接受现实。

5.5 新生儿产伤护理

新生儿产伤是指在分娩过程中发生机械性或缺氧性损伤,常由困难的产科手术、产程延长或分娩处理不当所引起,因此,积极提高助产技术,对防止新生儿产伤非常重要。

【护理评估】

1.健康史　询问是否有产程延长、分娩处理不当、阴道助产手术等因素存在。

2.身体状况

(1)头颅血肿:是由于分娩时新生儿颅骨骨膜下血管破裂,血液积留在骨膜下所致。可因胎儿负压吸引、产钳手术等引起,亦可见于自然分娩的新生儿。一般在产后2~3 d内出现,血肿以颅骨边缘为界限,而不越过骨缝。出血多者局部可有波动感,血肿外覆盖的头皮不变颜色。头颅血肿吸收较慢,需2~3个月才能完全吸收,也有持续数年者。头颅血肿需要与胎头水肿鉴别(表5.3,图5.5)。头颅血肿多不需要特殊处理。

表5.3　头颅血肿与胎头水肿鉴别

项　目	头颅血肿	胎头水肿
部　位	骨膜下	先露部皮下组织
范　围	不超过骨缝	可超过骨缝
出现时间	产后2~3日	娩出后即存在
消失时间	产后3~8周	产后2~3日
局部特点	波动感	凹陷性水肿
处　理	静卧,肌内注射维生素 K_1 10 mg	不需处理

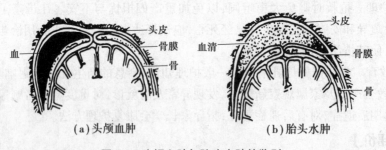

(a)头颅血肿　　　　　(b)胎头水肿

图5.5　头颅血肿与胎头水肿的鉴别

(2)新生儿骨折

1)锁骨骨折

锁骨骨折是产时损伤性骨折中最常见的一种。锁骨骨折常发生在巨大胎儿肩难产(巨大儿肩周径过大、肩部娩出困难)和臀位牵引时,顺产时偶尔见到。骨折常发生于锁骨中断,表现为患儿侧肩部活动受限,体格检查时,见局部肿胀,折断处有骨摩擦音,X线拍片即可确诊。

2）肱骨骨折

肱骨骨折大都因臀位手术产引起，臀位牵拉上肢娩出困难，强行牵拉所致。骨折多发生于骨干中段。系横断骨折，有移位。病侧上肢活动受限，抬举病侧上肢时，患儿疼痛啼哭，局部肿胀，折断处有骨摩擦音。

3）臂丛神经损伤

臂丛神经损伤发生在头位产时，当肩部不易娩出而用力拉头部时发生，或在臀位分娩时，胎头不易娩出，强拉锁骨上窝时发生臂丛麻痹。表现为手臂下垂、内旋内收贴身，前臂不能弯曲，有时有前臂小肌群瘫痪。

3.心理—社会支持状况 产妇因担心新生儿出现后遗症而焦虑不安。

4.辅助检查 X线摄片可确定骨折部位、形态和程度。

5.处理要点

（1）头颅血肿：防止揉擦，切勿抽吸血肿内血液，以免感染。初期可冷敷，遵医嘱肌内注射，每日一次，共 3 d。肌注维生素 K_1；血肿较大者，应局部压迫包扎。

（2）锁骨骨折：在患儿腋下置一棉垫，将患儿侧上肢用绷带固定于胸前。

（3）肱骨骨折：在患儿腋下置一棉垫，使肘关节处于直角位，用绷带缚于胸侧，10～14 d可愈合。

（4）臂丛神经损伤：采用局部按摩或针灸疗法，可使麻痹肌肉松弛，防止继发性挛缩。

【护理诊断】

1.焦虑 与担心新生儿出现后遗症有关。

2.活动受限 与新生儿骨折有关。

【护理措施】

1.心理护理 向产妇及其家属说明新生儿产伤的部位，治疗方法和护理措施，告诉产妇如能配合治疗，2 周后多能痊愈，出血或水肿压迫臂丛神经造成的损伤，功能可很快恢复，从而消除产妇的顾虑。

2.产伤护理

（1）头颅血肿的护理：保持安静，防止揉捏局部，无穿刺抽吸以防感染。血肿大发展快者给予冷敷及加压包扎，遵医嘱肌注维生素 K_1，每日 10 mg，连用 3 d。并用抗生素预防感染。

（2）骨折的护理：保持患儿安静，勿压迫伤处或牵拉患肢；协助医生进行伤肢固定或悬吊牵引；在患儿腋下置一棉垫，将患儿侧上肢用绷带固定于胸部，注意观察骨折愈合情况。2 周后常可愈合，预后良好。

（3）臂丛神经损伤的护理：配合医生采用以电刺激为主的综合治疗，遵医嘱用神经营养药，给予患肢功能锻炼和手法按摩，使麻痹的肌肉松弛，防止继发性挛缩。

3.健康指导 指导家长加强新生儿护理，讲解母乳喂养的益处，教会家属对患儿进行康复训练，促使患儿功能逐渐恢复。

实践 5.1　新生儿筛查标本采集技术

【目的及意义】

新生儿筛查标本的采集是指每个出生的宝宝,在临床中未显示症状前通过先进的实验室检测,发现某些危害严重的先天性遗传代谢性疾病,从而早期诊断、早期治疗,防止机体组织器官发生不可逆的损伤,避免新生儿发生智力低下、严重的疾病或死亡。

【操作准备】

1.环境准备　环境安静,温暖,整洁,舒适。

2.物品准备

(1)标本卡:由两部分组成,即滴血滤纸和新生儿信息记录卡片(筛查中心统一发放)。滤纸采用国际通用标准滤纸,并与实验室的标准品滤纸相一致。卡片填写项目:采血单位名称、母亲姓名、住院号、新生儿、性别、出生日期、采血日期、联系电话、详细住址、采血人姓名等。

(2)消毒用品:75%酒精棉球或棉签、无菌干棉球、无菌手套(无滑石粉)。

(3)采血针:一次性采血针,针头的长度不能超过 3 mm。

3.护士准备　仪表端庄,着装整洁,修剪指甲,洗手,戴口罩、手套。

4.新生儿准备　出生 72 h 后,7 d 之内,并充分哺乳(吃足 6 次奶),最迟不宜超过出生后20 d。

【操作方法】

1.认真填写采血卡片　填写的信息必须准确、字迹清楚、文字规范、不得漏项。采血卡片既是今后复查和联系患儿的依据,也是一种法律依据,故必须认真填写。采血卡片应与血标本紧密相连、不能相互脱离。

2.采血部位选择

(1)多选择新生儿足底近足跟 1/3 处内外侧;

(2)以下部位不能用于新生儿筛查血标本的采集:①后足跟弯曲部位;②足弓部位;③足跟的中心部位;④水肿或肿胀部位;⑤手指部位。

3.预处理针刺部位　首先洗净双手,戴上无滑石粉手套,按摩或热敷新生儿足跟,使其充血;以 75%酒精棉球消毒局部皮肤(注意:切忌用碘酒),待酒精自然干燥或用酒精干棉球擦掉残余酒精后开始采血操作。

4.针刺采血　用一次性采血针刺入足跟皮肤 2 mm,让血滴自行流出,用干棉球擦去第一滴血,然后在距离针眼较大范围处通过轻微挤压、放松、再挤压,以形成较大的血滴。

5.采集血样标本　使滤纸片与血滴接触(切忌接触皮肤),让血滴自行渗透到滤纸背面。不可在同一部位的血斑上重复滴血,严禁采集有凝块的血滴。本筛查要求采集 3 个血斑,每个血斑直径应≥8 mm。

6.采集血样标本后的针眼处理 首先将新生儿脚抬高于身体水平,然后用无菌棉球压住针眼止血。

7.血片保存

(1)各采血单位的质控员要认真检查血样标本和卡片书写质量,如不合格,必须重新采血或填写;合格标本装入塑料袋方可置冰箱保存。

(2)血片应平放在清洁处自然晾干(2~4 h),要严防潮湿,置4 ℃冰箱保存。

(3)干燥血片应头尾交叉放置,以免样本相互污染。

8.血片递送

(1)滤纸干血片应在采集后5个工作日内递送,3 d内必须到达筛查中心实验室。

(2)各级递送过程中,质控员和验收员均需签名。

9.后续处理

(1)妥善安置新生儿,向家属交代注意事项。

(2)整理用物,洗手,记录。

【结果标准】

新生儿筛查标本的采集检验是一个整体过程,可避免新生儿发生智力低下、严重的疾病或死亡。

【注意事项】

合格的滤纸干血片是为了保证筛查结果的准确性,家长们必须了解新生儿疾病筛查的相关注意事项,确保检查数据的精确。

1.采血应在婴儿出生72 h并充分哺乳后进行,在吃足6次奶后进行最佳。

2.采血部位为新生儿足跟内外侧。

3.因各种原因提前出院、转院的婴儿,不能在72 h之后采血的,时间最迟不宜超过出生后20 d。

4.如果通知孩子复查,应该配合医生尽快进行,切勿讳疾忌医。

5.如果孩子出生后需要立刻离家外出,也应该把新的住址和电话号码一并告知医生和医院。以便医生在孩子需要复查时及时取得联系。

实践 5.2　新生儿听力筛查技术

【目的及意义】

尽可能早点发现有听力障碍的个体,使其在语言发育的关键年龄段之前就能得到适当的干预,以使语言发育不受到损害。开展早期诊断和早期干预的有效措施,是减少听力障碍对语言发育和其他神经精神发育的影响,促进儿童健康发展的有力保障。

【操作准备】

1.准备环境 相对比较安静的专用房间,噪声小,远离电梯或者干扰设备,背景噪声<

45dB(A)。

2.物品准备　经过校准,技术参数和质量符合国家规定的听力筛查设备(耳声发射仪、自动听性脑干反应仪、中耳声导抗仪等)以及计算机等。新生儿资料登记表、测试记录表(报告单)、听力筛查复查通知书、听力筛查补查通知书、转诊通知书、筛查数据统计表、筛查知情同意书。

3.护士准备　经过听力筛查培训,洗手,手温暖。

4.新生儿准备　新生儿处于自然睡眠状态或哺乳后的安静状态,取平卧,头侧位,检查耳朝上,也可以由家长抱在怀里进行测试。

【操作方法】

(一)耳声发射(OAE)

1.测试方法

(1)耳道的准备:用专用消毒小棉签清洁耳道,认真清理耳道中的积液、羊水等,必要时用75%的酒精棉签清洁耳道,以消除耳道积液造成传音障碍的因素,降低假阳性率。

(2)根据耳道大小选择型号合适的耳塞。

(3)放置耳塞:①轻轻将耳郭向后下方牵拉,使耳道变直;②将探头紧密置于外耳道外1/3处,其尖端小孔要对正鼓膜,这对提取耳声发射的信号,减少与排除外环境噪声,保证刺激声到达鼓膜具有十分重要的作用,是完成听力筛查的重要环节;③注意勿使可置换的弹性部分遮盖麦克风和扬声器。

(4)进行测试。

2.操作要点

(1)检查前应注意排除外耳、中耳病变。新生儿如无中耳疾病,其诱发性耳声发射反应可准确反映耳蜗功能正常与否。

(2)检查前必须清洁外耳道。

(3)新生儿外耳道的方向与成人的不同,是向内向下,检查时必须将耳郭向后向下拉,使外耳道拉直。

(4)选择合适耳塞,使耳塞与耳道充分接触。

(5)在筛查过程中应保持动作轻柔,以免对新生儿幼嫩的耳道造成损伤。

(6)保持环境安静。

(二)自动听性脑干反应(AABR)

1.测试方法

(1)用电极膏轻轻擦拭电极放置处的皮肤数次,提高表皮的导电性。

(2)在乳突耳郭上方以及前额处放置电极。

(3)进行测试。

2.筛查结果分析　OAE及AABR筛查结果的判断:检查结果应使用"通过"(pass)或"未通过"(refer),不能使用"正常"或"不正常"。

3.筛查结果记录　筛查结果填写在听力筛查初筛报告单中交于家长,并将筛查结果逐项填写在新生儿听力筛查登记本中(同时填写内容一致的电子表格)。

（三）后续处理

1.筛查结果的处理　OAE 筛查—结果记录—通过（正常新生儿发宣传手册,9 个月龄听力随访,定向条件反射测定）—不通过（发 42 天复筛通知单,核实手机/住宅电话,不通过资料输入数据库）。

2.初筛未通过的解释和宣教

（1）仔细询问病史,做出可能性的解释,解释要客观、详细、委婉。

（2）继续观察听力发育情况。

（3）嘱 42 天复诊。

【结果标准】

普遍开展新生儿听力筛查,早期发现听力障碍,最大限度地减少其对儿童造成的不良影响,这对于提高我国人口素质,提高综合国力,具有十分重要的社会意义。

【注意事项】

1.筛查的特点　筛查通过仅意味着此次筛查未发现异常,还有出现迟发性听力损害的可能,有害因素依然存在,因此听力监测应该是持续不断的。

2.听力筛查结果的判定

（1）在现有的技术水平上,OAE 和 AABR 只能作为一种筛查方法,并非一种听力学诊断方法。

（2）要注意假阳性和假阴性情况:①未通过筛查的不一定有听力损伤,仍需接受进一步听力学诊断性检查;②测试没有通过应考虑被测儿是否苦恼、头颅摆动、外耳道有耵聍及外耳道或中耳分泌物所致的假阳性;③连续出现多个受试者假阳性,需检查测试的探头;④应该特别强调的是,新生儿听力筛查结果显示"通过"者并不能排除听力异常和迟发性、进行性的听力损害,更何况有部分新生儿可能因为一些后天性和续发性的原因而在后来导致听力障碍。对于高危儿,即使听力筛查"通过",也应定期复查。

3.预防交叉感染　筛查人员应注意个人卫生,检查前要洗手,如筛查有皮肤感染的新生儿后,应洗手后再对下一个新生儿进行听力筛查。在不同新生儿之间进行筛查,探头的头部用酒精棉球擦拭消毒,耳塞一人一塞,用后集中以清洁液清洁,擦干水分,消毒备用。对所有仪器用品,定期用紫外线照射消毒。对特殊感染的新生儿应待其化验结果正常后再进行听力筛查,如梅毒感染。

4.听力筛查禁忌　筛而不查,查而无序。

实践 5.3　新生儿暖箱治疗技术

【目的和意义】

新生儿暖箱为患儿提供适宜的温度和湿度环境,保持体温稳定,减少并发症的发生;从而提高早产儿的存活率,利于高危儿的成长发育。

【操作准备】

1.护士准备　了解患儿孕周、出生体重、日龄、生命体征、并发症等,操作前洗手。

2.患儿准备　穿单衣,裹尿布。

3.物品准备　检查暖箱的性能、保证安全;使用前消毒,铺好箱内婴儿床。

4.环境准备　室温 24～26 ℃,湿度在 55%～65%;暖箱应避免阳光直射,避免放置在有对流或取暖设备附近。

【操作方法】

1.入箱前准备　暖箱需先用消毒液擦拭消毒,接通电源,检查各项仪表显示是否正常;将适量的蒸馏水加入水槽内;将暖箱调温至所需温度预热。根据医嘱及早产儿出生的体重与出生的天数调节暖箱温度、湿度,一般体重在 1 500～2 000 g 者,暖箱温度在 30～32 ℃;体重在 1 000～1 500 g 者,暖箱温度在 32～34 ℃;体重<1 000 g 者,暖箱温度宜在 34～36 ℃。监测患儿体温,一般为 32～36 ℃;相对湿度为 55%～65%。

2.患儿入箱前核对患儿姓名、床号、手圈及暖箱的温度湿度;测体温、体重。待箱温升至所需温度,将患儿穿单衣,裹好尿布放于箱内。

3.入箱后护理

(1)密切观察患儿面色、呼吸、心率、体温变化,体温未升至正常前应隔 30～60 min 测量 1 次,稳定后每 4 h 测 1 次,记录体温和箱温;

(2)各种操作集中进行,操作可从边门或袖孔伸入进行,尽量少开箱门以免箱内温度波动,患儿需要暂时出暖箱接受治疗检查时要注意保暖;

(3)预防交叉感染,在入箱操作、检查、接触患儿前必须洗手,每日清洁暖箱,更换水槽中蒸馏水;

(4)交接班时各班应交接暖箱使用情况;

(5)对出生体重低于 1 000 g 的早产儿,箱内一切用物(布类)均需经过高压消毒。

4.出暖箱条件　体重 2 000 g 以上,一般情况良好者;在暖箱中体温保持正常体重增长者。

5.出暖箱　检查患儿全身情况,根据室温给患儿穿上适宜的衣物,患儿出暖箱后应密切注意体温、体重及吸奶等情况。

6.洗手记录,用物处置　切断电源,放掉水槽内的蒸馏水,用消毒液擦拭、清洁暖箱,以紫外线灯照射 30 min 后,表面置遮盖物备用。

【结果标准】

新生儿暖箱可促进血液循环,减少氧的耗损,预防硬肿症。

【注意事项】

1.暖箱不宜置于太阳直射、有对流风及取暖设备附近,以免影响箱内温度的控制。

2.经常检查暖箱是否有故障或调节失灵现象,以保证正常使用。如果暖箱发出报警信号,应及时查找原因,妥善处理。

3.定期做细菌培养以检查清洁消毒质量:每日清洁暖箱,更换水槽中蒸馏水,每周更换一次暖箱并进行彻底消毒。使用过程中定期进行细菌学监测。

4.严禁骤然提高暖箱温度,以免患儿体温突然上升造成不良后果。

实践 5.4　新生儿蓝光治疗技术

【目的及意义】

蓝光治疗使用于新生儿高胆红素血症辅助治疗,使患儿血中的间接胆红素吸收光照后氧化分解为水溶性胆红素,随胆汁、尿排出体外。

【操作准备】

1.护士准备　了解患儿病情、日龄、体重,黄疸的范围和程度,胆红素检查结果,生命体征,洗手。

2.患儿准备　核对患儿床号,姓名和手腕带,患儿入箱前需进行皮肤清洁,禁忌在皮肤上涂粉或油类,因粉剂会影响光疗效果。

3.物品的准备　光疗箱:蓝色荧光灯 425~475 nm、管护眼罩、尿不湿。

4.环境准备　光疗最好在空调病室内进行,室温控制在 24~26 ℃。冬天注意保温,夏天则要防止过热;蓝光箱是否清洁,箱温保持在 30~32 ℃,湿度保持在 55%~65%。

【操作方法】

1.清洁光疗箱,箱内湿化器水箱加水,接通电源,根据患儿体温及年龄选择适当箱温(30~34 ℃)预热,湿度 55%~65%。

2.核对医嘱及患儿,双眼佩戴遮光眼罩。

3.入箱前须进行皮肤清洁,禁忌在皮肤上涂粉或油类。

4.入箱剪短指甲,并将患儿手和脚带好手套包裹;以防哭吵时擦伤和抓破皮肤;脱去患儿衣裤,全身裸露,换上干净尿布,双眼佩戴遮光眼罩,避免光线损伤视网膜,用长条(一次性)尿布遮盖会阴部,男婴注意保护阴囊,将患儿裸体放入已预热好的光疗箱中;洗手,记录开始照射时间,单面光疗每 2 h 更换体位 1 次。

5.监测体温和箱温变化　每 2~4 h 测体温 1 次或根据病情、体温情况随时测量,使体温保持在 36~37 ℃,根据体温调节箱温。

6.保证水分及营养供给,按医嘱静脉输液,按需喂奶,光疗时患儿不显性失水增加,应在奶间喂水,观察出入量。

7.观察患儿精神反应、生命体征、皮肤颜色及完整性、大小便的颜色与性状、皮肤有无发红、干燥、皮疹、四肢肌张力及黄疸进展程度。

8.出箱,除去眼罩,检查全身皮肤情况并沐浴。

9.洗手,记录出箱时间及灯管使用时间。

10.光疗结束后,将湿化器水箱内水倒尽,作好清洁、消毒工作。

【结果标准】

进行蓝光治疗护理时要注意安全,避免或降低患儿发生意外伤害,降低护理风险,减少医疗纠纷。

【注意事项】

1.光疗时随时观察患儿眼罩、尿布有无脱落,注意皮肤有无破损。

2.光疗过程中患儿出现烦躁、嗜睡、高热、皮疹、呕吐、拒奶、腹泻及脱水等症状时,及时与医生联系,妥善处理。

3.加强巡视,及时清除患儿的呕吐物、汗水、大小便,保持玻璃透明度,并严格交接班。

4.保持灯管及反射板的清洁,每日擦拭,防止灰尘影响光照强度。

5.灯管与患儿的距离遵照设备说明调节,使用时间达到规定时限及时更换。

实践 5.5　新生儿沐浴技术

【目的及意义】

清洁皮肤,预防皮肤感染;协助皮肤排泄;促进血液循环;活动新生儿肢体,增进身体舒适;评估新生儿身体状况。

【操作准备】

1.环境准备　环境安静、温暖、整洁、舒适,光线充足,关闭门窗。温度:室温 26~28 ℃,水温 38~42 ℃。

2.物品准备　新生儿包被、清洁衣服、尿布、脐带敷料、大小毛巾、体温计、指甲剪、新生儿磅秤、新生儿专用浴液和香皂、消毒液体石蜡、消毒植物油、5%的鞣酸软膏、新生儿爽身粉、抗生素滴眼液、消毒棉签和棉球、沐浴装置(盆浴者备消毒澡盆)、海绵垫、软塑料布等。

3.护士准备　仪表端庄,着装整齐,修剪指甲,系围裙,戴口罩,洗手。

4.新生儿准备　将新生儿从母婴室接到新生儿洗浴室,核对产妇姓名、床号,新生儿床号、性别。避免在喂乳前 1 h 内或喂乳后 1 h 内进行沐浴。

【操作方法】

1.调节室温至 26~28 ℃,水温 39~41 ℃,浴水以流动水为宜。

2.护士洗净双手,解开新生儿包被,检查手腕带,核对姓名、床号。

3.称体重并记录。

4.脱衣服解尿布,护士以左前臂托住新生儿背部,左手掌托住其头颈部,将新生儿下肢夹在左腋下移至沐浴池,护士先用右前臂内侧试水温适宜,用小毛巾或纱球为新生儿擦洗双眼(由内眦洗向外眦)洗净脸部,洗头时用左手拇指和中指将新生儿双耳郭向内盖住耳孔(防止水流入造成内耳感染),清洗顺序:头→颈→腋下→上肢→手→胸背。然后掉转新生儿头部,将新生儿头枕在护士左肘部,清洗腹部、腹股沟、臀部及下肢,注意洗净皮肤皱褶处。

5.将新生儿抱至处置台上,用大毛巾轻轻沾干全身,脐部用 75% 酒精棉签擦拭,在颈下、腋下、腹股沟处撒爽身粉(女婴腹股沟撒爽身粉时需要遮盖会阴部),臀部擦 20% 鞣酸软膏,穿上衣服,兜尿布。

6.查对手腕带、床头卡,放回婴儿床。

【结果标准】

新生儿安全并得到保暖,皮肤清洁、舒适、安静。脐部、臀部、皮肤护理正确。

【注意事项】

1.洗澡时应注意观察新生儿全身情况,注意皮肤是否红润、干燥、有无紫绀、斑点、皮疹、脓疮、黄疸。脐部有无红肿、分泌物及渗血,肢体活动有无异常,发现异常情况及时处理并报告医生。

2.沐浴时间应在新生儿吃奶后 1 h,沐浴露不要直接倒在新生儿皮肤上。

3.保持室温、水温恒定,沐浴环境必须舒适、无风无尘。

4.动作轻柔,注意保暖,避免受凉及损伤。

5.沐浴时勿使水进入耳、鼻、口、眼内。

6.腕条脱落应及时补上。

7.颈下撒爽身粉时要用手掌遮盖新生儿口鼻。防止粉末吸入呼吸道。

8.洗头时注意洗耳后。

实践 5.6　新生儿游泳技术

【目的及意义】

使新生儿得到最自然的活动,促进消化、呼吸、循环、骨骼等系统的发育,促进中枢系统脑神经细胞的快速生长和发育。为新生儿提供健康、安全的成长条件。促进新生儿胎便排出,减轻新生儿黄疸,促进婴幼儿生长发育。

【操作准备】

1.护士准备　经过专门培训并获得婴儿游泳师证书,摘取佩戴的饰物(如戒指、项链或手镯等),剪除长指甲并打磨光滑,洗手,向产妇及家属说明操作的目的和方法。依据新生儿颈围选择型号匹配的双层双气道充气泳圈,充气达 90%左右,检查无漏气。粘扣和保险按钮牢固。将浴巾铺于操作台上备用。

2.新生儿及产妇准备　新生儿处于清醒状态,脐部贴防水护脐贴。产妇摘取佩戴的饰物,剪除长指甲并打磨光滑,了解新生儿游泳的意义,知情同意,更换隔离服及拖鞋。

3.用物准备　消毒的泳箱或泳池,放置一次性消毒薄膜,水深视新生儿身高而定,以其在泳箱内处于悬浮状态,足不触及箱底即可,一般为 60~80 cm,水温 38 ℃左右、泳圈、75%乙醇、无菌棉签、浴巾、尿布及衣物。

4.环境准备　关闭门窗,空气清新,室温 26~28 ℃,播放温柔舒缓的音乐。

【操作方法】

1.核对新生儿腕带及床号,脱去衣物,暴露身体。

2.左手托住新生儿头颈部,为其套好泳圈,检查下颌及下颏部已垫托在预设位置(双下颌紧贴内圈,下颏置于槽内),新生儿呼吸道通畅,粘扣和保险按扣牢固扣好。

3.双手托起新生儿缓慢放入泳箱,专人一对一全程监护,与新生儿保持一臂距离。

4.游泳操作及抚触

(1)肩关节运动:双手托住新生儿上臂,轻轻使其前后摆动,再缓慢做圆周、内收及外展运动,摆动幅度应<30°。

(2)肘关节运动:双手握住新生儿前臂,缓慢使前臂屈曲和伸展。

(3)腕关节运动:双手握住新生儿腕关节,拇指放在其掌根部(大小鱼际肌交汇处),食指及中指放在手背腕关节处,轻柔地使手屈曲和伸展,摆动幅度在 50~60°。

(4)辅助上肢肌肉群和关节:依次用双手手指指腹轻柔抚触肩关节、上臂、肘关节、前臂和腕关节。

(5)髋关节运动:双手握住新生儿大腿,轻缓地使其抬高和伸直、内收和外展,摆动幅度应<40°。

(6)膝关节运动:双手握住新生儿小腿,轻缓地使膝关节屈曲和伸展。

(7)踝关节运动:操作者食指及中指放在婴幼儿足跟部前后,拇指放对侧,使其踝关节有节拍地屈、伸(约 40°),之后操作者双手拇指与其他四指前后握住大腿、小腿,上下左右进行轻柔按摩。

(8)抚触下肢肌肉群和关节:依次用双手手指指腹轻柔抚触髋关节、大腿、膝关节、小腿、踝关节。

(9)放松运动:双手在水中摆动,使水产生小的冲击力,让新生儿自由活动。用鼓励的语言和温柔的目光与新生儿沟通,注意保护新生儿,防止其碰撞箱壁。

5.新生儿游泳约 10 min。泳毕后,用浴巾包裹将新生儿抱至操作台上,取下泳圈,迅速擦干水迹,注意保暖。做脐部护理。

6.整理用物,洗手并记录。

【结果标准】

1.游泳动作规范,操作手法、力度、方向、角度均正确,游泳时间在规定范围内。

2.护士用目光与新生儿交流,用轻柔的语气和鼓励的语言与其沟通。

3.新生儿无哭闹,感觉舒适。

4.产妇及家属对新生儿游泳操作满意,增加认同感。

【注意事项】

1.婴儿游泳期间必须专人看护。注意清洁卫生,避免交叉感染。

2.婴儿游泳圈使用前要进行检查,确保安全栓型号匹配、保险按扣牢固、游泳圈无漏气。

3.新生儿游泳前脐部须贴防水护脐贴。

4.婴儿套好游泳圈后,应检查下颌、下颏部是否垫托在预设位置,要逐渐且缓慢入水,注意泳圈的型号。新生儿泳毕要迅速擦干水迹,保温,取下游泳圈。

5.新生儿泳毕取下防水护脐贴,给予 75% 的乙醇溶液消毒脐部 2 次,并用一次性护脐带包扎。

6.游泳时间要注意刚吃完奶的时间,最好选择在吃奶后 1 h 进行游泳,1~2 次/d,一次 5~10 min 即可。

实践 5.7 新生儿抚触技术

【目的及意义】

新生儿抚触是肌肤的接触,促进母婴情感交流;能促进新生儿神经系统的发育,增加新生儿应激能力;能加快新生儿免疫系统的完善,提高免疫力;加快新生儿对食物的吸收,使新生儿体重增加。

【操作准备】

1.环境准备 室内安全、安静、清洁。室温 26~28 ℃,空气良好,光线柔和,避免刺激性光源。

2.物品准备 室温计 1 个、婴儿润肤油、包被 1 条、尿布 1 块。

3.护士准备 仪表端庄,着庄整洁,修剪指甲,手上无任何饰物,洗净双手,戴口罩。选择舒适的姿势,自我放松。

4.婴儿准备 不疲倦、不饥饿,清醒不烦躁。

【操作方法】

1.护士操作前洗净双手,倒少量婴儿润肤油于手掌内,涂抹均匀,使双手温暖后再进行抚触。

2.将婴儿放于包被上,解开衣服,检查全身情况,及时更换尿布。

3.抚触顺序为头部→胸部→腹部→上肢→手→下肢→脚→背部→臀部。

4.要求动作,每个部位的动作重复 4~6 次。

(1)头面部:①两拇指指腹从眉间向两侧推至发迹;②两拇指从下颌部中央向两侧外上方滑行,让上下唇形成微笑状;③一手托头,另一只手的指腹从一侧前额发际经头顶抚向枕部,避开卤门;最后食、中指在耳后乳突部轻压一下;换手,同法抚触另半部。

(2)胸部:右手从左侧胸部的外下方(左侧肋下缘)向对侧外上方推进,至右侧肩部。换左手,方法同前。注意避开婴儿的乳房。

(3)腹部:用指腹自婴儿的左上腹滑向左下腹("I"动作);然后自右上腹滑动向左上腹,再滑向左下腹(倒"L"动作);最后自右下腹经右上腹、左上腹滑向左下腹(倒"U"动作),即 I LOVE YOU。注意在脐痂未脱落时腹部不要进行按摩,腹部抚触须避开婴儿的脐部和膀胱。

(4)四肢:两手交替抓住婴儿的一侧上肢,从上臂手腕轻轻滑行,并且在滑行的过程中从近端向远端分段挤捏。对侧及下肢做法相同。用拇指指腹从婴儿掌面(脚跟)向手指(脚趾)方向推进,并从手指(脚趾)两侧,轻轻提拉每个手指(脚趾)。

(5)背部:使婴儿趴在床上(注意婴儿面部位置,保证其呼吸顺畅),以脊柱为中分线,双手分别平行放在脊柱两侧,轻轻地从脊柱向两侧按摩。重复数次,从背部上端开始逐步向下渐至臀部(横向抚触)。最后双手轮流由头部沿脊柱抚触至骶部、臀部(纵向抚触)。

5.后续处理

(1)抚触完成后,给婴儿系上尿布,穿好衣服,包好包被,核对无误后送回产妇身边。

（2）整理用物，洗手，记录。

【结果标准】

新生儿抚触可以促进婴儿智能发育，并且开始月龄越早效果越显著，对婴儿进行抚触可开发大脑功能，使孩子更聪明、更健康。

【注意事项】

1.窒息抢救、观察期新生儿、颅内出血、皮下出血新生儿等有特殊情况的暂停抚触。

2.根据新生儿状态决定抚触时间，一般时间为 10～15 min，注意避免在新生儿饥饿或进食后 1 h 内抚触。每天 1～2 次为佳，建议最好在新生儿沐浴后进行。

3.抚触者应洗净双手再把润肤油倒在手中，揉搓双手温暖后再进行抚触。

4.在抚触进行中，如出现哭闹、肌张力提高、兴奋性增加、肤色改变等，应暂时停止抚触，如持续 1 min 以上应完全停止抚触。

5.抚触时应注意与新生儿进行目光与语言交流。

实践 5.8　新生儿臀部护理技术

【目的及意义】

新生儿臀部护理目的是增加臀部局部血液循环，保持臀部皮肤清洁、干燥，减少患儿疼痛，促进受损皮肤康复。加强护理，以利于臀红的好转及治愈，增强新生儿的舒适感。

【操作准备】

1.操作者的准备　洗手、戴口罩，仪表符合要求。

2.环境的准备　整洁、安全、室温适宜。

3.用物准备　清洁尿布、尿布桶、面盆内盛温开水、小毛巾、棉签、弯盘、药物（0.02%高锰酸钾溶液、紫草油、3%～5%鞣酸软膏、氧化锌软膏、鱼肝油软膏、1%活力碘、康复新溶液、硝酸咪康唑霜）。若用灯光照射法，须准备红外线灯或鹅颈灯。

【操作方法】

1.备齐用物，按操作顺序将用物放于治疗车上，推至床旁。

2.轻轻掀开患儿下半身被褥，解开污湿尿布，若有大便，用湿水将臀部洗干净，并用小毛巾吸干水分。

3.用清洁尿布垫于臀下，使臀部暴露于空气或阳光下 10～15 min（在适宜的气温和室温下进行）。

4.若臀红严重者也可用红外线灯或鹅颈灯照射臀部，灯泡 25～40 W，灯泡距臀部患处 30～40 cm，照射 10～15 min。

5.然后将蘸有油类或药膏的棉签贴在皮肤上轻轻滚动，均匀涂药。用后的棉签放入弯盘内。

6.给患儿更换尿布，拉平衣服，盖好被褥。整理用物，归还原处。

【结果标准】

新生儿无臀红、尿布疹发生。

【注意事项】

1.臀部皮肤溃破或糜烂时禁用肥皂水,清洗时用手蘸水冲洗,避免用小毛巾直接擦洗。涂抹油类或药膏时,应使棉签贴在皮肤上轻轻滚动,不可上下涂刷,以免加剧疼痛和导致脱皮。

2.暴露时应注意保暖,避免受凉,一般每日 2～3 次;照射时应有护士守护患儿,避免烫伤,一般每日 2 次。

3.根据臀部皮肤受损程度选择油类或药膏:轻度臀红,涂紫草油或鞣酸软膏;重Ⅰ、Ⅱ度臀红,涂鱼肝油软膏及 1% 龙胆紫;重Ⅲ度臀红,涂鱼肝油软膏或康复新溶液(中药),每日3～4 次。继发细菌或真菌感染时,可用 0.02% 高锰酸钾溶液冲洗吸干,然后涂硝酸咪康唑霜(达克宁霜),每日 2 次,用于局部感染控制。

4.保持臀部清洁干燥,重度臀红者所用尿布应煮沸、消毒液浸泡或阳光下曝晒以消灭细菌。

实践 5.9　新生儿窒息救护技术

【目的及意义】

保持气道通畅,建立呼吸,维持正常循环,使新生儿尽快恢复自主循环或自主呼吸,或延长机体耐受临床死亡的时间,为进一步生命支持创造条件。

【操作准备】

1.环境准备　新生儿辐射抢救台,调节适宜室温。

2.设备、仪器准备　辐射床、氧气、呼吸气囊、新生儿喉镜、吸引器。

3.物品准备　氧气湿化瓶、新生儿复苏气囊(自动充气式或气流充气式)、婴儿低压吸引器、各种型号的器官插管、吸痰管、新生儿喉镜、肾上腺素、生理盐水、胶布、新生儿辐射台、胎粪吸引管、听诊器,连接好氧气装置,氧流量调节到 5 L/min。

【操作方法】

1.将新生儿置于预热的自控式开放式抢救台上,头向术者仰卧,肩下垫 2～2.5 cm 小枕,呈鼻吸气位,保持气道开放。

2.用 8～10 号吸痰管吸净口腔、鼻腔黏液,吸引压力不超过 100 mmHg,吸引时间<10 s,吸引深度不可过深,必要时在喉镜下吸净气管内分泌物。

3.用温热毛巾揩干头部及全身的羊水、血迹,以减少散热,撤去湿毛巾。

4.对新生儿进行触觉刺激,以建立呼吸;若无自主呼吸,可采用轻弹足底≤2 次或快速摩擦背部≤2 次,诱发自主呼吸。

5.评估呼吸、心率和肤色,若呼吸暂停、抽泣样呼吸、持续中心性青紫或心率

<100 次/min,必须进行正压人工呼吸。

6.正压给氧,气囊接上氧气 5 L/min,选择大小合适的面罩并置于患儿面部形成密闭,正压人工呼吸频率为 30 次/min,前 2 次呼吸所需压力为 15～22 mmHg,逐渐减至11～15 mmHg。正压通气中注意观察胸廓和面色情况。

7.30 s 后评估,心率在 60～100 次/min 继续进行正压人工呼吸;如果心率<60 次/min,继续进行正压人工呼吸,同时配合行胸外心脏按压。

8.胸外心脏按压(拇指法),用双手拇指按压胸骨下 1/3 处,双手环绕患儿胸廓,其余手指支撑其背部。按压深度约为前后胸径的 1/3。

9.默契配合胸外按压和正压人工呼吸,两者的比例为 3∶1,即 90 次/min 按压和 30 次/min 呼吸。

10.胸外按压 30 s 后评估心率,如果心率仍然<60 次/min,同时遵医嘱使用1∶10 000肾上腺素等药物,继续胸外按压,若婴儿自主心率> 60 次/min,停止胸外按压;心率>100 次/min,停止正压人工呼吸。复苏成功后,转入进一步生命支持疗法。

11.整理用物,洗手,记录。

【结果标准】

呼吸道通畅,能自主呼吸,心率已达 100 次/min 以上,面色红润,新生儿窒息纠正稳定。

【注意事项】

1.动作熟练、准确、轻柔,特别对早产儿。

2.面罩正压给氧时型号要正确,过大可能损伤眼睛,过小不能遮盖口鼻形成密闭。

3.评估新生儿心率的方法:N 次/6 s×10 倍,是指心率>100 次/min,数 6 秒内的心率乘以 10 即得出每分钟的心率数值。最快、最简单方法是触摸脐带根部的脐动脉。

4.胸外按压时人工呼吸频率 30 次/min,正压人工呼吸时频率 40～60 次/min(这种低节律可保障必要的胸外按压次数,防止胸外按压与人工同期同时进行)。

5.新生儿复苏成功的关键是建立充分的正压人工呼吸,用 90%～100%氧快速缓解缺氧症状,如不能得到氧可给新生儿用空气进行正压通气。

实践 5.10　早产儿皮肤接触护理技术

【目的及意义】

早产儿皮肤接触有利于早产儿生命体征的稳定,增强母乳喂养的时间;有利于神经系统的发育,减轻母亲产后的焦虑;有利于母亲和新生儿产后的相互交流。

【操作准备】

1.工作人员准备　衣、帽、口罩、鞋、手(指甲)。

2.用物准备　婴儿暖箱、棉垫、洁净床单、尿布。

3.环境准备　无阳光直射或冷风直吹,有暖气。

【操作方法】

1.在早产儿出生后对呼吸道进行清理,断脐并进行消毒和包扎。

2.把早产儿放于辐射台上,温度为 28~30 ℃,使用温水轻轻洗掉早产儿身上的血迹,并且用婴儿的润肤油擦掉胎脂,为早产儿注入维生素 K_1,并且按脚印,测量体重与身高,最后用婴儿的毯子将婴儿包裹好,将其放于婴儿车里。

3.在分娩之前要帮助产妇脱掉内衣,在分娩之后产妇要以较为舒适宽松的仰卧姿势将上衣解开。

4.早产儿经常规护理之后要裸体,以俯卧的姿势放于产妇敞开的胸前,将室内的温度调成 28 ℃左右。将新生儿的头放于产妇的乳房中间,脸则偏向于一侧。新生儿的后背要覆盖着婴儿的毯子,于此同时,引导着产妇使用一只手将婴儿的臀部托住,另一只手则要放在婴儿的后背上以保护其安全。产妇与新生儿进行皮肤接触的时间大约要持续 1 h。

5.在进行接触的过程中,要多鼓励产妇同新生儿进行一定的交流,包括对婴儿轻声的说话,呼唤新生儿的名字,抚摸以及亲吻新生儿的头部、后背,等等。

6.完毕后,将早产儿放入婴儿床。

【结果标准】

早产儿与母亲的肌肤接触是十分重要的,能够使他们的体温、心跳、呼吸更稳定,同时也让新生儿具有了对特定疾病的免疫力。早产儿母婴早期皮肤接触可以有效地提升新生儿的体温,优化母乳喂养的情况,提升首次母乳喂养的成功率。

【注意事项】

1.早产儿在皮肤接触时,动作要慢,要轻,不要过分刺激早产儿。

2.要注意室内温度,因为早产儿体内调节温度的机制尚未完善,皮下脂肪少,保温差,散热快,所以保温十分重要。

3.早产儿喜欢被襁褓裹起来,注意襁褓料子一定要柔软无刺激性,头部绝不能包起来,以免造成窒息。

4.早产儿在皮肤接触时多进行语言交流,给孩子一些爱的传递。

思考题

选择题

1.关于新生儿常见的几种生理状态,哪项是错误的?(　　　　)

A.生理性黄疸　　　　　　　　B.马牙　　　　　　　　　　C.乳腺肿大

D.红臀　　　　　　　　　　　E.假月经

2.有关新生儿生理性黄疸的特点,下列叙述错误的是(　　　　)。

A.出生后 2~3 d 出现黄疸

B.足月新生儿出生后 2 周内黄疸消退

C.足月新生儿血清总胆红素不超过 120 mg/L(12 mg/dL)

D.以结合胆红素为主

E.一般情况好,不伴有其他症状

3.正常新生儿生理特点,下述哪项不对?( )

A.新生儿以腹式呼吸为主　　B.新生儿耗氧量高,故以增加心搏次数补偿

C.心率 120~140 次/min　　　D.体温易受外界环境影响而波动

E.新生儿黄疸大多 12~15 d 消退

4.新生儿沐浴时的注意事项不包括的是( )。

A.防止交叉感染　　　　　　B.沐浴前可喂奶

C.防止婴儿受凉、损伤　　　D.操作者的手始终注意保护婴儿

E.做好脐部护理

5.有关预防新生儿红臀的措施,错误的是( )。

A.勤换尿布　　　　　　　　B.大便后用温水洗净臀部

C.包裹不可过松、过紧　　　D.垫塑料布防止床单潮湿

E.发生皮肤溃烂可用植物油或鱼肝油纱布敷于患处

6.关于新生儿特殊生理现象的描述,下列错误的是( )。

A.出生后 2~3 d 可出现生理性黄疸,4~10 d 消退

B.出生后 4~5 d 体重不回升应引起注意,查明原因

C.夏天体温突然上升达 39~40 ℃,感染可能性极大

D.乳房肿块为母体雌激素影响

E.出生后数日出现阴道少量流血,1~2 d 内自然消失

7.下列哪项提示胎儿窘迫?( )

A.妊娠 37 周,胎动 12 h 30 次

B.头先露羊水中有胎粪,且胎心监护可见晚期减速

C.胎儿头皮血 pH 值是 7.3

D.胎心率 140 次/min

E.胎心监护无减速

8.急性胎儿窘迫最早出现的临床表现是( )。

A.胎动变快　　　　　　　　B.头位羊水颜色改变

C.臀位羊水中混有胎粪　　　D.胎心变慢

E.胎心变快

9.下述哪项不是急性胎儿窘迫临床表现?( )

A.胎心 140 次/min　　　B.胎心 100 次/min　　　C.胎动频繁

D.胎动减弱　　　　　　　E.胎心低弱而不规律

10.新生儿窒息的首要护理措施是( )。

A.药物治疗　　　　　　　　B.维持血液循环　　　　　　C.建立呼吸

D.保暖　　　　　　　　　　E.清理呼吸道

11.属于新生儿重度窒息的表现是( )。

A.对外界刺激轻微反应　　　　B.呼吸表浅　　　　　　　　C.皮肤苍白

D.四肢稍屈　　　　　　　　　E.心率 110 次/min

12.手术产新生儿护理中,错误的是(　　　)。

A.严密观察呼吸、面色、哭声　　B.头皮有破损局部涂 1%活力碘

C.头颅血肿早期可热敷　　　　D.常规每日肌内注射维生素 K_1

E.保证营养和水分摄入

13.有关新生儿窒息,下述正确的是(　　　)。

A.胎儿只有心跳无呼吸称新生儿窒息

B.青紫窒息为重度窒息

C.产时使用麻醉剂不可能造成新生儿窒息

D.苍白窒息为轻度窒息

E.苍白窒息全身皮肤苍白仅口唇呈暗紫色

14.鉴别新生儿头皮水肿及头颅血肿,下列正确的是(　　　)。

A.头颅血肿超越骨缝,且较广泛

B.头颅血肿常在产后 2~3 d 出现

C.胎头水肿不能超越骨缝

D.胎头水肿有波动感

E.头颅血肿无波动感

15.下列哪项不是新生儿头颅血肿的特点?(　　　)

A.出血部位在颅骨的骨膜下　　B.娩出时已存在

C.血肿不超越颅缝　　　　　　D.产后 2~3 d 出现

E.局部有波动感

16.新生儿头颅血肿应选择的护理措施是(　　　)。

A.静卧,密切观察　　　　　　B.热敷　　　　　　　　　　C.穿刺抽血

D.切开引流　　　　　　　　　E.揉挤

17.不属于新生儿骨折的临床表现是(　　　)。

A.多见于桡骨　　　　　　　　B.多见于股骨　　　　　　　C.可因助产士手法不当引起

D.患儿啼哭　　　　　　　　　E.局部肿胀

18.新生儿窒息复苏心脏按压正确的部位(　　　)。

A.胸骨上 1/2 处　　　　　　　B.胸骨下 1/2 处　　　　　　C.胸骨上 1/3 处

D.剑突下方　　　　　　　　　E.胸骨体下 1/3 处

19.钱女士之子娩出后体检诊断"重度窒息",得出这一诊断所采用最快捷,最简便的诊断方法是(　　　)。

A.胎儿电子监护仪　　　　　　B.血清胎盘生乳素的测定　　C.B 超

D. Apgar 评分法　　　　　　　E.卵磷脂/鞘磷脂比值测定

20.张女士,28 岁,第一胎,孕足月,今晨产钳助娩一男婴,体重 3.5 kg,出生后 Apgar 评分 7 分,该新生儿护理措施中不妥的是(　　　)。

A.严密观察面色、呼吸、哭声　　B.补充营养、必要时静脉补液

C.保持清洁,每天淋浴　　　　　D.常规使用维生素 K_1 肌注

E.3 天后情况正常可以喂奶

21.一新生儿出生时为头位难产,检查见锁骨处有骨摩擦音,局部红肿,患儿哭闹不止,该患儿最有可能为(　　)。

A.颅骨骨折　　　　　　　B.锁骨骨折　　　　　　　C.肱骨骨折

D.股骨骨折　　　　　　　E.胫骨骨折

22.初产妇,临产 14 h,宫口开全,胎头颅骨最低点在坐骨棘下 3 cm,胎心率 100 次/min,首选处理是(　　)。

A.等待自然分娩　　　　　B.立即剖宫产　　　　　　C.缩宫素静脉点滴

D.立即吸氧,进行阴道助产　E.给予葡萄糖加维生素 C

23.新生儿出生时无呼吸,心率小于 90 次/min,全身苍白,四肢瘫软,经清理呼吸道后的抢救措施是(　　)。

A.注射呼吸兴奋剂　　　　B.人工呼吸　　　　　　　C.给氧

D.气管插管加压给氧　　　E.给予抗生素

（程　琳　郑　莹）

任务6 产褥期产妇护理

📖 **学习目标**

• 掌握产褥期、子宫复旧、恶露等概念,以及产褥期母体生殖系统的生理性恢复过程。

• 掌握产褥期母体的常见症状及护理措施。

• 能对产褥期妇女提供正确的健康指导。

• 具有与产妇换位思考的意识,尊重产妇,关爱母儿的健康。

📖 **知识点**

• 产褥期的护理措施;母乳喂养的宣教和方法。

6.1 产褥期母体的生理变化

产妇全身各器官(除乳腺外)从胎盘娩出至恢复或接近正常未孕状态所需的一段时间,称为产褥期。一般为6周。

6.1.1 生殖系统的变化

【子宫】

1.子宫体 胎盘娩出后子宫逐渐恢复至未孕状态的过程称为子宫复旧。主要表现为子宫体肌纤维的缩复和子宫内膜的再生。胎盘娩出后,随着肌纤维的缩复,子宫体逐渐缩小,子宫底逐日下降,每日下降1~2 cm,产后1周子宫缩小到妊娠12周大小,产后10 d左右子宫降入骨盆腔,产后6周子宫恢复到正常未孕状态。胎盘排出后,子宫收缩使胎盘附着面随即缩小成人手掌大小,子宫开放的血管被压缩变窄,血栓形成,出血减少直至停止。子宫内膜基底层逐渐再生形成新的功能层,大约在产后第3周时,子宫内膜基本修复,而胎盘附着部位的内膜全部修复则需至产后6周。

2.子宫颈 胎儿娩出后,子宫颈皱起如袖口状,产后2~3 d,宫口可容2指,产后1周宫颈外形恢复正常未孕状态,产后10 d宫颈内口关闭,产后4周宫颈形态基本恢复正常。由于宫颈多在 3 点和 9 点处发生轻度裂伤,使宫颈外口由产前的圆形(未产型)变为产后的"一"字形横裂(已产型)。

【阴道、外阴及盆底组织】

1.阴道 分娩后阴道腔扩大,阴道壁松弛、水肿,黏膜皱襞减少甚至消失。产褥期阴道壁张力逐渐恢复,阴道腔逐渐缩小,约在产后 3 周阴道黏膜重新出现皱襞,但产褥期结束时阴道不能完全恢复到未孕时的紧张度。

2.外阴及盆底组织 产后外阴可出现轻度水肿,于产后 2~3 d 内逐渐消退。会阴部的裂伤或会阴切口缝合后,一般于 3~5 d 内愈合。因分娩过度扩张使盆底肌肉及其筋膜弹性减弱,且常可出现部分肌纤维断裂,若能于产褥期坚持做产后健身操,盆底肌有望恢复至接近未孕状态。

6.1.2 乳房的变化

乳房的主要变化为泌乳。分娩后产妇体内雌激素、孕激素水平急剧下降,对泌乳功能的抑制解除,在催乳激素的作用下,乳腺开始分泌乳汁。在激素变化的基础上,乳汁分泌的关键因素是新生儿的吸吮刺激,一方面,吸吮刺激使腺垂体催乳激素分泌增加;另一方面可反射性引起神经垂体释放缩宫素,使乳腺腺泡周围的肌上皮细胞收缩而排出乳汁。乳汁的分泌还与产妇的营养、情绪、睡眠及健康状况有关。产后 7 d 以内的乳汁称为初乳,初乳量少,富含免疫球蛋白、维生素 A、矿物质等营养素;产后 7~14 d 为过渡乳,乳量增多,脂肪含量高,蛋白质及矿物质逐渐减少;产后 14 d 以后为成熟乳,泌乳总量达高峰,蛋白质含量进一步减少;10 个月以后为晚乳,乳汁量减少,蛋白质含量越来越少。

6.1.3 其他变化

1.血液循环系统 产后最初 3 d,由于子宫缩复及胎盘循环停止,大量血液从子宫涌入体循环,同时妊娠期潴留的水分回吸收入血循环,使血容量增加 15%~25%,因此产后 72 h 内产妇心脏负担明显加重,妊娠合并心脏病患者应注意预防心衰的发生。产后 2~3 周血容量恢复至未孕状态。产褥早期血液仍处于高凝状态,有利于产后止血,约于产后 2~4 周恢复正常。白细胞计数于产褥期早期仍较高,在产后 1~2 周内降至正常。

2.消化系统 产后由于胃肠道平滑肌肌张力较低,产妇食欲欠佳。消化功能在产后 1~2 周恢复正常。产妇因肠蠕动减弱,进食水果、蔬菜少,容易发生便秘。

3.泌尿系统 妊娠期体内潴留的多量水分主要经肾排出,故产后 1 周尿量增多。因分娩时膀胱受压致使膀胱黏膜水肿、肌张力降低,会阴伤口肿痛、不习惯卧床姿势排尿等,产妇易出现排尿不畅或尿潴留,尤其在产后最初 12 h。

4.腹壁 初产妇腹壁的紫红色妊娠纹变成银白色。腹壁皮肤部分弹力纤维断裂,腹直肌可呈不同程度的分离,产后腹壁明显松弛。腹壁紧张度在产后 6~8 周恢复,其恢复程度与产妇的营养、运动及适当的锻炼有关。

6.2　产褥期产妇的护理

案例导入

　　梅女士,30 岁,孕 2 产 1,3 d 前顺产一女婴,社区医疗保健工作人员小王到梅女士家做产后第一次访视工作,发现梅女士宫底在脐下 2 指,恶露呈红色,量多,有臭味,子宫有压痛。

　　请问:梅女士最可能发生了什么情况? 为确诊应做哪些检查? 确诊后应给予哪些护理措施?

　　产褥期产妇经历着身体和心理的适应过程,产褥期护理和保健关系着母婴健康,应予以重视。

【护理评估】

1.健康史　认真阅读产前记录、分娩记录、用药史,特别注意异常情况及其处理经过,如产时出血多、会阴撕裂、新生儿窒息等。

2.身体状况

(1)生命体征和褥汗:产褥期体温多在正常范围内,但产后 24 h 内因产程延长、过度疲劳产妇体温可略升高。产后 3～4 d 可能会因为乳房血管、淋巴管极度充盈出现"泌乳热",但体温一般不超过 38 ℃,24 h 内降至正常。产后脉搏缓慢而规律,当心率加快时应注意有无感染和失血。产后呼吸恢复为胸腹式呼吸。正常分娩的产妇产褥期血压比较平稳。产后 1 周内,皮肤排泄功能旺盛,排出大量汗液,尤在夜间和初醒时明显,习称褥汗,不属病态。

(2)子宫底下降:胎盘娩出后,子宫收缩呈球形,宫底在脐下 1 横指。产后第 1 d 因宫颈外口升至坐骨棘水平,使宫底达脐平,以后每日下降 1～2 cm,产后 10 d 降至骨盆腔内,此时于耻骨联合上方已触不到子宫底(图 6.1)。哺乳产妇宫底下降速度较未哺乳者快。

(3)产后宫缩痛:产褥早期因子宫收缩引起下腹阵发性疼痛称为产后宫缩痛。多见于经产妇,哺乳时疼痛加重,产后 1～2 d 出现,持续 2～3 d 后自然消失。

(4)恶露:宫腔内蜕膜变性脱落,与血液相混经阴道排出称恶露,恶露分为三种。①血性恶露:色

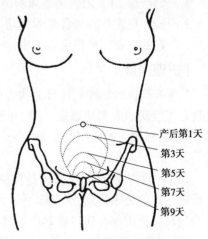

图 6.1　产后子宫复旧

（产后第 1 天／第 3 天／第 5 天／第 7 天／第 9 天）

鲜红,含较多血液、少量胎膜及坏死蜕膜组织,持续 3 d 左右。②浆液性恶露:呈淡红色,含少量血液、较多坏死蜕膜组织、宫颈黏液和细菌,持续 7~10 d。③白色恶露:呈白色,主要由大量白细胞、坏死蜕膜组织、表皮细胞及细菌组成,持续 2~3 周。

3.心理—社会支持状况　产妇在产褥期的心理变化与孕期的心理状态、对分娩的反应、环境因素及社会因素有关,产褥期产妇的心理一般处于脆弱和不稳定的状态。产妇逐渐从妊娠期和分娩期的不适、疼痛、焦虑中恢复,需要接纳新家庭成员并适应新家庭生活,这个过程称为心理调适。产妇的心理调适一般经历 3 期。

(1)依赖期:产后 1~3 d,产妇疲倦,睡眠多,特别关注自己,喜欢谈分娩过程的各项细节。

(2)依赖—独立期:产后 3~14 d,开始改变接受特殊照顾的状态并主动护理孩子,表现出较多的独立行为,注意力集中在母亲职责的学习以及自己身体功能的恢复。由于疲劳及感情的脆弱,产妇常出现焦虑和急躁的情绪,此期产妇易产生压抑感。

(3)独立期:产后 14~30 d,产妇与家庭共同分享欢乐和责任,不断克服各方面的困难,逐渐形成新的生活形态。在此期间,产妇及其丈夫往往会承受更多的压力,如事业与家庭的矛盾,哺育孩子、承担家务与维持夫妻各自角色的矛盾等。

观察产妇及家属的情绪、行为表现,了解其对孩子的感受,观察其对新生儿喂养动作、护理技能,评估产妇的心理状况,对做好产褥期护理关系密切。

4.辅助检查　产后除进行常规检查外,必要时进行血、尿常规检查,药物敏感试验等。如产后留置导尿管者要做尿常规检查,以监测有无尿路感染。

【护理诊断】

1.尿潴留　与产后膀胱肌张力减退、会阴伤口疼痛、不习惯卧床排尿等有关。

2.母乳喂养无效　与产后疲劳、母乳喂养知识缺乏有关。

3.焦虑　与适应新家庭生活困难有关。

【护理目标】

1.产妇产后 24 h 内未出现尿潴留。

2.产妇在住院期间母乳喂养成功。

3.产妇的生命体征稳定且正常。

【护理措施】

1.遵医嘱执行处理　每日 2 次进行会阴冲洗或擦洗,会阴局部肿胀者,遵医嘱给予消肿处理。积极防治产褥期感染。对于产程长、阴道检查次数多、胎膜早破、阴道助产及剖宫产者,可遵医嘱预防性应用抗生素。

2.护理干预措施

(1)一般护理:产妇应保持身体清洁,居室应清洁通风,及时更换会阴垫、衣物及被单。产后第一天应卧床休息,次日即可适当下床活动。产褥期既要保证产妇有充足的睡眠,亦应适当运动。会阴部有伤口者嘱产妇健侧卧位减轻疼痛。产后 1 h 产妇可进流质或半流质饮食,之后可进普通饮食。产褥早期因胃肠功能较差,可少食多餐。食物宜富有营养、易消化、富含纤维素、有足够的热量及水分,并补充适量的维生素、钙剂和铁剂。

（2）病情观察：①观察生命体征：若有体温增高或脉搏增快，应注意有无感染。②观察子宫复旧及恶露情况：检查前应嘱产妇先排空膀胱，按摩子宫使其收缩，每天同一时间测量并记录子宫底高度，观察恶露有无异常，以了解子宫复旧情况。

（3）对症护理：①会阴护理：产后用碘伏棉球擦洗外阴，每日 2~3 次，每次便后用清水冲洗。会阴部有水肿者，用 50% 硫酸镁湿热敷，每日 2 次，每次 15 min。会阴部伤口缝线可于产后 3~5 d 拆除。②排尿与排便的护理：鼓励产妇于产后 4~6 h 内自行排尿。出现排尿困难时，首先解除产妇怕排尿引起疼痛的顾虑，可先用听流水声、热水熏洗外阴、热敷下腹部等方法诱导排尿。也可用新斯的明 0.5~1 mg 肌注或三阴交穴位注射。上述方法无效时应进行导尿，必要时留置导尿管 1~2 d，同时给予抗生素预防感染。应鼓励产妇早日起床活动，多食蔬菜水果，防止便秘。已发生便秘者，可口服缓泻剂、开塞露塞肛或用温肥皂水灌肠。③乳房护理：见产后乳房护理技术。

（4）心理护理：主动为产妇提供帮助，倾听产妇对分娩的感受以及对新家庭的想法，随时给予产妇安慰及鼓励。执行母婴同室，做好母乳喂养宣传工作，提供自我护理及婴儿护理知识。根据产妇的心理反应特点，指导丈夫及其他亲属关注产妇的心理调适过程，使产妇顺利渡过心理调适期并逐渐适应新的家庭生活。树立新家庭观念，鼓励丈夫参与护理活动。

3.健康教育

（1）产后运动：产后可适当运动和劳动，但不宜过久蹲位和负重，防止发生子宫脱垂。正常分娩 24 h 后或伤口拆线后可做产后健身操（图 6.2），有利于体力恢复、排尿及排便，避免或减少静脉栓塞的发生，并能使骨盆底及腹肌张力得以恢复。应根据产妇的实际情况，由弱到强循序渐进地进行练习。产后 2 周开始加做胸膝卧位。以上动作每日 2~3 次，每次 10~15 min。

（2）产后访视和产后健康检查：产褥期内至少进行 3 次访视，了解产妇和新生儿健康状况。访视时间分别在产妇出院后 3 d 内、产后 14 d 及产后 28 d，访视内容包括：①产妇饮食、睡眠、大小便情况；②哺乳情况；③子宫复旧及恶露排出情况；④会阴伤口、剖宫产腹部伤口愈合情况。若发现异常应及时给予指导。

产后 42 d 产妇和婴儿应一同到医院行产后体格检查，了解产妇恢复情况及新生儿生长发育情况。

（3）计划生育指导：产后 6 周内禁止盆浴和性交。一般于产后 42 d 开始应采取避孕措施，哺乳者以工具避孕为宜，不哺乳者工具避孕和药物避孕均可。

4.护理实施

（1）及时监测并记录产妇体温、脉搏及呼吸。

（2）每日评估并记录子宫复旧情况及恶露的质和量。

（3）保持产妇会阴清洁，预防感染。

（4）指导产妇乳房护理。

【护理评价】

1.产妇生命体征是否稳定，体温是否在正常范围；恶露有无异常；伤口有无感染。

2.产妇对产褥期保健知识了解程度，身体是否逐渐康复。

3.母乳喂养是否成功。

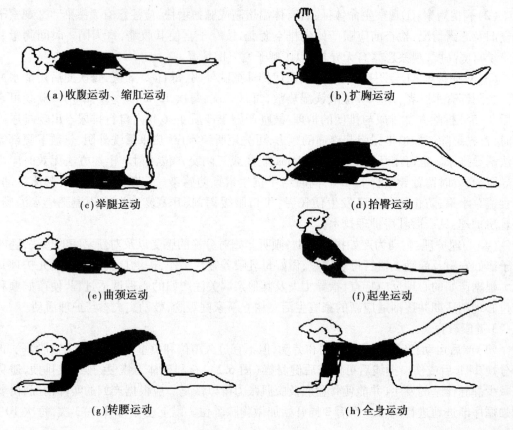

(a)收腹运动、缩肛运动　　　　　(b)扩胸运动

(c)举腿运动　　　　　　　　(d)抬臀运动

(e)曲颈运动　　　　　　　　(f)起坐运动

(g)转腰运动　　　　　　　　(h)全身运动

图 6.2　产后健身操

6.3　母乳喂养

母乳是婴儿最理想和必须的食品,世界卫生组织和联合国儿童基金会已把母乳喂养作为重大措施之一,提倡4~6个月以内的婴儿母乳喂养率至少达85%以上。新生儿从宫内生活环境转换到宫外后,及时建立母乳喂养是新生儿健康成长的重要环节。

6.3.1　母乳喂养的优点

母乳喂养的优点包括:①母乳营养丰富,营养成分比例合适,最适合婴儿胃肠道的消化和吸收,也最适合婴儿营养的需要。②母乳尤其是初乳中含有分泌型 IgA、乳铁蛋白、溶菌酶、较多的巨噬细胞、淋巴细胞等免疫活性物质,能增强婴儿的抗感染能力。③母乳温度适宜,新鲜、无污染,喂哺方便,十分经济。④母亲通过哺乳,可促进泌乳和子宫收缩,可预防产后出血,还能减少乳腺癌和卵巢肿瘤的发生率。⑤通过母乳喂养,还能增进母子(女)感情,对婴儿身心健康发展有重要意义。

6.3.2　促进成功母乳喂养的措施

1.母乳喂养指导

（1）开奶时间：母乳喂养成功的关键之一是做到早接触、早吸吮、早开奶，正常分娩且母婴健康状况良好，应在出生后 30 min 内开奶，此时母乳量虽不多，但可通过新生儿吸吮动作刺激泌乳。

（2）喂哺次数：出生后最初 2 个月提倡按需哺乳，2 个月以上可根据小儿睡眠规律，每 2～3 h 喂 1 次，随月龄增长添加辅食逐渐减少喂哺次数。

（3）哺乳方法：哺乳前母亲洗手并用温开水擦洗乳房，哺乳时母婴均应取最舒适位置，让新生儿将乳头及大部分乳晕含在口中，用手托扶乳房，注意勿使乳房堵住婴儿鼻孔，让新生儿吸空一侧乳房后再吸吮另一侧，两乳交替，哺乳完毕让新生儿直立靠于母亲肩上轻拍背部 1～2 min，排出胃内空气，以防吐奶。

（4）母乳充足的表现：每次哺乳时能听到吞咽声，喂哺后婴儿安静入睡，每天有 1 次量多或多次少量的软便，数次小便，体重按正常速度增加，表示奶量足够。

（5）断奶时间：母乳能满足婴儿出生后 4～6 个月生长所需，所以出生后应实行纯母乳喂养，4～6 个月起再逐渐添加辅食，哺乳期限以 10 个月至一年为宜。

2.不宜哺乳的情况

（1）产妇患慢性疾病或长期应用某些药物：糖尿病、活动型肺结核、严重心脏病、癌症、严重精神病等；需长时间应用抗癌药、抗癫痫药、肾上腺皮质激素、磺胺类及抗生素等药物时均不宜哺乳。

（2）产妇患乙型病毒性肝炎：一般认为母血 HBsAg、HBeAg、抗-HBC 3 项阳性及后两项阳性不宜哺乳，仅 HBsAg 阳性的孕妇可为婴儿哺乳。

（3）产妇感染人类免疫缺陷病毒（HIV）：乳汁中含有 HIV 前病毒和游离病毒，母乳喂养可致婴儿感染，因此不宜母乳喂养。

（4）新生儿患有半乳糖血症。

3.人工喂养的危险

（1）患感染性疾病的几率增加，如腹泻、肺炎、耳、眼部及其他部位感染，腹泻能持续成慢性。

（2）易过敏及乳汁不耐受，如皮疹、哮喘、肠痉挛等。

（3）人工哺喂可干扰母婴情感联系的建立。

（4）智力测验评分较低。

4.三早及其重要性

（1）三早：产后头 3 天是母乳喂养成功的关键时期，产、儿科医护人员要切实做好三早，即早接触、早吸吮、早开奶。如果这 3 天做到了每 24 h 的有效吸吮乳房的次数不少于 8～12 次，几乎每个母亲都有足够的乳汁分泌。

（2）三早的重要性：①给婴儿温暖，促进母子亲情建立。早吸吮可得到营养及免疫价值很高的初乳。②使婴儿保持镇静，并调整呼吸和心率，减少了哭闹，由此减少了焦虑和能量消耗。③促进缩宫素释放，刺激子宫收缩，减少产后出血。④促进泌乳素分泌，促进乳汁分泌。⑤早接触使母亲皮肤及肠道正常菌群及早在婴儿皮肤及肠道中定植，形成正常菌群，保护婴儿健康。⑥促进胎粪的早排出,减轻新生儿生理性黄疸程度。

5.母乳喂养异常情况的护理

(1)乳房胀痛:产褥期若发生乳房胀痛,哺乳前热敷并按摩乳房,并用吸奶器吸引乳汁使乳腺管通畅,也可服用散结通乳中药。

(2)乳头皲裂:初产妇较易出现乳头皲裂,除指导正确的哺乳姿势外,每次哺乳后,可将少量乳汁涂在乳头上,也可涂 10%复方安息香酸酊或抗生素软膏,下次哺乳前洗净,疼痛严重者可用乳头罩间接哺乳。

(3)乳汁不足:应指导产妇正确哺乳方法,保持精神愉快,有足够的睡眠及丰富的营养,可同时应用催乳中药。

(4)退乳:因故不能哺乳者,应尽早退奶,应用以下方法退奶的同时,应少进汤类食物,不可吸奶、挤奶。退乳方法为:己烯雌酚 5 mg 每日 3 次,连服 5~7 d,此方法必须在产后 24 h 内尽早使用,乙型肝炎患者不宜使用;炒麦芽 60~90 g 水煎当茶饮,每日一剂,连服 3~5 d;芒硝 250 g 分装在两纱布袋内,持续敷于两乳房上,湿硬时更换;溴隐亭 2.5 mg 每日 2 次,连续服用 14 d,此方法适用于已开始多量乳汁分泌而需要停止哺乳者。

实践 6.1　母乳喂养技术

【目的及意义】

母乳是婴儿最经济、最理想的食物,既能为婴儿提供丰富的营养及大量的免疫物质,促进婴儿健康成长,使婴儿少得疾病,同时可促进母亲子宫收缩,减少产后出血,抑制排卵,延长哺乳期的闭经,还能促进母子间的感情,因此,对于能够进行母乳喂养的母亲进行正确的喂养指导具有重要的意义。

【操作准备】

1.环境准备　环境安静,温暖,整洁,舒适。

2.物品准备　清洁毛巾,温开水。

3.护士准备　仪表端庄,着装整洁,修剪指甲,洗手,戴口罩手套。

4.产妇准备　洗净双手。

【操作方法】

1.每次喂哺前,护士和母亲需常规清洁双手,用温湿毛巾清洁乳房和乳头,向母亲解释,并观察乳汁分泌情况。

2.协助选择母亲和婴儿均感舒适的体位,例如坐位,侧卧位:

(1)椅子高度合适,椅子不宜太软,椅背不宜后倾,哺乳时母亲紧靠椅背,支持背部的双肩处于放松姿势;

(2)在足下放脚凳以帮助支持婴儿体重,让身体放松,有乳汁分泌。

3.指导母亲手托乳房的方法:

(1)将大拇指与其余四指分开;

（2）食指至小指四指并扰，并紧贴在乳房下的胸壁上，用食指支撑乳房底部；

（3）用大拇指轻压乳房的上部，可以改善乳房的形态，易于婴儿含接；

（4）托乳房的手不要离乳头太近，以免影响婴儿的含接。

4.指导母亲正确的哺乳姿势：

（1）婴儿的头和身体呈一条直线，颈部不能扭曲；

（2）婴儿的身体面对并贴近母亲身体（腹贴腹、胸贴胸、下颌贴乳房）；

（3）母亲抱紧婴儿，使婴儿的头和颈得到支撑；

（4）婴儿的脸朝向乳房，鼻尖对着乳头。

5.帮助婴儿正确含接乳头的方法：

（1）母亲用乳头碰触婴儿的嘴唇，使婴儿张嘴，将大部分乳晕放入婴儿口中；

（2）母亲扶住乳房，防止乳房堵塞婴儿鼻孔，影响呼吸；

（3）防止婴儿的头因过度后仰而影响吞咽。

6.哺乳结束后，用食指轻轻向下按压婴儿下颏，避免在口腔负压的情况下拉出乳头而引起局部疼痛或皮肤损伤。

7.哺乳后挤出少许乳汁，均匀地涂在乳头和乳晕上，可预防乳头皲裂和感染。

8.后续处理：

（1）哺乳结束后，将婴儿竖着抱起，轻轻拍背 1~2 min，排出胃内空气，以防吐奶；

（2）协助母亲采取舒适的姿势。

【注意事项】

1.做到早接触、早吸吮，母婴同室。

2.哺乳时间：原则是按需哺乳，哺乳的时间和频率取决于婴儿的需要和母亲感到乳胀的情况。

3.每次哺乳，应两侧乳房交替着喂；一侧乳房吸空后再吸吮另一侧。

4.患乳腺炎时，可酌情进行母乳喂养，若有乳房肿胀时，应用吸乳器吸出乳汁。

5.切忌用肥皂、酒精刺激性物品清洗乳房，以免引起局部皮肤干燥，皲裂。

6.睡觉时注意不要使乳房受压，要坚持夜间哺乳。

7.哺乳期间母亲应佩戴合适的棉质胸罩，以起支托乳房和改善乳房血液循环的作用。

8.不可随便给婴儿添加水及其他饮料。

9.乳汁确实不足时，应及时补充按比例稀释的牛奶。

10.哺乳期以 10 个月至 1 年为宜。

11.哺乳期间慎用药物。

实践 6.2 　产后乳房护理技术

【目的及意义】

产妇产后 2~3 d 开始泌乳，乳房护理的目的在于清洁乳房，增进产妇的舒适度；使乳腺管通畅,减轻奶胀,促进泌乳;健美乳房,防止下垂。

【操作准备】

1.环境准备　调节室温至 24~26 ℃,室内清洁、安静,拉上窗帘。

2.护士准备　着装整洁,洗手。

3.用物准备　毛巾(1 条)、脸盆、温水(50~60 ℃),必要时备屏风。

4.产妇准备　协助产妇解开上衣,露出乳房。

【操作方法】

1.清洁乳房

(1)一手支托乳房,另一手用温水湿毛巾由乳头开始,由中央向外擦洗整个乳房;

(2)清洁毛巾后,再反复擦洗乳头数次;

(3)用植物油去除乳头痂皮。

2.热敷乳房

(1)将毛巾对折,泡入热水中拧干后环绕包住乳房,露出乳头;

(2)视需要换温水,以保持热度(热度以产妇的习惯而定);

(3)涂润肤油于乳房。

3.按摩乳房

(1)双手拇指与四指分开,水平按摩乳房 5 次;

(2)双手拇指与四指分开成 45°按摩乳房 5 次;

(3)沿乳房周围,螺旋按摩乳房,左右各 5 次;

(4)由乳房基底沿乳腺管呈螺旋状上行推压到乳晕,再直行到乳头;

(5)用毛巾擦干乳头和乳房,协助产妇穿上衣服。

【注意事项】

1. 禁止用肥皂清洗或用酒精消毒乳头和乳晕。

2. 一般热敷 20 min,然后用纱布轻轻擦洗乳头,最后涂橄榄油。

3. 按摩乳房动作轻柔,时间长短由产妇自己把握,次数不要太多,每天坚持最好。

实践 6.3　手法挤奶技术

【目的及意义】

手法挤奶可以缓解奶涨;解除乳腺管堵塞或乳汁淤积;在母婴分开的时候可以保持泌乳;是乳腺炎的辅助治疗手段。对于早产儿、低体重儿、没有吸允能力时可以挤出乳汁喂养。

【操作准备】

1.环境准备　室温调至 25~28 ℃,关门窗,室内环境安静,整洁,光线柔和。

2.用品准备　清洁或热敷乳房用的脸盆、热水、长毛巾、水温计、带盖盛奶容器(大口径,灭菌），小毛巾。

　　3.护士准备　着装整洁,仪表端庄。

　　4.产妇准备　取舒适体位,坐或站均可。

【操作方法】

　　1.洗净双手,携用物至床前,向产妇解释挤奶的目的,使产妇合作。

　　2.站在产妇一侧,以方便操作为宜。

　　3.刺激喷乳反射方法:乳母采取舒适坐姿,放松;让乳母建立泌乳信心,减少疼痛和焦虑、多想婴儿可爱之处、多与婴儿肌肤接触;喝一些热的饮料;热敷乳房;按摩或刺激乳房,用手指轻轻拉动或搓揉乳头;背部按摩。

　　4.将容器靠近乳房。

　　5.用热毛巾敷一侧乳房3~5 min 后,一手置于乳房下托起乳房,另一手以小鱼际按顺时针方向螺旋式按摩乳房,同时热敷另一乳房。

　　6.将拇指及食指放在乳晕上下方距乳头根部2 cm 处,两指相对,其他手指托住乳房。

　　7.拇指及食指向胸壁方向轻轻下压,不可压得太深。

　　8.压力作用在拇指及食指间乳晕下方的乳房组织上 ,即必须压在乳晕下方的乳窦上。

　　9.依各个方向按照同样方法压乳晕,做到乳房内每一个乳窦的乳汁都被挤出,如此反复数次。

　　10.一侧乳房至少挤压 3~5 min,按同一方法挤压另一侧乳房。

　　11.整理用物,清洁容器。

【结果标准】

　　1.学会刺激喷乳反射方法。

　　2.学会手法挤奶的方法。

【注意事项】

　　1.挤奶应让母亲自己做,不应让他人代劳。在示教时触摸其乳房应事先征得同意。

　　2.配合乳房热敷和按摩实施挤奶。

　　3.母乳挤出后需马上存放在带盖的盛奶容器中,不可以将不同时间收集的母乳放在同一个容器里。

　　4.一次挤奶持续时间以 20~30 min 为宜。

　　5. 如果婴儿不能吸吮,最好是在出生后 6 h 内开始挤奶,每 3 h 挤 1 次,夜间也不间断。

实践 6.4　产后尿潴留护理技术

【目的及意义】

　　产后尿潴留一般是非梗阻性的,如果处理不及时,将影响子宫的收缩并且加重产后出血,影响产后生殖器官的复旧,还可导致泌尿系统感染,对产妇带来身心痛苦。

【操作准备】

1.用物准备　治疗车、无菌导尿包、10 mL 注射器、开塞露 1 支、生理盐水等。

2.心理准备　大部分孕妇产后均有不同程度的软产道损伤及膀胱尿道水肿;对紧张、害怕伤口疼痛,担心会阴伤口裂开的产妇进行耐心的解释,消除产妇的心理负担和顾虑,说明排空膀胱的重要性,消除其惧怕蹲位排尿伤口会裂开的顾虑,使产妇明白排尿能促进子宫收缩,减少产后出血量,从而克服紧张心理。

【操作方法】

1.中医治疗

(1)穴位封闭:双侧足三里注射法。

(2)针灸穴位法。

(3)中药内服:以蝉蜕通黄汤加减:蝉蜕 20 g,通常 5 g、冬葵子 15 g、生大黄(后下)8 g、生黄芪 30 g、党参 30 g、泽兰 15 g、五加皮 15 g、升麻 10 g。加减:脾虚加白术、茯苓;肾虚加杜仲、桑寄生;肝郁加柴胡、郁金;膀胱郁热加淡竹叶。上述药物加水 500~600 mL,急煎 5~10 min 后服用,每日 1 剂,分 2 次服。

2.灌肠通便排尿

(1)开塞露灌肠通便排尿法:用开塞露 40 mL(2 支)肛门内注入保留,有大便急迫感后再行排尿,而且此法操作简便,患者无痛苦,易接受。

(2)生理盐水灌肠通便排尿法:用 40~42 ℃的 0.9%氯化钠注射液 500 mL 行缓慢不保留灌肠,如出现便意,嘱患者张口呼吸,以放松腹肌,降低腹压,灌肠毕,让产妇下床排便,在排便的同时顺利排出小便。

3.留置导尿管法

在上述方法无效时,常采用无菌导尿术留置导尿管导尿,如果尿量过多,不应一次排空或速度过快,以防膀胱压力骤减引起黏膜破裂出血。需保留尿管者,应开放 2~3 d,然后定时放尿,每 2~3 h 放 1 次。尿管 3 d 更换 1 次,尿袋每天更换 1 次。

【注意事项】

1.鼓励产妇每 2~4 h 排尿 1 次,同时尽量缩短第二产程的时间,在 1 h 内使胎儿娩出,减少胎头对膀胱的压迫,这样能大大减少产后尿潴留的产生。

2.鼓励患者多坐少睡,因为躺在床上容易降低排尿的敏感度,有可能阻碍尿液的排出。顺产产妇,可于产后 6~8 h 坐起来;剖宫产的产妇 24 h 可以坐起。

3.导尿同时要给予抗生素,预防感染,同时注意保持外阴清洁,防止逆行感染。

实践 6.5　产后产妇康复技术

【目的及意义】

产妇在产褥期生殖系统、乳房等都发生了变化,心理变得很脆弱。若是得不到良好的恢复治疗,就会严重影响到产妇的健康,甚至危及生命。因此,加强产后的康复与保健至关重要。

【产后康复项目】

1.产后检查 严密观察产妇的生命体征、子宫的收缩情况、乳汁的分泌量、大小便次数以及睡眠情况等,若有异常及时报告医生。产后42 d携婴儿一起做产后健康检查。

2.产后饮食 产后的饮食非常重要,对产妇与新生儿均有一定的影响。营养健康的膳食安排,不仅有利于产妇机体快速恢复,还有利于为良好的母乳喂养提供充足的营养供给。饮食宜以清淡为主,尽量食用高蛋白、高维生素、富含矿物质及纤维素食物,促进产妇身体的恢复,对待特殊情况产妇特殊处理。

3.产后休息与活动 指导产妇与婴儿同步休息,保持充足的睡眠。经阴道自然分娩的产妇,产后6~12 h即可起床做轻微活动,产后第2天可下床在室内活动,以增加食欲和促进恶露的排出。

4.产后锻炼 鼓励产妇循序渐进地锻炼身体。产后第1天在床上做被动运动,如进行双上肢及下肢的肌肉按摩;第2天开始做产后保健操,每节操做5~10次,每1~2 d增加1节。出院后可继续做操到产后6周。

5.避孕指导 产褥期内禁止性生活。产后42 d起采取避孕措施,哺乳者可采用男用避孕套,非哺乳者可选用药物避孕。

【注意事项】

1.产后宣教,产妇能复述产后康复的内容。

2.注意同时指导产妇和家属对婴儿的护理。

思考题

选择题

1.产褥期是指(   )。

A.从胎盘娩出,至产妇全身各器官恢复至非孕期状态的一段时期

B.从胎盘娩出,至产妇除乳腺外全身各器官恢复至非孕期状态的一段时期

C.从胎儿娩出,至产妇全身各器官恢复至非孕期状态的一段时期

D.从胎儿娩出,至产妇除乳腺外全身各器官恢复至非孕期状态的一段时期

E.从胎盘娩出,至产妇生殖系统恢复至非孕期状态的一段时期

2.产后除胎盘附着面以外,子宫内膜基本完成修复的时间是产后(   )。

A.6 周   B.5 周   C.4 周

D.3 周   E.2 周

3.纯母乳喂养是指(   )。

A.婴儿从出生至产后10个月,除给母乳外不给婴儿其他食品及饮料,但可以喂水

B.婴儿从出生至断乳,除给母乳外不给婴儿其他食品及饮料,但可以喂水

C.婴儿从出生至产后4~6个月,除给母乳外不给婴儿其他食品及饮料,但可以喂水

D.婴儿从出生至断乳,除给母乳外不给婴儿其他食品及饮料,包括水

E.婴儿从出生至产后4~6个月,除给母乳外不给婴儿其他食品及饮料,包括水

4.新生儿早期哺乳,要求在出生后( )。

A.20 min 内   B.30 min 内   C.45 min 内

D.60 min 内   E.2 h 内

5.产妇因喂哺姿势不当,乳头皲裂,正确的护理措施是( )。

A.每次喂哺后,涂抹抗生素预防感染   B.每次喂哺后,涂抹甲紫促进伤口愈合

C.每次喂哺后,涂抹酒精消炎   D.不需任何处理

E.每次喂哺后,挤出数滴奶后涂于乳头、乳晕上

6.产后第4天,双乳房胀,乳汁排流不畅,最常见的原因是( )。

A.进食少   B.卧床不活动   C.未及早按摩,热敷乳房

D.未给新生儿早吸吮多吸吮   E.乳头凹陷

7.正常的产褥期为产后的( )。

A.2 周   B.4 周   C.6 周

D.10 周   E.12 周

8.产后子宫底降入盆腔的时间为( )。

A.产后 3 d   B.产后 5 d   C.产后 8 d

D.产后 10 d   E.产后 16 d

9.产后 24 h 内体温升高,但不超过( )。

A.37 ℃   B.37.5 ℃   C.38 ℃

D.38.5 ℃   E.39 ℃

10.符合正常产褥期子宫复旧规律的是( )。

A.产后 2 周,子宫恢复正常大小   B.产后 6 周时子宫颈完全恢复正常形态

C.产后 7 d 宫颈内口关闭   D.产后子宫底每天下降 4~5 cm

E.产后 1 周,子宫于腹部不可扪及

(王 伟 叶 芬)

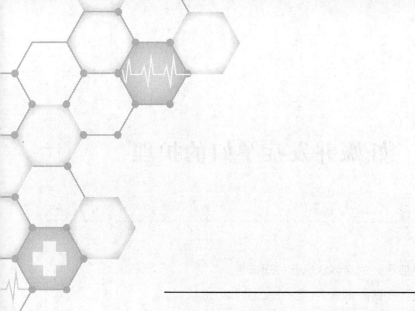

项目 3

常见孕产妇疾病护理

任务7 妊娠并发症孕妇的护理

📖 学习目标

- 掌握各种妊娠并发症孕妇的身体状况及护理措施。
- 熟悉常见妊娠并发症疾病的概念、主要护理诊断和处理原则。
- 能运用护理程序对妊娠并发症孕妇进行整体护理。
- 尊重、关爱孕产妇,具有较好的沟通能力。

📖 知识点

- 流产与异位妊娠、前置胎盘与胎盘早剥的身体状况的鉴别;硫酸镁用药注意事项。

7.1 流产妇女的护理

案例导入

张女士,28岁,已婚。自诉停经56 d,阴道少量流血2 d,伴下腹轻微疼痛,经卧床休息一天后症状好转,今晨起床后阴道流血量增多,下腹痛加剧,并有少量肉样组织自阴道排出。门诊妇科检查:子宫颈口已扩张,子宫小于孕月。尿妊娠试验检查显示为阴性,B型超声下可见宫腔内有不定型块状物。

请问:你应如何接诊张女士? 针对其目前状况你应采取哪些护理措施? 该妇女护理诊断是什么?

流产是指妊娠不足28周,胎儿体重不足1 000 g而终止者。流产发生在12周以前者称为早期流产,发生在12周至不满28周者称为晚期流产。流产分为自然流产和人工流产,本节介绍自然流产。自然流产发生率占全部妊娠的31%左右,多数为早期流产。

【护理评估】

1.健康史

（1）发病原因：染色体异常是自然流产特别是早期流产的主要原因，孕妇接触有害物质、黄体功能不足、生殖器官疾病、患某些急慢性疾病、身体或精神创伤等亦可导致流产。

（2）询问相关病史：孕妇月经史、停经时间、早孕反应、阴道流血及有无胚胎排出、腹痛出现的时间等情况。

2.身体状况　流产的主要症状为停经后阴道流血和下腹痛。根据就诊时的表现不同，流产可分为以下类型（见表7.1）。

表 7.1　各类流产的身体状况及治疗原则

类　型	身体状况				辅助检查		处理原则
	阴道流血	腹痛	宫口	子宫大小	尿 HCG	B 超	
先兆流产	少	无或轻	未开	＝孕月	（＋）	有胎心	保胎
难免流产	增多	加剧	开大	≤孕月	（±）	无胎心	清宫
不全流产	持续	持续	开大	＜孕月	（－）	无胎心	清宫
完全流产	停止	无	关闭	≥正常	（－）	无胚胎	对症

（1）先兆流产：停经后阴道少量流血，常少于月经量，无腹痛或轻微下腹痛。妇科检查：宫口未开，子宫大小与停经周数相符。检查尿 HCG 阳性。

（2）难免流产：一般由先兆流产发展而来。指流产已不可避免。阴道流血增多，阵发性腹痛加重，胎膜破裂可见阴道流水。妇科检查：宫颈口已开大，有时在宫颈口内可见胚胎样组织或羊膜囊堵塞，子宫大小与停经周数相符或略小。检查尿 HCG 阳性或阴性。

（3）不全流产：指妊娠组织部分已排出体外，部分仍残留在子宫腔内。其特点是子宫不能很好收缩，阴道持续流血不止，甚至导致失血性休克及感染机会增加。妇科检查：宫颈口扩张，常有胚胎堵塞于宫颈口或部分组织已排到阴道内，子宫小于停经周数。检查尿 HCG 阴性。

（4）完全流产：指妊娠组织已全部排出。阴道流血逐渐停止，腹痛逐渐消失。妇科检查：宫颈口关闭，子宫接近正常大小。检查尿 HCG 阴性。

（5）稽留流产：又称过期流产。指胚胎在宫腔内已死亡一定时间尚未自然排出者。表现为早孕反应消失，子宫不再增大反而缩小，若是孕中期，胎动也消失。妇科检查：宫颈口未开，子宫小于妊娠周数。如死胎稽留过久，发生机化，与宫壁粘连不易剥离，且坏死组织释放凝血活酶进入母体血循环可引发弥散性血管内凝血（DIC）。检查尿 HCG 阴性。

（6）复发性流产：又称习惯性流产。指连续自然流产3次或3次以上者。多数专家认为连续发生2次流产即应引起重视并评估。特征是每次流产多发生在同一妊娠月份，其临床表现过程与一般流产相同。

（7）流产合并感染：在各种类型的流产过程中合并了感染，尤其是不全流产，因其阴道流血时间长、有组织残留于宫腔内等,引起宫腔内感染机会增加。流产合并感染如不及时治疗,可引起盆腔炎、腹膜炎、败血症及感染性休克等。

3.心理—社会支持状况 由于腹痛及反复阴道流血,孕妇感到焦虑不安,担心能否继续妊娠,害怕大出血危及生命安全。

4.辅助检查

(1)实验室检查:流产患者血或尿绒毛膜促性腺激素(HCG)放射免疫法测定,显示异常。稽留流产患者凝血功能异常。

(2)B超检查:可显示有无胎囊、胎动、胎心等,以确定胚胎或胎儿是否存活,有助于诊断流产、鉴别其类型及指导处理。

5.主要处理措施 根据流产的不同类型给予相应处理(见表7.1)。先兆流产给予保胎治疗;难免流产及不全流产应尽快清除宫腔内容物,以防大出血和感染;完全流产一般不需特殊处理,可对症处理;习惯性流产应查明原因,针对病因进行治疗;稽留流产应促使胎儿胎盘尽早排出,术前检查凝血功能并用雌激素以提高子宫敏感性,防止 DIC;流产合并感染者,原则上先控制感染再清宫,若阴道流血多,在抗感染同时用卵圆钳伸入宫腔夹出大块残留组织,使出血量减少,待感染控制后再彻底刮宫。

【护理诊断】

1.外周组织灌注无效 与出血有关。

2.有感染的危险 与宫口开大、持续出血有关。

3.焦虑 与疾病发展的不确定性有关。

【护理目标】

1.孕妇出血得到有效控制,生命体征稳定在正常范围。

2.感染得到预防或及时发现和控制,体温、血象正常。

3.情绪稳定,恐惧感减轻,积极配合治疗和护理。

【护理措施】

1.一般护理 卧床休息,嘱病人清洗外阴每日 2 次,保持清洁,预防感染。注意观察阴道出血及分泌物的性质、颜色、气味等,监测体温、血象,发现感染征象及时报告医生。

2.不同类型流产给予相应护理 ①先兆流产及习惯性流产孕妇应绝对卧床休息,禁止性生活,减少刺激性检查避免诱发出血增多,遵医嘱给予保胎药物治疗。②难免流产及不全流产大量阴道流血时,应立即测血压、脉搏,遵医嘱肌注缩宫素促进子宫收缩减少出血,同时迅速建立静脉通道,及时补充血容量,防治休克;及时做好清宫术或引产术的术前准备,术中密切观察生命体征,术后注意观察阴道流血量及子宫收缩情况,宫腔组织物送病理检查。③流产合并感染者嘱其半卧位以防炎症扩散,并注意床边隔离。遵医嘱应用抗生素。

3.心理护理 对病人说明病情,解释有关治疗及护理措施,稳定情绪,解除焦虑。对先兆流产及习惯性流产患者要增强保胎信心,鼓励积极配合治疗。对已经流产者加强心理支持,帮助其接受事实,尽早恢复正常心态。

4.健康指导 ①流产后要保持外阴清洁,禁止盆浴及性生活 1 个月;②增加营养,纠正贫血,增强机体抵抗力;③清宫术后如阴道流血淋漓不尽,流血量超过月经量,阴道分泌物混浊、有异味,或伴有发热、腹痛,应及时到医院复诊;④指导患者预防流产诱因,为再次妊娠做好准备;⑤有习惯性流产史的孕妇,要查清原因,积极接受病因治疗,确诊妊娠后应卧床休息,加强营养,禁止性生活,保胎时间应超过以往发生流产的妊娠周数。

【护理评价】

1.孕妇出血是否得到控制,生命体征是否恢复正常。

2.感染是否得到及时发现和控制,体温、血象是否恢复正常。

3.焦虑是否消除或减轻,是否能积极配合治疗。

7.2 异位妊娠妇女的护理

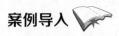

案例导入

梅女士,30 岁,因停经 54 d,突感左下腹部撕裂样疼痛,伴恶心、呕吐、头晕约 30 min 而急诊入院。门诊检查:尿妊娠试验阳性;B 超提示:宫内空虚,腹腔有液性暗区,血红蛋白 65 g/L。25 岁结婚,孕 2 产 0,3 年前曾因右侧输卵管妊娠流产行手术,已切除右侧输卵管,术后无腹痛及发热等。体格检查:体温 36.5 ℃,脉搏 110 次/min,呼吸 26 次/min,血压 80/46 mmHg。腹部有压痛、反跳痛,以右侧为甚,腹肌紧张较轻,移动性浊音阳性。妇科检查:宫颈蓝色,质软,举痛阳性;后穹隆饱满、触痛阳性;子宫稍大、较软、有漂浮感,附件区未扪及明显肿物。

请问:梅女士身体发生了何改变? 其主要的护理诊断是什么? 我们应采取哪些紧急护理措施?

异位妊娠是指受精卵在子宫腔以外的部位着床发育,俗称宫外孕,是妇产科常见急腹症之一,如不及时诊断和处理,可危及生命。异位妊娠发生率为 1%,近年有上升趋势。根据受精卵着床部位不同,异位妊娠分为输卵管妊娠、卵巢妊娠、腹腔妊娠、宫颈妊娠、子宫残角妊娠及剖宫产瘢痕妊娠等,其中以输卵管妊娠最多见,占异位妊娠的 95% 左右(图 7.1)。本节主要讨论输卵管妊娠。

输卵管妊娠的发病部位以壶腹部最多见,其次为峡部,伞端和间质部妊娠较为少见。由于输卵管管腔狭小,管壁薄,妊娠时不能形成完整的蜕膜,受精卵植入后不能适应胚胎的生长发育,因此当输卵管妊娠到一定时期可发生流产或破裂(图 7.2,图 7.3),从而引起腹腔内出血,严重者可发生大出血使病人陷入休克。

【护理评估】

1.健康史

(1)发病原因:慢性输卵管炎是输卵管妊娠最为常见病因。其次,有慢性盆腔炎病史,放

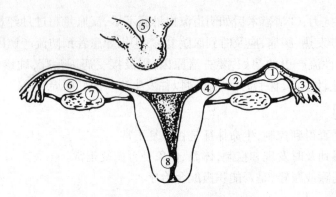

图 7.1　常见异位妊娠部位

①输卵管壶腹部妊娠;②输卵管峡部妊娠;③输卵管伞部妊娠;④输卵管间质部妊娠;
⑤腹腔妊娠;⑥阔韧带妊娠;⑦卵巢妊娠;⑧宫颈妊娠

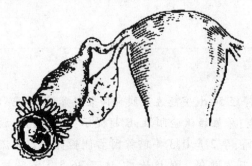

图 7.2　输卵管妊娠流产

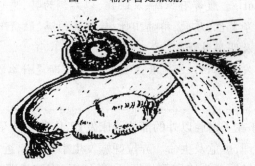

图 7.3　输卵管妊娠破裂

置宫内节育器,绝育术、输卵管吻合术、输卵管成形术后等均是诱发输卵管妊娠的高危因素。

(2)询问相关病史:有无停经史,停经时间长短、早孕反应、阴道流血、腹痛出现的时间等详细情况。

2.身体状况　输卵管妊娠发生流产或破裂之前,病人多无异常征象,其表现同一般妊娠。

(1)症状:①停经:多数病人有 6~8 周停经史,输卵管间质部妊娠停经可达 12 周以上;②腹痛:输卵管妊娠流产(图 7.2)或破裂(图 7.3)时,病人可突感一侧下腹部撕裂样疼痛,常伴有恶心、呕吐,并迅速向全腹扩散,血液积聚在子宫直肠陷凹时可出现肛门坠胀感;③阴道流血:有少量暗红色阴道流血;④晕厥或休克:严重出血病人可发生,休克程度与腹腔内出血量的多少及出血速度有关,与阴道流血量不成正比。

(2)体征:①出血较多者可有贫血貌及休克征象;②腹部检查:下腹部有明显压痛及反跳痛,尤以患侧为甚,内出血较多时叩诊有移动性浊音;③妇科检查:阴道后穹隆饱满、有触痛,宫颈抬举痛或摇摆痛明显,子宫稍大而软,内出血多时子宫可有漂浮感,子宫一侧或后方可触及边界不清、压痛明显的包块。

3.心理—社会支持状况　由于大出血及剧烈腹痛,病人及家属担心有生命危险而恐惧。胎儿死亡或手术后担心以后的受孕能力而引起悲伤、失落、自责等情绪反应。

4.辅助检查

(1)阴道后穹隆穿刺(图7.4):是一种简单可靠的诊断方法。腹腔内血液易积聚在子宫直肠陷凹,经阴道后穹隆穿刺可抽出暗红色不凝血,说明腹腔内有积血存在。

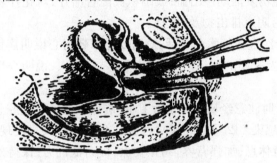

图7.4　阴道后穹隆穿刺

(2)妊娠试验:用灵敏度高的放射免疫法定量测定血 β-HCG 和酶联免疫法测定尿HCG,均有助于异位妊娠的诊断。

(3)超声检查:B超检查可见宫腔空虚,附件区可见轮廓不清的液性或实性包块,如包块内见胚囊或胎心搏动即可确诊。

(4)诊断性刮宫:刮出宫腔内容物送病理检查,仅见蜕膜样变组织而不见绒毛,有助于排除宫内妊娠。

(5)腹腔镜检查:不仅可以明确诊断异位妊娠,而且可同时进行治疗。

5.主要处理措施　以手术治疗为主,非手术治疗为辅。严重内出血、休克病人,应积极纠正休克的同时尽快手术,行患侧输卵管切除术或保守性手术。无生育要求者可同时行对侧输卵管结扎术。非手术治疗适用于尚未破裂或流产的早期病人,或内出血少、病情稳定的病人,尤其是有生育要求的年轻妇女,可行中医中药治疗或化学药物如甲氨喋呤、米非司酮等治疗。

【护理诊断】

1.组织灌注无效　与输卵管妊娠破裂或流产致腹腔内大出血有关。

2.急性疼痛　与组织破裂及血液刺激腹膜有关。

3.恐惧　因大出血及对未来生育不明而产生。

【护理目标】

1.孕妇休克征象被及时发现和纠正,生命体征稳定在正常范围。

2.腹痛原因被及时发现,经治疗急性疼痛消失。

3.恐惧感减轻或消失,情绪稳定,积极配合治疗。

【护理措施】

1.失血性休克病人护理　①立即去枕平卧,吸氧,建立静脉通道,交叉配血,按医嘱输血、输液、补充血容量;②严密监测生命体征,每5～10 min 测一次并记录,如出现血压下降、脉搏细速,面色苍白、四肢湿冷、尿量减少等休克征象,立即报告医生并配合抢救;③严密观察腹痛部位、性质及伴随症状及阴道出血情况,以准确评估出血量;④遵医嘱做好手术前准备及术中配合,加强术后护理。

2.非手术治疗者护理　严密观察病情,嘱患者绝对卧床休息,避免半卧位以免增加腹压,保持大便通畅,以免诱发活动性出血;鼓励积极配合治疗,对化疗者观察其化疗药物(甲氨蝶呤)的毒副反应;有阴道排出物及时送检。

3.心理护理　配合医生作好术前谈话,对需要手术者耐心说明病情及手术的必要性,消除恐惧心理,稳定病人及家属的情绪。同情、安慰、鼓励病人,说明今后仍有受孕机会,帮助度过悲伤期。

4.健康指导　①平时注意经期及性生活卫生,避免生殖器及盆腔感染;采取有效避孕措施,避免流产及流产后感染。②早期妊娠时可通过 B 超检查及早发现异位妊娠。③本次手术治疗后的病人应注意休息,加强营养,纠正贫血,提高抵抗力;保持外阴清洁,禁止盆浴和性生活 1 个月。④有生育要求的,应积极消除诱因,对盆腔炎症者要及时彻底治疗,在医护人员指导下做好再次妊娠的准备。

【护理评价】

1.孕妇休克征象是否被及时发现和纠正,生命体征是否恢复正常。

2.急性疼痛是否消失。

3.恐惧心理是否消除,是否能积极配合手术或非手术治疗。

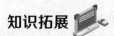 知识拓展

剖宫产瘢痕部位妊娠(cesarean scar pregnancy,CSP)

剖宫产瘢痕部位妊娠是指有剖宫产史孕妇胚胎着床于子宫下段剖宫产切口瘢痕处,是一种特殊部位的异位妊娠,为剖宫产的远期并发症之一。近年来由于国内剖宫产率居高不下,此病发生率呈上升趋势。病因不明。可能与剖宫产术后子宫切口愈合不良,瘢痕宽大或炎症致瘢痕部位有微小裂孔有关,当孕卵发育不良而未种植正常宫腔时,在到达瘢痕的子宫峡部时通过微小裂孔进入子宫肌层发生着床。由于子宫峡部肌层较薄弱,加之瘢痕缺乏收缩能力,CSP 在流产或刮宫时会导致大出血或子宫穿孔。早期作阴道 B 超有助诊断。

7.3　前置胎盘妇女的护理

案例导入

肖女士,妊娠30周,阴道大出血30 min急诊入院。停经50 d时有早孕反应,自测尿妊娠试验阳性。孕5个月自觉胎动,未做过产前检查。入院前正在工作,突然出现阴道大量流血,急诊入院。25岁结婚,孕2产0,药流1次,因不全流产行清宫术。产科检查:宫底脐上三横指,头位,胎心率120次/min,较弱。在耻骨联合上方可听到胎盘血流杂音,未行阴道检查及肛诊。血红蛋白90 g/L。B超提示:头位,胎盘位于子宫前壁下段并覆盖于子宫颈内口上。

请思考:该女士为何出现上述征象? 针对上述状况我们应采取哪些紧急护理措施?

正常胎盘附着于子宫体部的后壁、前壁或侧壁。妊娠28周后若胎盘附着于子宫下段,甚至胎盘下缘达到或覆盖宫颈内口处,位置低于胎儿的先露部,称为前置胎盘。前置胎盘是妊娠晚期出血的主要原因之一,严重威胁母儿生命安全。

【护理评估】

1.健康史

(1)发病原因:经产妇子宫内膜炎症或损伤、胎盘面积过大、双胎是前置胎盘的高危因素。

(2)询问孕产史:了解有无人工流产、剖宫产、流产后或产褥期感染等造成子宫内膜炎症或损伤的病史。

2.身体状况

(1)前置胎盘类型:根据胎盘下缘与子宫颈内口的关系,前置胎盘分为3种类型(见图7.5):①完全性前置胎盘:胎盘组织完全覆盖子宫颈内口,又称中央性前置胎盘;②部分性前置胎盘:胎盘组织部分覆盖子宫颈内口;③边缘性前置胎盘:胎盘附着于子宫下段,其边缘达到宫颈内口,但未覆盖宫颈内口。

(2)症状:主要症状是妊娠晚期或临产前发生无诱因、无痛性、反复阴道出血。阴道出血的早晚、出血量及反复发生次数与前置胎盘类型有关。完全性前置胎盘出血时间早,一般在孕28周左右,出血次数频繁,量多,有时一次大量出血可使病人陷入休克状态;边缘性前置胎盘初次出血发生晚,多在孕37~40周或临产后,出血量也比较少;部分性前置胎盘情况介于上述两者之间。

(3)腹部检查:子宫大小与孕周相符,腹壁柔软无压痛,胎位清楚,出血多者胎心可发生异常。因前置的胎盘影响胎先露入盆,故胎先露高浮甚至胎位异常。前置胎盘附着在子宫前壁的患者,可在耻骨联合上听到胎盘杂音。

(4)并发症:因前置胎盘附着于子宫下段,当胎盘剥离后,菲薄的子宫下段肌肉收缩力

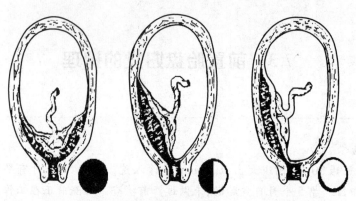

(a)完全性前置胎盘　(b)部分性前置胎盘　(c)边缘性前置胎盘

图7.5　前置胎盘的类型

差,或分娩时易撕裂常发生产后出血;反复出血或大量出血,产妇抵抗力下降,加上剥离面靠近子宫颈口,病人可继发贫血和感染;出血及休克导致胎儿窘迫、早产或死亡。

3.心理—社会支持状况　突发无诱因的阴道出血,甚至反复出血,孕妇及家属感到非常紧张、害怕,担心孕妇的健康及胎儿的安危。前置胎盘常需剖宫产终止妊娠,孕妇及家属对手术常有担忧。

4.辅助检查

(1)B超检查:是目前最安全、可靠的检查方法,可作为首选。B超可清楚显示子宫壁、胎头、宫颈和胎盘的位置,胎盘定位准确率达95%,可重复检查。

(2)产后检查胎盘胎膜:胎膜破裂口距胎盘边缘的距离不足7 cm,可诊断为前置胎盘。

5.治疗原则及主要处理措施　以制止出血、纠正贫血、预防感染和适时终止妊娠为原则。根据孕妇的一般情况、孕周、胎儿成熟度、出血量以及产道条件等综合分析,制定处理方案。阴道出血不多,全身情况好,妊娠不足37周者,可在保证孕妇安全的前提下采取期待疗法,使胎儿能达到或接近足月,从而提高胎儿成活率。对大出血病人或出血量虽少但妊娠已近足月或已临产者,可选择剖宫产术迅速结束分娩。

【护理诊断】

1.组织灌注不足　与反复阴道出血有关。

2.潜在并发症　早产、胎儿窘迫、产后出血、感染等。

3.焦虑　与担心自身及胎儿安危有关。

【护理目标】

1.孕妇出血得到有效控制,生命体征稳定在正常范围。

2.孕妇潜在并发症得到及时预防和处理,改善了胎儿缺氧;产妇出血、感染得到预防或控制,体温、血象正常。

3.焦虑减轻,积极配合治疗和护理。

【护理措施】

1.监测病情　①严密观察阴道出血的量、颜色和持续时间,保留会阴垫收集血液,准确估计出血量。②定时测血压、脉搏、呼吸,观察面色、精神状态,注意尿量。③监测胎心、改善缺氧:行胎心电子监护,嘱孕妇取左侧卧位休息,定时间断吸氧,每日 3 次,每次 1 h,提高胎儿的血氧饱和度,胎心异常不能纠正者,遵医嘱做好剖宫产术前准备。

2.并发症的护理　①防止早产及出血:期待疗法的孕妇,嘱绝对卧床休息,禁止阴道检查及肛查;遵医嘱给予镇静、止血、宫缩抑制剂,减少出血。对早产者遵医嘱给地塞米松促胎肺成熟。大量阴道出血者,补充血容量,迅速做好剖宫产术前准备。②预防产后出血:胎儿前肩娩出后遵医嘱给予缩宫素或麦角新碱加强宫缩,产后严密观察生命体征、宫缩及阴道流血。③预防感染:做好外阴护理,保持外阴清洁干燥。定时测体温,观察恶露的性状和气味,发现感染征象及时报告医生,遵医嘱应用抗生素。

3.心理护理　用语言、非语言的沟通技巧与孕妇及家属建立良好关系,引导病人说出焦虑的心理感受,缓解焦虑;观察病人情绪变化,及时给予帮助和指导。耐心解释和答复病人提出的问题,使病人获得所需要的信息,鼓励其积极配合治疗和护理。

4.健康指导　做好计划生育工作,避免多产、多次刮宫导致子宫内膜损伤或子宫内膜炎。妊娠期摄入富含铁、蛋白质、维生素的饮食,以纠正贫血,增强抵抗力,教会孕妇自我监测胎动变化,有异常及时报告。加强产前检查,对妊娠期出血,不论量多少均应及时就诊,早期诊断,正确处理。注意外阴清洁,防止产后感染。

【护理评价】

1.孕妇出血是否得到有效控制,生命体征是否恢复正常。

2.早产、胎儿窘迫、产后出血、感染等并发症是否得到及时发现和处理,体温、血象是否恢复正常。

3.孕妇焦虑是否减轻,是否能主动配合治疗和护理。

7.4　胎盘早期剥离妇女的护理

案例导入

罗女士,因停经 36 周+3 d,腹痛 6 h,阴道出血 3 h 入院。停经 40 d 做尿妊娠试验阳性,孕 4 月余自觉胎动,近 1 个月双下肢水肿,休息后不缓解,10 d 来感觉上腹部不适,无头晕、头痛、眼花等症状。6 h 前出现阵发性下腹痛,3 h 前阴道出血,多于月经量,胎动加快伴头晕来我院就诊。

有家族性高血压病史。体检:血压 150/95 mmHg ,贫血貌。腹部膨隆,宫高大于妊娠月份,双下肢水肿。产科检查:宫高 36 cm,腹围 110 cm ,子宫板样硬,无明显宫缩间歇,腹壁压痛明显。胎位不清,未闻及胎心音。血红蛋白 78 g/L,O 型血。B 超提示:宫内孕 36^{+3} 周,死胎,胎盘 Ⅱ 度,胎盘附着于子宫前壁,胎盘与宫壁间可见 9 cm×3 cm×5 cm 低回声暗区。

请思考:罗女士身体状况有何变化? 针对上述状况我们应采取哪些护理措施? 如何作好心理调适?

妊娠 20 周后或分娩期,正常位置的胎盘在胎儿娩出前,部分或全部从子宫壁剥离,称为胎盘早期剥离,简称胎盘早剥,是妊娠晚期的一种严重并发症,往往起病急,进展快,如不及时处理,可威胁母儿生命。

【护理评估】

1.健康史

(1)发病原因:妊娠期高血压疾病、慢性肾炎等血管病变、外伤、脐带过短、双胎及羊水过多、分娩时宫内压骤降等是造成胎盘早剥的原因。

(2)询问相关情况:有无吸烟、可卡因滥用、长期仰卧位等。

2.身体状况

(1)病理变化及类型:胎盘早剥主要的病理变化是底蜕膜出血,在子宫壁与胎盘母体面之间形成血肿,使胎盘自附着处剥离。按出血的方式,胎盘早剥分三种类型(图 7.6)。①显性出血:胎盘自边缘开始剥离,血液沿胎盘母体面与子宫壁之间经子宫颈口向外流出,表现为阴道流血。②隐性出血:胎盘自中央开始剥离,血液不能外流而积聚于胎盘与子宫壁之间,形成胎盘后血肿,病人无阴道流血或出血少。因形成的胎盘后血肿内压力不断增加,使血液渗入子宫肌层,引起子宫肌纤维分离、断裂甚至变性,当血液渗入子宫浆膜层时,子宫表面呈紫蓝色淤斑(手术时可见),此时子宫失去收缩力,易造成产后大出血,此现象称子宫胎盘卒中。③混合性出血:当胎盘后积血过多时,血液可冲开胎盘边缘,顺宫壁向宫颈口外流出,即形成混合性出血。

(2)症状及分型:突然发生的持续性腹痛是胎盘早剥病人的主要症状。病情的严重程度取决于胎盘剥离面积。

1)轻型:以显性出血为主,胎盘剥离面不超过胎盘面积的 1/3,多发生于分娩期。

2)重型:以隐性出血为主,胎盘剥离面超过胎盘面积的 1/3,主要症状为突然发生的持续性腹痛,伴腰酸、腰痛,有或无阴道流血,严重时伴恶心、呕吐。病人可出现贫血征象甚至发生失血性休克。腹部检查:子宫底升高,硬如板状,压痛明显,胎位查不清,胎心多已消失。

(3)并发症:胎盘早剥面积超过胎盘面积的 1/2,胎儿多因严重宫内窘迫而死亡。病情严重时可发生子宫胎盘卒中、弥散性血管内凝血(DIC)、产后出血、急性肾功能衰竭等并发症。

3.心理—社会支持状况 胎盘早剥病情变化迅速,孕妇及家属常措手不及,担心孕妇和胎儿的安危。子宫胎盘卒中病人有切除子宫的可能,常表现出焦虑、恐惧、悲哀等情绪反应。

4.辅助检查

(1)B 超检查:为首选检查。能显示胎盘与子宫壁之间有液性暗区,并可观察有无胎心和胎动,以判断胎儿是否存活。

(2)实验室检查:主要了解病人的贫血程度及凝血功能。常用检查项目有血常规、血小板计数、出血时间、凝血时间、纤维蛋白原、血型测定等。重症病人还应检查肾功能。

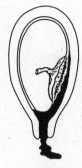
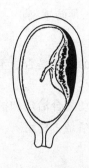
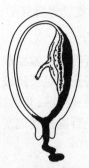

（a）显性出血　　　（b）隐性出血　　　（c）混合性出血

图 7.6　胎盘早剥出血类型

5.治疗原则及主要措施　纠正休克,防治并发症,确诊后及时终止妊娠。根据病情的严重程度,胎儿宫内状况及宫口开大情况等决定分娩方式,力争在 6 h 内结束分娩。

【护理诊断】

1.组织灌注无效(外周)　与出血有关。

2.潜在并发症　DIC、肾衰竭、胎儿窘迫、产后出血等。

3.焦虑　担心自身及胎儿安危。

4.悲哀　与胎儿死亡、子宫切除有关。

【护理目标】

1.孕妇出血得到有效控制,生命体征稳定在正常范围。

2.孕妇并发症及时预防和处理。

3.孕妇焦虑减轻,积极配合治疗和护理。孕妇能接受现实,情绪稳定。

【护理措施】

1.抢救休克,作好手术前护理准备　①患者取左侧卧位,吸氧,严密观察生命体征并记录,注意宫底高度、子宫压痛、子宫壁的紧张度、阴道出血量及与失血程度是否相符,以评估内出血情况。遵医嘱立即进行输液输血等抗休克治疗。②重型胎盘早剥,估计短时间内不能经阴道分娩者,遵医嘱立即做好剖宫产术前护理准备,结束分娩。

2.观察及护理并发症　若发现病人皮下黏膜或注射部位出血不止,子宫出血不凝,有血尿、咯血及呕血等现象应考虑凝血功能障碍;病人少尿或无尿,应警惕急性肾衰竭;胎心改变,有胎儿窘迫征象等,均应立即报告医生并积极配合抢救,作好相应护理。胎儿娩出后遵医嘱及时给予宫缩剂,配合按摩子宫,以预防产后出血;如发生子宫胎盘卒中,经按摩子宫、注射子宫收缩剂后仍不收缩,在遵医嘱输鲜血的同时,作好子宫切除的术前护理准备。

3.心理护理　稳定孕妇及家属的情绪,消除焦虑;介绍病情及采取的救护措施,解答疑问,给予精神安慰,增强信心,积极配合治疗;对胎儿死亡和(或)子宫切除的病人,应表示同情、理解,提供情感支持,建立融洽的护患关系,解除病人及家属的误解和顾虑,消除心理障碍,使其尽快走出阴影,接受现实,恢复正常心态。

4.健康指导　妊娠期应加强产前检查,预防和及时治疗妊娠期高血压疾病、慢性肾炎等诱因。妊娠晚期避免腹部受伤及长时间仰卧,预防胎盘早剥发生。产后注意休息,加强营养,促使身体早日康复。保持外阴清洁,预防感染。

【护理评价】

1.孕妇出血是否得到有效控制,生命体征是否稳定在正常范围。

2.并发症是否得到及时预防或治疗。

3.恐惧是否减轻或消除,是否能主动配合治疗和护理。

4.孕妇及家属是否能接受现实,情绪是否稳定。

7.5　妊娠期高血压疾病妇女的护理

案例导入

　　吴女士,26岁,初孕妇,孕36周。自孕8个月开始出现双膝以下的凹陷性水肿,尿蛋白微量,经治疗有所缓解后自行停药。近1周来,自觉头晕、头痛,有时恶心、呕吐。体格检查:体温37 ℃,脉搏84次/min,血压160/110 mmHg,双下肢水肿。腹软,无宫缩,宫高33 cm,胎位枕左前位,胎心140次/min。血肌酐值140 mol/L,血小板80×10⁹/L,尿蛋白(+++)。

　　请思考:吴女士身体状况有何变化? 针对上述状况我们应采取哪些护理措施以防病情进展? 如何作好健康指导?

　　妊娠期高血压疾病是妊娠期特有的疾病,我国发病率为9.4%～10.4%。其表现为妊娠20周以后出现水肿、高血压、蛋白尿等症状,严重时出现抽搐、昏迷、心肾衰竭,是目前孕产妇及围生儿死亡的重要原因之一。

【护理评估】

1.健康史

(1)发病原因:病因尚不清楚。认为与免疫、胎盘浅着床、血管内皮细胞受损、遗传因素、营养缺乏、胰岛素抵抗等有关。

(2)高危因素:初孕妇、年轻或高龄孕妇、多胎妊娠、高血压疾病史及家族史、慢性高血压、慢性肾炎、糖尿病、营养不良、低社会经济状况等。

2.身体状况

(1)病理变化:妊娠期高血压疾病的基本病理变化是全身小动脉痉挛。由于全身小动脉痉挛,引起外周阻力增大,导致血管内皮细胞损伤,通透性增加,血液浓缩等一系列病理变化,临床可出现高血压、蛋白尿及水肿等症状。全身各组织器官因血流灌注减少、缺血缺氧而受到不同程度的损害,严重时可发生脑水肿、脑溢血、心肾衰竭、肝细胞坏死及肝被膜下出血、失明、胎盘功能减退、胎盘早剥、DIC等,对母婴造成极大损害。

（2）分类及临床表现：

1）根据妊娠期高血压疾病的分类，评估病人的临床表现及严重程度（见表 7.2）。

表 7.2 妊娠期高血压疾病的分类及临床表现

分 类		临床表现
妊娠期高血压		BP≥140/90 mmHg，妊娠期首次出现，并于产后 12 周恢复正常；尿蛋白（-）少数患者可伴有上腹不适或血小板减少，产后方可确诊
子痫前期	轻度	BP≥140/90 mmHg，孕 20 周后出现；尿蛋白≥0.3 g/24 h 或（+）。可伴有上腹不适、头痛等症状
	重度	BP≥160/110 mmHg，尿蛋白≥5.0 g/24 h 或（+++）；血肌酐>106 μmol/L；血小板<100×10⁹/L；微血管病变性溶血（血 LDH 升高）；血清 ALT 或 AST 升高；持续性头痛或其他脑神经或视觉障碍；持续性上腹不适
子痫		子痫前期基础上孕妇发生抽搐不能用其他原因解释
慢性高血压并发子痫前期		高血压孕妇妊娠 20 周以前无尿蛋白，若出现尿蛋白≥0.3 g/24 h；或妊娠前有蛋白尿，妊娠后尿蛋白突然增加，血压进一步升高或血小板<100×10⁹/L
妊娠合并慢性高血压		孕 20 周以前 BP≥140/90 mmHg，妊娠期无明显加重；或孕 20 周后首次诊断高血压并持续到产后 12 周后

2）子痫：分产前子痫、产时子痫、产后子痫，以产前子痫多见。子痫抽搐时表现为两眼球固定、瞳孔散大、头扭向一侧、牙关紧闭，口吐白沫，继之面部肌抽搐、肌肉强直，发展为全身肌肉有节律的收缩和紧张，持续 1~3 min 不等。抽搐时面色青紫，意识丧失，无呼吸，抽搐停止，呼吸恢复但仍昏迷，深睡后因缺血缺氧时间长，可出现脑出血、心力衰竭、肺水肿、急性 DIC、肾衰竭、胎盘早剥、胎儿窘迫等并发症。

3.心理—社会支持状况 因胎儿受到伤害而焦虑不安；子痫抽搐意识渐恢复后出现困惑、易激惹、烦燥；部分孕妇及家属缺乏对该疾病的认识，表现出淡漠，不重视。

4.辅助检查

（1）尿液检查：常规、尿比重、尿蛋白等有变化，如尿蛋白定性>+++或定量≥5.0 g/24 h 表明病情严重。如有红细胞及管型，则表明肾脏损害严重。

（2）血液检查：血常规、血黏度、血细胞比容有变化，显示血液浓缩；血清电解质、二氧化碳结合力有变化，显示有电解质紊乱或酸中毒；凝血功能（血小板计数、试管法凝血时间、纤维蛋白原、凝血酶原时间等）也发生改变。

（3）肝肾功能检查：血清转氨酶、肌酐、尿素氮、尿酸等测定，显示肝肾功能损害。

（4）眼底检查：是评估全身小动脉痉挛程度的窗口。正常眼底动静脉管径比例为 2:3，若变为 1:2，甚至 1:4时，表明眼底小动脉痉挛，可出现视网膜水肿、渗出、出血，甚至视网膜剥离而导致一过性失明。

（5）其他检查：心电图、超声心动图、B 超、胎儿成熟度及胎盘功能等检查可显示异常。

5.治疗原则及主要措施 治疗原则是解痉、镇静、降压、合理扩容和利尿，防治并发症，适时终止妊娠。解痉首选硫酸镁。子痫前期经积极治疗 24~48 h 无明显好转者应及时终止妊娠。子痫病人应迅速控制抽搐，纠正缺氧和酸中毒，抽搐控制后 2 h 终止妊娠。

【护理诊断】

1.母儿有受伤危险　抽搐致坠伤、唇舌咬伤,吸入性肺炎;胎盘供血不足引起胎儿生长受限、胎儿窘迫。

2.潜在并发症　脑出血、心力衰竭、肺水肿、急性 DIC、肾衰竭、胎盘早剥、胎儿窘迫等。

3.体液过多　与水钠潴留、低蛋白血症有关。

4.焦虑　与担心母儿安危有关。

【护理目标】

1.孕产妇病情控制良好,母儿受伤的危险性降至最低。

2.并发症及时预防或得到积极处理。

3.水肿减轻或消失。

4.焦虑减轻,情绪稳定,能积极配合治疗和护理。

【护理措施】

1.一般护理　孕期保证休息,左侧卧位;给高蛋白、高维生素饮食,有水肿者低盐;密切监测母儿状态,指导孕妇胎动计数,勤听胎心音,间断吸氧,每日 3 次,每次 1 h,及时发现和纠正胎儿宫内缺氧,促进胎儿生长发育,遵医嘱给予药物治疗,防止病情发展。增加产前检查次数;必要时 B 超检查或电子胎心监护。

2.子痫病人的护理

(1)保持呼吸道通畅、吸氧:昏迷病人应禁食、禁水,取头低侧卧位,随时吸出咽喉部黏液及呕吐物,防止窒息或吸入性肺炎,有义齿要即时取出。在呼吸道通畅下吸氧。

(2)避免声、光刺激:置病人于单间暗室,保持安静,各项护理操作应相对集中,动作轻柔,以免诱发抽搐。

(3)防止受伤:抽搐发作时,床边加床挡以防摔伤。用开口器或缠有纱布的压舌板和舌钳置于上下磨牙间和固定舌头,以防唇舌咬伤或舌后坠阻塞呼吸道。

(4)遵医嘱正确用药:控制抽搐首选硫酸镁,使用方法注意:①25%硫酸镁 20 mL 稀释于 25%葡萄糖 20 mL 中,缓慢静注(15～20 min);②25%硫酸镁 60 mL 加入 10%葡萄糖 1 000 mL静脉滴注,要控制滴速在 1～2 g/1 h 为宜;③25%硫酸镁 20 mL 加 2%利多卡因 2 mL,臀部肌内注射,要深部注射,以减少镁离子对肌肉的刺痛。

(5)监测药物中毒反应并备好解救药:硫酸镁中毒反应表现为:①膝反射消失,最先出现;②呼吸少于 16 次/min;③尿量少于 25 mL/h。严重者心跳可骤停。

用药过程中应注意:①备好钙剂作为解毒剂,如 10%葡萄糖酸钙 10 mL;②发现中毒症状应立即停用硫酸镁,并按医嘱静脉注射 10%葡萄糖酸钙 10 mL 解毒;③24 h 硫酸镁总量不宜超过 25～30 g。

除硫酸镁外必要时可用哌替啶或冬眠合剂镇静、解痉、降压,20%甘露醇 250 mL 快速静脉滴注以降低颅内压。但哌替啶可抑制胎儿呼吸中枢,估计在 6 h 内分娩者禁用;冬眠合剂(哌替啶 100 mg、氯丙嗪 50 mg、异丙嗪 50 mg)适用于硫酸镁治疗效果不佳者,用药期间应严密监测血压,嘱病人卧床休息,预防发生直立性低血压。

(6)记录液体出入量:留置尿管,记 24 h 出入量。减轻水肿,遵医嘱给予利尿药物。

(7)密切观察:观察生命体征,每小时测血压、脉搏、呼吸 1 次;观察宫缩及产程进展,注意子宫壁的紧张度及胎动情况,监测胎心,有异常及时报告医生处理。

3.并发症的护理 密切观察生命体征。平均动脉压≥140 mmHg 或舒张压≥110 mmHg 时,遵医嘱用降压药肼屈嗪或硝苯地平等,以预防脑血管意外和胎盘早剥。用药时须密切观察血压变化,维持舒张压在 90～100 mmHg 为宜。出现全身水肿、急性心力衰竭时遵医嘱应用利尿剂呋塞米,以预防急性肾衰竭。

4.产时产后护理 阴道分娩时在第一产程中应密切观察血压、尿量,有无自觉症状,如头痛、视物模糊等,胎心及产程进展;第二产程为避免产妇屏气用力,应作会阴侧切行阴道助产;第三产程要及时娩出胎盘,预防产后出血,及时使用缩宫素(禁止用麦角新碱)。产后重度子痫前期产妇仍遵医嘱用硫酸镁 24～48 h 预防产后子痫;子痫前期产妇产后 3～5 d 是血压高峰期,蛋白尿可反复出现,需严密监测。

5.心理护理 鼓励孕妇说出内心的感受和疑虑,缓解焦虑。向病人及家属解释病情及提供相关信息,说明该病的病理变化是可逆的,产后多能恢复正常,增强信心,鼓励主动配合治疗。

6.健康指导 孕期保证充足的休息和愉快的心情,左侧卧位以增加胎盘绒毛的供血。建议进食富含蛋白质、维生素、铁、钙的食物及新鲜蔬果,孕 20 周起每日补钙 1～2 g,减少动物脂肪及过量食盐的摄入,可有效降低妊娠期高血压疾病的发生。加强妊娠期保健,定期产前检查,发现异常及时处理。在妊娠中期做好监护和预测,平均动脉压(MAP)=(收缩压+2×舒张压)/3,当 MAP≥85 mmHg,表示有发生子痫前期的倾向,当 MAP≥140 mmHg 时,易发生脑血管意外,应密切随诊。产后 24 h 至产后 5 d 内仍可发生子痫,故有不适应随时向医生汇报。

【护理评价】

1.孕妇病情是否得到良好控制,有无母儿受伤。

2.并发症是否得到及时发现和正确处理。

3.水肿是否减轻或消失。

4.焦虑是否减轻,能否积极配合治疗和护理。

7.6 双胎妊娠妇女的护理

一次妊娠同时有两个或两个以上胎儿者称为多胎妊娠,其中以双胎妊娠最多见。双胎妊娠与遗传、促排卵药物的应用及辅助生育技术的开展有关。双胎妊娠分为单卵双胎和双卵双胎两种。

【护理评估】

1.健康史

(1)发病原因:与遗传、促排卵药使用有关。

（2）询问相关病史：了解孕妇及其丈夫的家族中有无多胎史，孕妇的年龄、胎次、孕前是否使用促排卵药。

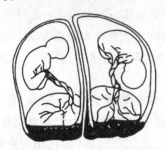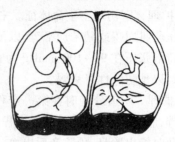

图7.7　双卵双胎

2.身体状况

（1）双胎的类型：

1）双卵双胎：由两个卵子同时受精后形成两个受精卵，发育成长为双胞胎（图7.7），占双胎妊娠的2/3。其特点是两个胎儿有各自单独的胎盘、绒毛膜和羊膜，两个胎盘之间的血液循环并不相通，两个胎儿安居在各自的胎囊里，两个胎儿间有两层羊膜和两层绒毛膜所组成的中隔，两个胎儿性别、血型可以相同也可以不同，面貌与一般亲兄弟姐妹一样。

2）单卵双胎：是一个精子与一个卵子结合产生的一个受精卵，即一个受精卵一分为二，形成两个胚胎（图7.8），占双胎妊娠的1/3。由于两个胎儿出自同一个受精卵，接受完全一样的染色体和基因物质，因此单卵双胎性别、血型和组织相容性抗原相同，组织器官可互相移植而不被排斥；相貌非常相近，而且智力、甚至某些生理特征、对疾病的易感性等都很一致；两个胎儿胎盘血循环相通，易发生双胎转输综合症，即一个胎儿（受血胎儿）接受另一个胎儿（供血胎儿）的大量血液，供血胎儿可因贫血、体重轻压成薄片死亡，称纸样儿。受血胎儿心、肝、肾增大，娩出后可发生心衰死亡。因两个胚胎分裂的时间不同可出现：①有各自的羊膜腔和胎盘；②有各自的羊膜腔，但共有一个胎盘；③两个胚胎同位于一个羊膜腔内，共有一个胎盘，易发生联体胎儿。

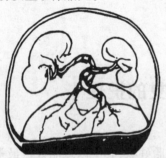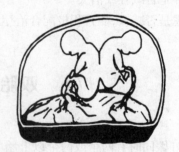

图7.8　单卵双胎

（2）身体状况：

1）症状、体征：早孕反应较重，子宫大于孕周，易出现压迫症状，如腰背疼痛、呼吸困难、下肢水肿及静脉曲张等。孕妇自诉多处有胎动，部位不固定且胎动频繁。腹部检查：宫底高度及腹围大于孕周，可触及两个胎头及多个肢体，在腹部的不同部位可听到两个速率不一的胎心音,相差>10 次/min。

2)并发症:①妊娠期:易发生贫血、妊娠期高血压疾病、羊水过多、前置胎盘、早产、胎儿生长受限、双胎输血综合征、胎儿畸形、胎膜早破、脐带脱垂等。②分娩期:易发生宫缩乏力、胎盘早剥、胎位异常等;③产褥期:易发生产后出血、产褥感染。

3.心理—社会支持状况　孕妇及家属既为孕育双胎而高兴,又为母儿的安危而担心。

4.辅助检查　B超检查:在孕 7~8 周时即可见到两个胎囊,孕 13 周后可显示两个胎头和躯干的影像。

5.治疗原则及主要措施　及早确诊,加强产前检查和母儿监护,提前住院待产,预防并发症。合理选择分娩方式。经阴道分娩者,临产后严密观察产程进展和胎心变化,协助胎儿娩出,两个胎儿娩出间隔通常在 20 min 左右。预防产后出血和感染。

【护理诊断】

1.潜在并发症　妊娠期高血压疾病、羊水过多、前置胎盘、早产、胎儿畸形、胎膜早破、脐带脱垂、胎盘早剥、产后出血、产褥感染等。

2.焦虑　与担心母儿安危有关。

【护理目标】

1.孕妇潜在并发症得到及时预防和处理,胎儿的危险性降至最低。

2.焦虑减轻,情绪稳定,能积极配合治疗和护理。

【护理措施】

1.孕期护理　增加产前检查次数,预防和及时发现贫血、高血压疾病、胎膜早破、早产等并发症。

2.分娩期处理　①临产后密切观察产程进展和胎心率变化,若出现产程延长和胎儿窘迫,及时报告医生并配合处理。②第一个胎儿娩出时不应过快,以防发生胎盘早剥,且娩出后要立即断脐,以防第二个胎儿失血;同时助手固定第二个胎儿的胎位使其保持纵产式。③第二个胎儿前肩娩出后遵医嘱给予宫缩剂,腹部放置沙袋或用腹带包扎,以防产后出血和腹压骤降引起休克。④双胎胎儿体重轻,按早产儿加强护理。

3.心理护理　提供心理支持,解除焦虑。帮助孕妇完成角色的转变,接受成为两个孩子母亲的事实。告诉孕妇双胎妊娠虽属高危妊娠,但不必过分担心母儿的安危,鼓励其积极配合各项处理。

4.健康指导　①加强孕期营养,注意补充铁、钙、叶酸、维生素等物质,以满足两个胎儿生长发育的需要。②增加产前检查次数,积极防治并发症。③注意休息,左侧卧位,抬高下肢,减轻下肢水肿。妊娠晚期多休息少活动,预防早产,一旦胎膜破裂立即平卧或取头低足高位,并及时送医院。④准备好新生儿用物,指导其正确进行母乳喂养及新生儿护理。⑤注意外阴清洁。⑥指导产后避孕。

【护理评价】

1.孕妇并发症是否得到及时发现和正确处理,母儿是否平安。

2.孕妇焦虑是否减轻,是否能积极配合治疗和护理。

7.7 羊水过多妇女的护理

妊娠期羊水量超过 2 000 mL 者称羊水过多。发生率为 0.5%~1%,妊娠合并糖尿病者发生率可达 20%。妊娠晚期羊水量少于 300 mL 者称羊水过少。

【护理评估】

1.健康史　发病原因:发病与母体疾病(妊娠期高血压疾病、糖尿病、母儿血型不合等)、多胎妊娠、胎儿中枢神经系统或消化系统畸形有关。

2.身体状况

(1)急性羊水过多:多发生于妊娠 20~24 周,羊水量急剧增多,子宫于数日内迅速增大,孕妇出现明显压迫症状:呼吸困难、心悸气短、腹壁胀痛、下肢水肿等。产科检查见腹壁紧张发亮,宫底高度及腹围明显大于孕周,宫壁张力大,液体震荡感明显,胎位触不清,胎心遥远或听不到。

(2)慢性羊水过多:常发生于妊娠晚期,较多见。羊水在数周内逐渐增多,孕妇多能适应,压迫症状亦较轻。产科检查情况同急性羊水过多。

(3)并发症:子宫过度膨胀可引发早产、妊娠期高血压疾病;子宫肌纤维伸展过度可造成宫缩乏力、产程延长、产后出血;破膜后羊水流出过速可诱发胎盘早剥、脐带脱垂、休克等。

3.心理—社会支持状况　孕妇因子宫迅速异常增大、压迫症状严重、活动受限制而烦躁不安。担心胎儿可能有畸形及危及自身和胎儿健康,产生焦虑情绪。

4.辅助检查

(1)B 超检查:如最大羊水暗区深度>8 cm,羊水指数>25 cm 提示羊水过多,并可发现神经管开放性畸形如无脑儿、脊柱裂等。

(2)甲胎蛋白(AFP)测定:羊水及血清中 AFP 值异常升高有助于胎儿神经管畸形的诊断。

5.治疗原则及主要措施　确诊为羊水过多合并胎儿畸形者,应及时终止妊娠;无明显胎儿畸形者,可考虑经腹壁羊膜腔穿刺放羊水缓解症状,继续妊娠,严密观察。

【护理诊断】

1.潜在并发症　早产、胎盘早剥、产后出血等。

2.焦虑　与压迫症状严重及担心母儿安全和健康有关。

【护理目标】

1.及时预防和协作医生处理潜在并发症,使胎儿的危险性降至最低。

2.孕妇焦虑减轻,情绪稳定,积极配合治疗和护理。

【护理措施】

1.胎儿无明显畸形者,期待疗法护理

(1)休息:采取左侧卧位,抬高下肢,减少增加腹压的活动,以减轻压迫症状,预防胎膜早破和早产。若胎膜已破,立即嘱产妇平卧,抬高臀部,防止脐带脱垂。压迫症状重者可取半卧位,改善呼吸情况。

(2)给氧及能量:每日给氧一次,每次 30 min;遵医嘱给予能量、营养药物,以促进胎儿发育。

(3)饮食指导:指导孕妇适当低盐饮食。

(4)缓解压迫症状:配合医生完成羊膜腔穿刺术,放羊水以缓解症状:①协助做好术前准备,病人排空膀胱,取平卧位,严格无菌操作,控制羊水流出速度不超过 500 mL/h,一次放羊水量不超过 1 500 mL。②放羊水过程中严密观察孕妇生命体征、宫缩、胎心率、阴道流血等情况,及时发现胎盘早剥征象并配合处理。③放羊水后腹部放置沙袋或加腹带包扎以防腹压骤降发生休克。④遵医嘱给镇静剂、宫缩抑制剂预防早产,给抗生素预防感染。

2.伴有胎儿畸形者,应协助医生终止妊娠　①做好输液、输血准备;②严格无菌操作;③经阴道人工破膜引产:破膜时位置要高、破口要小,羊水流速要慢,同时在腹部放置沙袋或加腹带包扎,注意从腹部固定胎儿为纵产式;④监测孕妇血压、脉搏、阴道流血情况;⑤防产后出血:胎儿娩出后立即按摩子宫并遵医嘱用宫缩剂;⑥畸形胎儿送病理检查以明确诊断。

3.心理护理　主动、耐心与患者及家属交谈,解除焦虑,使他们了解胎儿畸形并非孕妇的过错,并帮助寻找原因。嘱咐再孕时的注意事项,使其获得心理安慰,配合治疗及护理。

4.健康指导　积极查明病因,孕 16～20 周可行羊膜腔穿刺检查及 B 超检查,了解胎儿有无畸形,尽早治疗。妊娠期注意休息和饮食,以减轻症状和预防并发症。再次受孕时应进行遗传咨询及产前诊断,加强孕期检查,进行高危监护。

【结果评价】

1.孕妇病情是否得到良好控制,并发症是否得到及时发现和正确处理,母儿是否平安。

2.孕妇焦虑是否减轻,是否能积极配合治疗和护理。

7.8　早产妇女的护理

早产是指妊娠满 28 周至不满 37 足周之间分娩者。此时娩出的新生儿称早产儿,出生体重多不足 2 500 g,身长不足 45 cm,各器官发育尚不成熟。据统计,早产儿约有 15.9% 死于新生儿期,是围生儿死亡的重要原因之一。

【护理评估】

1.健康史

(1)发病原因:妊娠合并全身急慢性疾病、生殖器官异常、外伤史、过度疲劳、严重的精神创伤及妊娠并发症,如前置胎盘、胎盘早剥、胎儿窘迫、胎膜早破、羊水过多、多胎妊娠等常可致早产。

(2)询问以往有无流产、早产史,注意核实预产期。

2.身体状况

(1)临床表现:早产与足月分娩过程相似,主要表现为提前到来的临产征象,最初为不规则子宫收缩,伴有少量阴道流血或血性分泌物,继之可发展为规律性子宫收缩,与足月临产相似,并伴有子宫颈管消失和宫颈口扩张。早产多出现胎膜早破。临床上可分为先兆早产和早产临产。

1)先兆早产:有规律性宫缩或不规则宫缩,伴有宫颈管进行性缩短。

2)早产临产:需符合下列条件:①出现规律性宫缩(20 min≥4 次或 60 min≥8 次,伴有宫颈进行性改变;②宫颈扩张 1 cm 以上;③宫颈展平≥80%。

(2)早产儿并发症:早产儿分娩时受产道挤压易致颅内出血,因肺发育不成熟易致呼吸窘迫综合症,保暖性差易致硬肿症等。

3.心理—社会支持状况　由于提前分娩,孕妇及家属没有思想及物质准备,同时担心新生儿的安全和健康,多有焦虑不安、自责等情绪反应。

4.治疗原则及主要措施　治疗原则:若胎膜完整,在母亲和胎儿情况允许下尽量保胎至34 周。

先兆早产者胎儿存活、无宫内窘迫、胎膜未破,原则上应抑制宫缩,预防感染,促进胎肺成熟,尽可能维持妊娠至足月。早产临产即胎膜已破,宫口开大 1 cm 以上,早产已不可避免,应积级预防早产儿并发症,作好分娩的处理,尽力提高早产儿的成活率。

【护理诊断】

1.潜在早产儿疾病　颅内出血、呼吸窘迫综合症、硬肿症。

2.焦虑　担心胎儿安全和健康。

【护理目标】

1.早产儿潜在并发症得到及时预防和处理,胎儿的危险性降至最低。

2.孕妇焦虑减轻,情绪稳定,积极配合治疗和护理。

【护理措施】

1.预防早产及早产儿疾病

(1)先兆早产:①绝对卧床休息,取左侧卧位,禁止性生活,勿刺激乳头及腹部,慎做肛查及阴道检查,以免诱发宫缩;②遵医嘱给宫缩抑制剂,常用药物有利托君、沙丁胺醇、硫酸镁等,注意观察药物效果及副作用;③精神高度紧张者遵医嘱给苯巴比妥、地西泮等镇静药物;④严密观察并记录胎心音、宫缩、阴道流血、胎膜破裂等情况,发现异常及时报告医生并配合处理;⑤遵医嘱给地塞米松,以促进胎肺成熟,避免早产儿发生呼吸窘迫综合征;⑥遵医嘱用抗生素预防感染。

(2)早产临产:①常规给孕妇吸氧,慎用镇静剂;②遵医嘱给以宫缩抑制剂延长孕龄3~7 d,为促进胎肺成熟的治疗和宫内转运赢得时机。对胎膜早破者遵医嘱预防性使用抗生素;③分娩时协助做好会阴切开及阴道助产的准备,以缩短第二产程,预防新生儿颅内出血;④做好早产儿保暖和复苏的准备;⑤加强早产儿的护理。

2.心理护理　多陪伴孕妇,介绍早产的相关知识,提供充分的心理支持,减轻孕妇及家属的焦虑,消除其内疚感。帮助孕妇尽快适应早产儿母亲的角色。

3.健康指导　①加强孕期保健预防早产:取左侧卧位休息,加强营养,避免创伤,保持身心健康;积极治疗妊娠合并症和并发症;妊娠晚期禁止性交及重体力劳动,预防生殖道感染。②指导孕妇及家属认识早产征象,出现临产先兆及时就诊。③指导产妇及家属掌握早产儿的喂养知识及护理要求。

【护理评价】

1.早产是否及时发现和正确处理,早产儿并发症是否降到最低。

2.焦虑是否减轻,是否积极配合治疗和护理。

7.9　过期妊娠妇女的护理

凡平素月经周期规则,妊娠达到或超过 42 周尚未分娩者,称过期妊娠。发生率占妊娠总数的 3%~15%。过期妊娠的围生儿患病率和死亡率均增高,并随妊娠期延长而增加。

【护理评估】

1.健康史

(1)发病原因:可能与内源性前列腺素和雌二醇分泌不足以及孕酮水平增高、胎儿畸形(无脑儿或重度肾上腺发育不全)、头盆不称、遗传因素及胎次有关,初产妇的过期妊娠发生率高于经产妇。

(2)询问平时月经是否规律,核实末次月经日期,了解早孕反应及胎动出现的时间,进一步确定妊娠周数,了解家族史及本人有无过期妊娠史。

2.身体状况

(1)类型

1)胎盘功能良好:可发育成巨大胎儿,即体重超过 4 000 g。

2)胎盘功能减退:胎儿成"小样儿",即足月但体重不足 2 500 g。

(2)对胎儿和母亲的危害

1)胎儿窘迫:过期妊娠的胎盘,由于逐渐退化,绒毛间腔变窄而发生梗塞和钙化现象,即所谓"胎盘老化"。胎盘功能衰退,胎儿脐静脉血中氧的饱和量下降,因此供给胎儿的氧气和营养逐渐减少,同时胎儿过期越久,对缺氧的耐受能力越差,故当临产时子宫收缩较强,过期胎儿就容易发生窘迫,甚至死于宫腔。

2)羊水量减少:过期妊娠时,由于羊膜分泌机能降低,羊水减少,故对分娩不利。

3)分娩困难及损伤:分娩时因胎儿巨大或因颅骨坚硬,囟门与颅缝缺乏伸缩性,胎头变形小,故可能发生分娩困难,因而胎儿颅内出血和母体产道损伤的机会增多。巨大胎儿易发生肩难产。

3.心理—社会支持状况　由于妊娠过期,孕妇及家属多有焦虑不安情绪反应,同时担心胎儿的安全和健康等。

4.辅助检查

(1)胎动计数:数胎动是最简易的方法,胎动次数最多的时间为妊娠 32~38 周,以后减少,妊娠过期后减少较明显。孕妇应从 28 孕周就养成数胎动的习惯,过期妊娠胎动多少是胎儿在宫内状态的重要指标。若 12 h 内胎动次数<10 次,应引起重视,提示有可能胎儿宫内缺氧,应立即告知医生。

(2)胎儿电子监护仪检测:妊娠已过期者胎盘供氧能力下降,胎儿电子监护次数宜增加。用 NST,刚过期时,可以每 3 d 1 次,至妊娠 41 周后,可考虑改为 1~2 d 1 次,每次 20~30 min,至妊娠 42 周以后,宜每 d 1 次,如有需要,NST 观察时间可延长至 60~120 min。

(3)B 超检测:可测量双顶径、股骨长度、胎盘功能分级、羊水量等,了解胎儿及胎盘成熟度。

(4)羊膜镜检查(见高危妊娠)。

(5)雌激素测定:正常情况下,孕妇每天尿中 E_3 总量应在 15 mg 以上,如 24 h 尿中 E_3 量降至 10 mg 或采用单次尿以测定雌三醇与肌酐比值(E/C)<10,均说明胎盘功能减退。

(6)NST、OCT 试验(见高危妊娠)。

5.治疗原则及主要措施　一旦确定妊娠过期,应及早终止妊娠。终止妊娠方法可根据宫颈成熟度评分及胎儿胎盘功能状态综合考虑决定。

【护理诊断】

1.潜在并发症　胎儿窘迫、羊水过少、肩难产。

2.焦虑　担心胎儿安全和健康。

【护理目标】

1.孕妇潜在并发症得到及时预防和处理,胎儿的危险性降至最低。

2.焦虑减轻,情绪稳定,能积极配合治疗和护理。

【护理措施】

1.严密监测,配合医生及时终止妊娠

(1)严密监测:临产后严密观察产程进展和胎心率变化,吸氧,发现胎心异常或羊水浑浊及时报告医生。

(2)协助医生行引产术:对宫颈成熟者行人工破膜、静脉滴注缩宫素进行引产,严密监护宫缩、胎心及产程进展。

(3)做好剖宫产术前护理准备:对宫颈成熟度评分低或出现胎儿窘迫、羊水量减少、巨大胎儿等并发症者,遵医嘱做好剖宫产术前护理准备。

(4)做好新生儿窒息抢救准备。

(5)过期儿按高危妊娠护理。

2.心理护理　妊娠延期后胎儿危险度增加,孕妇心理及体力负担重,孕妇及家属多担心胎儿安危,护理中要做到主动关心,耐心解释,介绍相关知识,提供充分的心理支持,减轻焦虑,解除顾虑,让孕妇积极配合治疗,还应倾听意见,根据不同的情况采取相应的措施。

3.健康指导　加强产前检查,准确核实预产期,避免过期妊娠。教会孕妇自己数胎动,介绍过期妊娠的不良影响及适时终止妊娠的必要性。

【护理评价】

1.孕妇是否及时终止妊娠,胎儿的危险性是否降至最低。

2.孕妇焦虑是否减轻,是否能积极配合治疗和护理。

7.10　高危妊娠妇女的护理

高危妊娠是指妊娠期有个人或社会不良因素及母婴有某种并发症或合并症等,可能危害母儿健康或导致难产者,称为高危妊娠(high risk pregnancy)。具有高危因素的孕妇,称高危孕妇。其胎儿属高危胎儿,高危胎儿出生后称高危新生儿。高危围生儿简称高危儿(the high rish infant):是指围生期内高危妊娠母亲的胎儿及高危新生儿。

【高危妊娠范畴】

高危妊娠范围基本包括了所有的病理产科。我国目前多以具有下列情况之一者属高危妊娠:①社会经济因素:如孕妇及丈夫职业稳定性差、收入低下、居住条件差、未婚或独居、营养低下、家属中有明显的遗传性疾病等;②年龄、体重、身高因素:孕妇年龄小于16岁或大于35岁、妊娠前体重过轻(<45 kg)或过重(>80 kg)、身高<145 cm;③有异常妊娠病史者:如自然流产、异位妊娠、早产、死产、死胎、难产(包括剖宫产术史)、新生儿死亡、新生儿溶血性黄疸、新生儿畸形或有先天性或遗传性疾病等;④各种妊娠合并症:如心脏病、糖尿病、原发性高血压、肾炎、甲状腺功能亢进、血液病(包括贫血)、病毒性肝炎、病毒感染(风疹、水痘)等;⑤各种妊娠并发症:如妊娠高血压疾病、前置胎盘、胎盘早剥、早产、过期妊娠、羊水过多、羊水过少、多胎妊娠、胎儿生长受限、母儿血型不合等;⑥妊娠期接触有害物质:如放射线、同位素、农药、化学性毒物或服用对胎儿有影响的药物,大量吸烟、酗酒、吸毒等;⑦可能发生分娩异常者:如骨产道异常、软产道异常、胎位异常、巨大胎儿等;⑧胎盘功能不全;⑨多年不孕经治疗受孕者;⑩盆腔肿瘤或曾有过妇科手术史等。

高危儿的范畴包括:①胎龄<37周或≥42周;②高危妊娠产妇的新生儿;③小于正常孕龄儿或大于正常孕龄儿;④出生体重<2 500 g;⑤出生1 min Apgar评分≤3分;⑥产时感染;⑦手术产儿;⑧新生儿兄、姐有严重的新生儿病史或新生儿死亡等。

【高危妊娠管理】

高危妊娠的孕妇和新生儿的死亡率均明显高于正常妊娠。所以每位怀孕的母亲均应定期到医院检查,配合高危妊娠的筛选,进行系统孕期管理,做到早预防、早发现、早诊断、早治疗,及时有效地控制高危因素的发展,防止可能导致胎儿及孕妇死亡的各种危险情况出现。以保证母亲及胎儿顺利地渡过妊娠期与分娩期。

(一)早期筛选

早期筛选高危孕妇,重点管理监护,及时正确处理,是减少孕产妇及围产儿死亡的重要措施。对优生优育亦具有重要意义。完整的高危妊娠监护包括婚前、孕前的保健咨询工作,对不宜结婚或不宜生育者做好说服教育工作,预防和治疗引起高危妊娠的病因,降低高危妊娠的发生率;妊娠期应评估高危因素对孕产妇影响的程度,进行病因防治,同时评估胎儿生长发育及安危情况,结合胎盘功能检测和胎儿成熟度的预测,选择对母儿最有利的分娩方式,有计划地适时分娩,以保证母儿健康。

（二）高危妊娠评分

为了早期识别高危人群,可采用高危评分法对孕妇进行动态监护。高危妊娠评分是将妊娠中各项危险因素在产前检查时用记分的方法进行比较和定量。所评出的分数越高,表示潜在的危险性越大。其意义是通过评分可以对妊娠进行分级监护,对绝大部分无高危因素者可以让其接受一般常规的检查和监护,对评分筛选出分数高、潜在危险大的少数孕妇,则给予重点监护,并及时采取干预措施,防止危险发生,最后达到减少孕产妇和围生儿死亡的目的。

（三）高危妊娠监护

采取适宜技术优先重点监护高危孕妇及高危儿,做好将高危向中、低危的转化工作。监护措施如下:

1.胎儿成熟度及宫内状况检查方法

（1）确定孕龄:根据末次月经、早孕反应的时间、宫底的高度、双顶径大小、胎动出现时间推算胎龄。

（2）测量子宫底高度和腹围:通常每一次产前检查都要监测这两个指标。根据子宫底高度、腹围数值可估算胎儿大小,简单的估算方法为:胎儿体重（g）＝宫底高度（cm）×腹围（cm）+200。从孕 20～34 周,宫底高度平均每周增加约 1 cm,34 周后宫底增加速度转慢,子宫底高度在 30 cm 以上表示胎儿已成熟。体重<2 500 g 为低体重儿;≥4 000 g 为巨大儿。

（3）妊娠图:将每次产前检查所得的孕妇体重、血压、腹围、宫底高度、水肿,蛋白尿、胎位、胎儿心率及胎头的双顶径等,随时记录于曲线图上,制成一定的标准曲线。连续观察动态变化,以了解胎儿的生长发育情况。

（4）B 超检查：妊娠第 5 周 B 超可见到妊娠囊,妊娠第 7 周超声多普勒检查可探测到胎心音。B 超检查能显示胎儿数目、胎位、有无胎心搏动以及胎盘位置;还可估计胎儿体重、有无胎儿体表畸形、胎盘成熟度等。能通过测量胎头双顶径（BPD），腹围（AC）、股骨长度（FL）等估计胎儿的孕龄及预产期。超声检查 BPD>8.5 cm 者,表示胎儿体重>2 500 g,胎儿已成熟,>10 cm,可能为巨大胎儿。

（5）胎动计数:胎动为胎儿在宫内的健康状况的一种标志。是了解胎儿宫内安危最简单有效的方法。自妊娠 30 周开始,嘱孕妇于每天早、中、晚各数 1 h 的胎动,三次之和乘以 4、即为 12 h 胎动次数。>30 次/12 h 表示正常,提示胎儿在宫内存活良好。12 h≤10 次或低于自我测胎动规律的 50%,在排除药物影响后,要考虑胎儿宫内缺氧。

（6）胎心监测:①胎心听诊:是临床普遍使用的最简单的方法。从妊娠 20 周开始,通过胎心听诊发现胎心率的异常变化,从而了解胎儿宫内安危。可用听诊器或多普勒监测。缺点是不能分辨瞬间变化,不能识别胎心率的变异。正常胎心音 120～160 次/min,如胎心音>160 次/min 或<120 次/min 提示胎儿宫内缺氧。②胎心电子监护:它不仅可以连续记录胎心率的变化,而且可以同时观察胎动、宫缩对胎心率的影响。凡有胎动或胎心异常或高危妊娠末期及临产后都应做胎心电子监护,以准确观察和记录胎心率的连续变化。胎心率基线

(FHR)变异消失或静止型,提示胎儿的储备能力丧失;变异减速(VD)是脐带受压兴奋迷走神经所致;晚期减速(LD)一般认为是胎儿缺氧的表现;无应激试验(NST)无反应型、缩宫素激惹试验(OCT)阳性提示胎盘功能减退,有胎儿窘迫并死亡的危险。

(7)羊膜镜检查:在妊娠晚期或分娩期用羊膜镜观察羊水的性状、量及颜色,可早期发现胎儿缺氧。头位胎儿如有窘迫,羊水呈浅绿色(Ⅰ度污染)、深绿色或黄绿色(Ⅱ度污染)、棕黄色(Ⅲ度污染)。胎死宫内时羊水呈红褐色、混浊如肉汁状。

(8)胎儿心电图监测:临床多采用经腹壁外监测法监护,根据胎儿心电图波型,了解胎儿发育、胎盘功能、有无缺氧等情况。

(9)胎儿头皮血pH测定:一般于临产后,宫颈扩张≥1.5 cm时,取胎儿头皮血作pH测定,pH在7.25~7.35为正常;如在7.20~7.24提示胎儿可能有轻度酸中毒;<7.20则说明胎儿有严重酸中毒存在。

(10)羊水分析:①卵磷脂/鞘磷脂比值(L/S):是评估胎儿肺成熟度的最常用方法,L/S>2提示胎儿肺成熟。②胆红素类物质含量:胆红素类物质值<0.02,提示胎儿肝成熟。③肌酐含量:肌酐值≥176.8 μmol/L,提示胎儿肾成熟。④淀粉酶含量:淀粉酶值≥450 IU/L,提示胎儿唾液腺成熟。⑤脂肪细胞出现率:脂肪细胞出现率达20%,提示胎儿皮肤已成熟。

2.胎盘功能检查方法 采用孕妇血、尿雌三醇测定,孕妇血清胎盘生乳素(HPL)测定,孕妇血清妊娠特异性β糖蛋白测定,阴道脱落细胞检查,胎盘酶的测定等方法进行判断。

(1)孕妇尿雌三醇(E_3)测定:妊娠期E_3主要由孕妇、胎儿及胎盘共同合成。一般测24 h尿E_3含量,正常值为>15 mg/24 h,10~15 mg/24 h为警戒值,<10 mg/24 h为危险值。如妊娠晚期连续多次测得E_3<10 mg/24 h,表示胎盘功能低下。也可用孕妇随意尿测得雌激素/肌酐(E/C)比值,评价胎盘功能。尿E/C比值正常为>15 mg,10~15 mg为警戒值,尿E/C比值<10 mg为危险值。

(2)孕妇血清游离雌三醇测定:采用放射免疫法测定。妊娠足月时,该值<40 nmol/L或突然下降50%以上,提示胎儿、胎盘功能低下。

(3)孕妇血清胎盘生乳素(HPL)测定:HPL由胎盘生乳素产生。足月妊娠时应为4~11 mg/L,足月妊娠时该值<4 mg/L。或突然降低50%,表示胎盘功能低下。

(4)孕妇血清妊娠特异性β糖蛋白测定:若该值于足月妊娠时<170 mg/L,提示胎盘功能障碍。

(5)阴道脱落细胞检查:若舟状细胞成堆、无表层细胞、嗜伊红细胞指数(EI)<10%、致密核少者,提示胎盘功能良好;舟状细胞极少或消失、有外底层细胞、嗜伊红细胞指数>10%、致密核多者,提示胎盘功能减退。

(6)缩宫素激惹试验(OCT):OCT阳性者为胎盘功能减退。

3.胎儿先天畸形及遗传学疾病的产前筛查方法

(1)胎儿遗传学检查:妊娠早期取绒毛或妊娠16~20周抽取羊水,行染色体核型分析,了解染色体数目与结构改变。也可取孕妇外周血分离胎儿细胞做遗传学检查,检测染色体疾病。

(2)B超检查:B超检查不仅能显示胎儿数目、胎位、有无胎心、胎盘位置及成熟度,还能测量胎头双顶径、胸径、腹径,估计孕龄及预产期、胎儿体重,在妊娠18~24周期间进行无脑儿、脊柱裂、脑积水等畸形的筛查。

（3）测定羊水中的酶、蛋白：对高危人群测羊水中酶，诊断代谢缺陷病；测定羊水中的甲胎蛋白（AFP），诊断开放性神经管缺陷。

（四）高危妊娠处理原则

预防和治疗各种引起高危妊娠的病理因素。

1.一般处理

（1）增加营养：营养对孕妇的健康和对胎儿的生长发育极为重要，有严重贫血、胎盘功能减退及胎儿生长受限的孕妇应给予高蛋白、高热量饮食，同时补充足够的维生素和铁、钙及各种微量元素等营养成分。

（2）注意休息：休息时取左侧卧位可减轻增大的子宫对腹主动脉的压迫，改善肾脏及子宫胎盘血液循环，改善胎儿宫内缺氧状况。

2.病因处理

（1）遗传性疾病：对孕妇年龄≥35岁、有先天性代谢障碍（酶系统缺陷）疾病或染色体异常的家族史、曾分娩先天畸形儿和生育先天性愚型的孕妇应做羊水穿刺检查，一般在妊娠16周左右进行，如有异常要终止妊娠。做到早期发现，及时处理，预防为主。

（2）妊娠并发症：如前置胎盘、胎盘早期剥离、妊娠高血压疾病等。这类疾病易引起出血、血管痉挛，导致胎儿生长受限或死胎，或者危及母儿生命等，应认真做好围生期保健，加强产前检查，及时发现高危人群，预防并发症和不良妊娠结局的发生。

（3）妊娠合并肾病：此病对孕妇的危害是导致肾功能衰竭，对胎儿的危害主要是胎儿生长受限。如妊娠早期有肾功能衰竭的症状和体征应终止妊娠。如发生在妊娠晚期，估计胎儿已能存活，应及时终止妊娠，以免胎死宫内。孕妇给予低蛋白饮食，积极控制血压，预防感染。

（4）妊娠合并心脏病：妊娠、分娩及产后均可加重心脏的负担，使有心脏病的孕产妇易发生心衰，危及孕产妇的生命。由于缺氧常导致早产与胎儿生长受限，应加强产前检查和孕期保健，预防心力衰竭，防止感染。

（5）妊娠合并糖尿病：糖尿病患者可出现胎儿血糖波动与酸中毒，也可发生宫内死胎。应做好血糖监测，控制饮食，正确使用胰岛素，严格控制血糖在正常范围。

3.产科处理

（1）提高胎儿对缺氧的耐受力：用10%葡萄糖500 mL加维生素 C 2 g 静脉缓慢滴注，每日1次，5~7 d 为一个疗程。休息3 d 后可重复使用。

（2）间歇吸氧：对胎盘功能减退的孕妇吸氧可以改善胎儿的血氧饱和度。每日3次，每次30 min。

（3）预防早产：嘱孕妇避免剧烈运动，用宫缩抑制剂（如硫酸镁）抑制宫缩，尽量延长妊娠时间。

（4）终止妊娠：根据病情及胎儿发育成熟的情况选择适当的时机采取引产或剖宫产终止妊娠。如未足月可于终止妊娠前用肾上腺皮质激素促进胎儿肺成熟，预防新生儿呼吸窘迫综合征。

（5）阴道分娩的处理：第一产程给予吸氧、严密观察产程进展和胎心变化，尽量少用麻醉、镇静药物,避免加重胎儿缺氧,并做好新生儿窒息的抢救准备;第二产程采取胎头吸引术或产钳术助产尽量缩短第二产程;第三产程遵医嘱应用宫缩剂和抗生素,预防产后出血和感染。

(6)产褥期处理:对产妇和高危新生儿继续加强监护,巩固治疗。

(五)健康教育

(1)婚前及孕前到医院进行保健优生咨询,做好耐心细致的解释说服工作,对不宜结婚者,应杜绝结婚,对不宜妊娠者应严格采取避孕措施或绝育手术。

(2)孕前注意养成健康生活方式。如禁烟、戒酒、避免接触宠物、有规律的作息等。

(3)妊娠期尽早确定早孕,建立孕期保健卡,早期进行高危妊娠筛选及评分。

(4)加强孕期保健和产前检查。

(5)学会自我监测胎动、胎心,识别异常情况,发现异常随时到医院就诊。

(6)妊娠期合理营养,劳逸结合,注意休息,左侧卧位,保持心情愉快。

思考题

选择题

1.导致流产的主要原因是(　　)。

A.妊娠期急性高热　　　　　　B.胎盘早期剥离　　　　　　C.母儿血型不合

D.接触有害化学物质　　　　　E.染色体异常

2.先兆流产与难免流产的主要鉴别点是(　　)。

A.阴道出血量　　　　　　　　B.腹痛程度　　　　　　　　C.宫口是否开大

D.尿妊娠试验　　　　　　　　E.子宫大小

3. 有助于异位妊娠诊断的检查不包括(　　)。

A.盆腔检查　　　　　　　　　B.妊娠试验　　　　　　　　C.B 型超声

D.阴道后穹隆穿刺　　　　　　E. 大便隐血试验

4.硫酸镁的中毒现象首先表现为(　　)。

A.膝反射减弱或消失　　　　　B.呼吸减慢　　　　　　　　C.心率减慢

D.尿量减少　　　　　　　　　E.血压下降

5.前置胎盘的主要临床症状是(　　)。

A.妊娠期腹痛、阴道流血　　　　　　　　　　B.妊娠期无诱因、无痛性反复阴道流血

C.妊娠晚期或临产时,发生无诱因、无痛性反复阴道流血

D.妊娠晚期或临产时,发生无诱因、反复阴道流血、伴腹痛

E.妊娠晚期或临产时阴道流血

6.王女士,29 岁,孕 33 周,突然阴道流血如经量,无腹痛,此时,需确诊是否前置胎盘,应建议进行(　　)。

A.腹部触诊　　　　　　　　　B.阴道检查　　　　　　　　C.B 超检查

D.血常规检查　　　　　　　　E.后穹隆穿刺

7.张女士,27 岁,第 1 孕,妊娠 33 周。跌倒后腹部剧烈疼痛,伴少量阴道流血来急诊。检查:血压 90/60 mmHg,脉搏 110 次/min,子宫大小如孕 35 周样,腹壁板硬、压痛明显,胎心 100 次/min。估计最可能是(　　　)。

A.早产　　　　　　　　B.前置胎盘　　　　　　　　C.胎盘早剥

D.异位妊娠　　　　　　E.晚期先兆流产

8.女,28 岁。停经 30 d 后,腹痛伴阴道出血 10 d,量少,今起腹痛加重而就诊。β-HCG(+);妇检:阴道少许血染,宫颈举痛(+),子宫正常大小,附件区触及边界不清之块状物,压痛(+)。你考虑她最可能是下列何种疾病?(　　　)

A.难免流产　　　　　　B.附件炎　　　　　　　　C.流产继发感染

D.输卵管妊娠　　　　　E.卵巢囊肿继发感染

9.某孕妇已确诊为过期妊娠,医生决定给予终止妊娠,而孕妇和家属担心对胎儿不利而未同意,不正确的处理方法是(　　　)。

A.同意孕妇及家属意见,顺其自然　　　　　　B.配合治疗

C.观察病情　　　　　　　　　　　　　　　　D.解释过期妊娠对胎儿的危害

E.监测胎心

10.下述哪项胎动次数提示胎儿缺氧?(　　　)

A.胎动<10 次/12 h　　　　B.胎动<20 次/12 h　　　　C.胎动<15 次/12 h

D.胎动<25 次/12 h　　　　E.胎动<30 次/12 h

（张　红　吴义军）

任务 8　妊娠合并症孕妇的护理

8.1　妊娠合并心脏病孕妇的护理

案例导入

刘女士,28 岁,孕 1 产 0,妊娠合并心脏病,足月妊娠临产入院,检查心功能 Ⅱ级,心率 85 次/min,胎方位 LOA,胎心 138 次/min,宫口开大 4 cm,S^{-1}。

请思考:你应如何接诊刘女士?分娩过程中应向该产妇提供哪些产科服务?如何对产妇进行健康指导?

妊娠合并心脏病是围生期严重的妊娠合并症。多见于先天性心脏病,其次为风湿性心脏病。因妊娠、分娩、产褥期心脏及血流动力学的改变,均可使心脏病病人的心脏负担加重而诱发心力衰竭。妊娠合并心脏病在我国孕产妇死因中高居第二位,占非直接产科死亡原因的首位。

【护理评估】

1.健康史

(1)病因及相关病史:询问产科病史和既往病史。如不良孕产史、心脏病史、心衰病史、与心脏病有关的疾病史、心功能状态、有无相关检查及治疗经过等。了解本次妊娠经过,如日常活动、营养与排泄、睡眠与休息、药物使用等。

(2)妊娠、分娩与心脏病之间的相互影响

1)妊娠、分娩对心脏病的影响:妊娠期妇女循环血容量自妊娠第6周开始增加,妊娠32~34周达高峰,此后维持较高水平直至分娩,产后2~6周逐渐恢复正常。总循环血量的增加引起心排出量增加和心率加快。妊娠末期子宫增大,膈肌升高使心脏向上、向左、向前移位,导致心脏大血管轻度扭曲,使心脏负荷进一步加重,易使心脏病孕妇发生心力衰竭而危及生命。

分娩期因孕妇血流动力学变化最显著,加之机体氧及能量消耗增加,心脏负荷最重。第一产程,每次子宫收缩可使循环血量增加250~500 mL,回心血量增加使心排出量增加24%。子宫收缩使右心房压力增加,平均动脉压增加10%,加重心脏负荷。第二产程,除不断增强的子宫收缩外,腹肌及骨骼肌的收缩使外周循环阻力增加,且分娩时产妇屏气使肺循环增加,腹腔压力增高,内脏血液向心脏回流增加,心脏前后负荷显著加重。第三产程,胎儿娩出后,胎盘循环停止,子宫收缩使子宫血窦内约500 mL血液突然进入体循环,回心血量骤增。此外,因子宫突然缩小,腹腔内压力骤降,大量血液流向内脏,回心血量减少,造成血流动力学急剧变化,妊娠合并心脏病的孕妇极易发生心力衰竭。

产后3 d内,尤其是产后24 h内,子宫收缩使大量血液进入体循环,且产妇体内组织间隙内潴留的液体也开始回流至体循环,使循环血量再次增加;而妊娠期出现的一系列心血管系统的变化尚不能立即恢复至未孕状态,加之分娩疲劳、产后宫缩及伤口疼痛、新生儿哺乳等负担,仍需警惕心力衰竭的发生。

总之,妊娠32~34周、分娩期及产褥期最初3 d内,是心脏病孕妇最危险的时期,应严密监护,避免心力衰竭的发生,以确保母婴安全。

2)心脏病对妊娠、分娩的影响:心脏病不影响病人受孕。心脏病变较轻,心功能Ⅰ~Ⅱ级,无心力衰竭病史,且无其他并发症者,密切监护下可以妊娠,必要时给予治疗。但下列情况一般不宜妊娠:心脏病变较重,心功能Ⅲ~Ⅳ级,既往有心力衰竭病史,右向左分流型先天性心脏病、严重心律失常、肺动脉高压、围生期心肌病遗留有心脏扩大、并发细菌性心内膜炎、风湿热活动期者,因病人在妊娠期极易诱发心力衰竭,故不宜妊娠,如已妊娠应尽早终止。

心脏病孕妇心功能状态良好者,母儿相对安全,多以剖宫产终止妊娠。不宜妊娠者一旦受孕或妊娠后心功能状态不良者,发生流产、早产、死胎、胎儿生长受限、胎儿宫内窘迫及新生儿窒息的几率显著增加,围生儿死亡率是正常妊娠的2~3倍。且部分治疗心脏病的药物(如地高辛)对胎儿有潜在的毒性反应。同时,部分先天性心脏病如室间隔缺损、肥厚型心肌病等具有较高的遗传性。

2.身体状况

(1)判定心功能状态:美国纽约心脏病协会(NYHA)根据病人所能耐受的日常体力活动将心功能分为4级:

Ⅰ级:一般体力活动不受限。

Ⅱ级:一般体力活动稍受限,休息时无自觉症状,活动后感心悸、轻度气短。

Ⅲ级:体力活动明显受限,休息时无自觉症状,轻微日常活动即感疲劳、心悸、呼吸困难或既往有心力衰竭史。

Ⅳ级:不能从事任何体力活动,休息时即出现心悸、呼吸困难等心衰症状。

(2)评估与心脏病有关的症状和体征:如心率、呼吸、有无活动受限、发绀、心脏扩大征、肝大、水肿等。尤其注意早期心力衰竭的表现。若存在心力衰竭的诱因,更需及时识别心衰指征。

1)妊娠期:评估胎儿宫内健康状况,胎心、胎动计数。孕妇宫高、腹围、体重增长与孕周是否相符。孕妇饮食、睡眠、活动、休息、出入量等情况。

2)分娩期:评估宫缩、胎心及产程进展情况。

3)产褥期:评估产妇身心调适及康复状况,尤其注意评估与产后出血和产褥感染相关的症状和体征,如生命体征、恶露的量、色、性状及气味、疼痛与休息、母乳喂养及出入量等,注意及时识别心衰先兆。

3.心理—社会支持状况　随着妊娠的进展,心脏负荷逐渐加重,因缺乏相关知识,孕产妇及家属的心理负担较重,出现焦虑甚至恐惧心理而不能合作。因此,应重点评估孕产妇及家属的相关知识掌握程度、母亲角色的转变及心理状况。

4.辅助检查

(1)X线检查:显示有心脏显著扩大。

(2)心电图检查:提示各种严重的心律失常,如心房颤动、Ⅲ度房室传导阻滞、ST段改变、T波异常等。

(3)超声心动图:(显示心肌肥厚、瓣膜运动异常、心内结构畸形)精确地反映各心腔大小的变化,心瓣膜结构及功能情况。

(4)胎儿电子监护仪:预测胎儿宫内储备能力,评估胎儿健康状况。

5.治疗原则及主要措施　积极防治心力衰竭和感染。

(1)非妊娠期:根据孕妇所患心脏病类型、病情程度及心功能状态,确定是否适宜妊娠。对不宜妊娠者,指导正确地避孕。

(2)妊娠期

1)终止妊娠:对不宜妊娠者,应在妊娠12周前行人工流产术。若妊娠超过12周,则应密切监护,积极预防心力衰竭至妊娠末期。对于顽固性心力衰竭孕妇,应与内科医师配合,在严密监护下行剖宫产术终止妊娠。

2)严密监护,预防心力衰竭:加强产前检查,正确评估母儿状况,积极预防和治疗各种引起心力衰竭的诱因,动态观察心脏功能,适时终止妊娠。

(3)分娩期

1)心功能Ⅰ~Ⅱ级:胎儿不大,胎位正常,子宫颈条件良好者,可在严密监护下经阴道分娩,第二产程需阴道助产,防止心力衰竭和产后出血。

2)心功能Ⅲ~Ⅳ级:胎儿偏大,产道条件不佳或合并其他并发症者,均应选择剖宫产术终止妊娠。不宜再次妊娠者,可同时行输卵管结扎术。

(4)产褥期:产后3d内,尤其是产后24h内,仍是发生心力衰竭的危险时期。应严密监护并确保产妇充分休息。遵医嘱应用广谱抗生素预防感染,产后1周左右无感染征象时停药。心功能Ⅲ级或以上者不宜哺乳。

【护理诊断】

1.活动无耐力　与心排出量下降有关。

2.潜在并发症　心力衰竭。

3.自理能力缺陷　与心脏病活动受限及卧床休息有关。

【护理目标】

1.孕产妇未发生心力衰竭、胎儿窘迫等并发症,或并发症得到及时发现和纠正。

2.孕产妇能根据自身情况,描述可以进行的日常活动。

3.孕产妇情绪稳定,焦虑减轻或消失。

【护理措施】

1.非妊娠期　根据心脏病的类型、病变程度、心功能分级及是否需要手术矫治等因素决定是否适宜妊娠。对不宜妊娠者,应指导病人采取有效的避孕措施。

2.妊娠期

(1)加强孕期保健

1)定期产检,提前待产:妊娠20周前每2周检查1次,妊娠20周后,尤其是32周后,每周检查1次,评估心脏功能及胎儿宫内状况,并根据病情需要调节检查间期。若心功能Ⅲ级及以上,有心力衰竭征象者,应立即入院治疗。心功能Ⅰ~Ⅱ级者,应在妊娠36~38周入院待产。

2)识别早期心力衰竭征象:①轻微活动即感胸闷、心悸、气短;②休息时心率超过110次/min,呼吸超过20次/min;③夜间常因胸闷而坐起呼吸,或到窗口呼吸新鲜空气;④肺底部出现少量持续性湿啰音,咳嗽后不消失。出现上述征象时应考虑早期心衰,需及时处理。

(2)预防心力衰竭

1)充分休息,避免过劳:保证充分休息,每天至少10 h的睡眠,2 h的午休,休息时应采取左侧卧位或半卧位。提供良好的支持系统,避免因过劳及情绪激动诱发心力衰竭。

2)合理营养,控制体重:指导心脏病孕妇摄入高热量、高维生素、低盐低脂、富含微量元素饮食,少食多餐,多吃水果和蔬菜,防止便秘加重心脏负担。整个孕期孕妇体重增加不超过10 kg。

3)防治诱发心衰的因素:如贫血、心律失常、妊娠期高血压疾病及各种感染,尤其是上呼吸道感染。使用输液泵严格控制输液速度。必要时连续监测心率、心律、呼吸、血压、血氧饱和度等。临产前及时加用抗生素以防感染。

3.分娩期

(1)第一产程:左侧卧位,避免仰卧引起仰卧位低血压综合征。适当应用镇静剂,消除紧张情绪。密切观察子宫收缩,胎头下降及胎儿宫内状况,随时评估产妇的心功能状态,正确识别早期心力衰竭的症状和体征。遵医嘱给予吸氧,药物治疗并观察用药后反应,产程开始后给予抗生素预防感染。

(2)第二产程:避免产妇屏气用力,减少体力消耗。宫口开全后应行会阴切开术,同时行产钳术或胎头吸引术,尽可能缩短第二产程,做好抢救新生儿的准备工作。

(3)第三产程:预防产后出血和感染。胎儿娩出后,腹部加压 2 kg 沙袋,持续 24 h,以防腹压骤降诱发心力衰竭。为防产后出血过多,可静脉或肌内注射缩宫素 10~20 U,禁用麦角新碱,以防静脉压升高。遵医嘱输血、输液时,应严格控制输液速度和补液量,以防增加心脏负担,并随时评估心脏功能。一切操作严格遵循无菌操作规程。

4.产褥期

(1)产后 72 h 严密监测生命体征:保证充足的休息,取半卧位或左侧卧位,必要时遵医嘱给予镇静剂。在心功能允许的情况下,可早期下地适当活动,以减少血栓的形成。

(2)一般护理及用药护理:指导产妇清淡饮食,少食多餐;保持外阴清洁;预防便秘,必要时遵医嘱使用缓泻剂。产后遵医嘱预防性使用抗生素,无感染征象时停药。

(3)指导母乳喂养:心功能Ⅰ~Ⅱ级的产妇可以母乳喂养,但应避免过劳,保证充足的睡眠和休息。心功能Ⅲ级及以上者,应及时退乳并指导人工喂养。

(4)指导避孕:不宜再妊娠者,剖宫产的同时行输卵管结扎术,未做输卵管结扎术者应指导其采取适宜的避孕措施,严格避孕。

5.心理护理　向病人及家属提供信息,使其了解妊娠的进展,监测胎儿的方法,产时、产后的治疗及护理等,以减轻病人及家属的焦虑情绪,保持情绪平稳,维持家庭关系和谐。

6.健康指导　指导孕妇及家属掌握妊娠合并心脏病的相关知识,如早期心衰的症状和体征,诱发心力衰竭的因素及预防,如何自我照顾等,掌握抢救和应对措施。

【护理评价】

1.孕产妇是否发生心力衰竭、胎儿窘迫等并发症,或并发症是否得到及时发现和纠正。

2.孕产妇能否根据自身情况,描述可以进行的日常活动。

3.孕产妇情绪是否稳定,焦虑是否减轻或消失。

8.2　妊娠合并糖尿病孕妇的护理

案例导入

王女士,26 岁,孕 39 周入院待产。查体:T 36.4,P 85 次/min,R 25 次/min,Bp 100/60 mmHg。空腹血糖 8.3 mmol/L。产科检查:宫高 35 cm,腹围 106 cm,骨盆外测量各径线正常。B 超示双顶径(BPD)10 cm。初步诊断:妊娠合并糖尿病。

请思考:你如何对该孕妇进行健康指导?胎儿出生后护理中应注意什么?

糖尿病(diabetes mellitus)是一组以慢性血糖水平增高为特征的代谢疾病群。由于胰岛素分泌缺陷和(或)胰岛素作用缺陷而引起的碳水化合物、脂肪、蛋白质、水和电解质等的代谢异常,临床以慢性(长期)高血糖为主要特征。长期糖尿病可引起眼睛、肾脏、心脏、神经、血管等组织的慢性进行性病变,导致其功能障碍和衰竭。

妊娠合并糖尿病属高危妊娠,包括 2 种类型:

1.妊娠期糖尿病(gestational diabetes mellitus,GDM) 妊娠前糖代谢正常,妊娠期才出现的糖尿病,占妊娠合并糖尿病总数的 90% 以上。多数 GDM 病人分娩后糖代谢可恢复正常,但将来患 Ⅱ 型糖尿病机会增加。

2.糖尿病合并妊娠 原有糖尿病的基础上合并妊娠,该类型者不足 10%。

【护理评估】

1.健康史

(1)病因及相关病史:评估糖尿病病史及糖尿病家族史:不明原因反复流产、死胎、巨大儿、畸形儿、新生儿呼吸窘迫综合征等不良孕产史;本次妊娠经过、病情控制及目前用药情况;注意评估有无视网膜病变、肾脏、心血管系统等合并症情况。

(2)妊娠、分娩与糖尿病之间的相互影响

1)妊娠、分娩对糖尿病的影响:妊娠可使隐性糖尿病显性化,使既往无糖尿病的孕妇发生 GDM,使原有糖尿病的病人病情加重。

妊娠期胎儿从母体摄取葡萄糖增加,加之孕妇本身代谢增强,使葡萄糖需要量较非孕时增加;妊娠期肾血流量及肾小球滤过率增加,而肾小管对葡萄糖的重吸收不能相应增加,使肾糖阈降低,致使尿糖不能正确反映血糖水平;此外,由于早孕反应,孕妇进食量少,严重者甚至出现饥饿性酮症酸中毒或低血糖昏迷,孕妇体内雌、孕激素可增加母体对葡萄糖的利用。

分娩过程中,子宫收缩消耗大量糖原,产妇进食量减少易发生低血糖。若未及时调整胰岛素使用剂量,则易导致产妇低血糖症状的出现。而胎盘娩出后,产妇全身内分泌变化逐渐恢复至正常未孕时水平,加之抗胰岛素物质迅速减少,使胰岛素的需要量相应减少,若不及时调整胰岛素用量,极易发生低血糖。

2)糖尿病对妊娠、分娩的影响:糖尿病对母儿的危害及其程度取决于糖尿病病情及血糖控制水平。

A.对孕妇的影响:

①自然流产:如血糖控制不良,妊娠早期自然流产发生率增加 15%~30%。而高血糖可导致胚胎发育异常甚至胚胎死亡。

②妊娠期并发症:糖尿病可导致血管广泛病变,病人易并发妊娠期高血压疾病,发生率为正常妇女的 3~5 倍。同时,因巨大儿发生率明显增加,因此手术产率、产伤及产后出血发生率明显提高。

③感染:以泌尿系统感染最常见,产后子宫内膜炎和伤口感染也较常见,且感染后易发生酮症酸中毒。

④羊水过多:较非糖尿病孕妇高 10 倍,可能与胎儿高血糖、高渗性利尿致胎尿排出增多有关。

B.对胎儿及新生儿的影响:巨大胎儿、胎儿宫内生长受限、早产、胎儿畸形、死胎、死产等的发生率增加。新生儿呼吸窘迫综合征、新生儿低血糖、低血钙、低镁血症、高胆红素血症等发生率增加,导致新生儿死亡率增加。

2.身体状况

(1)妊娠期:孕妇有无糖代谢紊乱综合征,即"三多一少"症状(多饮、多食、多尿、体重减轻)。有无皮肤瘙痒、视力模糊及产科并发症,如低血糖、高血糖、妊娠期高血压疾病、酮症酸中毒、感染等。评估胎儿宫内发育状况,有无巨大儿或胎儿生长受限。

(2)分娩期:产妇有无低血糖及酮症酸中毒症状。监测产妇生命体征、产程进展、子宫收缩、胎心等有无异常。评估静脉输液的性质和速度。

(3)产褥期:有无低血糖或高血糖症状,有无产后出血及感染征象,评估新生儿状况。

3.心理—社会支持状况　评估孕妇及家人对糖尿病知识的了解程度,对检查与治疗的认知情况,有无焦虑、恐惧心理,家庭社会支持系统是否完善等。

4.辅助检查

(1)血糖测定:空腹血糖(FPG)>7.0 mmol/L 者,或糖化血红蛋白(GHbA1c)≥6.5%,或随机血糖≥11.1 mmol/L 且伴有典型的高血糖或高血糖危象症状,可诊断为糖尿病合并妊娠。如果两次或两次以上空腹血糖(FPG)>5.8 mmol/L 者,可诊断为妊娠期糖尿病(GDM)。

(2)口服葡萄糖耐量试验:有条件的医疗机构,在妊娠 24~28 周及以后,应对所有尚未被诊断为糖尿病的孕妇,进行 75GOGTT(口服葡萄糖耐量试验)。目前我国多采用 75 g 口服葡萄糖耐量试验(OGTT)。指禁食 12 h 后,查空腹血糖,并将 75 g 葡萄糖粉溶于 200~300 mL 水中,5 min 内服完,分别于服糖前、服糖后 1 h、2 h 测静脉血糖值。三个时点正常值分别为:5.1 mmol/L、10.0 mmol/L、8.5 mmol/L,其中一项及以上异常者,即诊断为 GDM。

(3)其他:肝肾功能检查、24 h 尿蛋白定量、尿酮体及眼底检查等。

5.治疗原则及主要措施　严格控制血糖在正常范围,减少母儿并发症。

(1)不宜妊娠:如已有严重的心血管疾病、肾功能减退或眼底有增生性视网膜炎等应避孕,如已妊娠应及早终止。

(2)可以妊娠:器质性病变轻、血糖控制良好者,需在内分泌科医师、产科医师及营养师的密切监护下,尽可能将孕妇血糖控制在正常或接近正常范围内,并选择最佳的分娩方式,以防止并发症的发生。

【护理诊断】

1.营养失调　低于或高于机体需要量,与血糖代谢异常有关。

2.有感染的危险　与糖尿病患者抵抗力低下有关。

3.有胎儿受伤的危险　与巨大儿、畸形儿、胎儿肺泡表面活性物质不足有关。

4.知识缺乏　缺乏糖尿病及其饮食控制、胰岛素使用等知识。

【护理目标】

1.孕妇能自我照顾,维持母儿健康,避免受伤。

2.孕妇及家属能描述监测及控制血糖的方法。

3.孕妇及家属对糖尿病、胰岛素的使用等相关知识有一定程度的了解。

【护理措施】

1.非妊娠期　为确保母婴健康,减少母儿并发症的发生,糖尿病妇女于妊娠前应判断糖尿病的严重程度,确定妊娠的可能性。对不宜妊娠者,应严格避孕;对于器质性病变较轻者,应指导控制血糖水平在正常范围内后再妊娠。

2.妊娠期

(1)加强母儿监护:妊娠早期应每周检查1次至第10周。妊娠中期每2周检查1次,32周后每周检查1次。

1)孕妇监护:监测血糖,每1~2月肾功能测定及眼底检查。

2)胎儿监测:①指导孕妇自测胎动:若12 h胎动次数<10次或胎动次数减少超过原胎动次数的50%而不能恢复时,提示胎儿宫内缺氧。②超声波和血清学筛查胎儿畸形。③无应激试验(NST):自妊娠32周起,每周进行1次NST,36周后每周2次,了解胎儿宫内储备能力。④胎盘功能测定:连续动态地监测孕妇尿雌三醇及血中HPL值,可判定胎盘功能。

(2)控制血糖

1)控制饮食:根据体重计算每日需要的热量,标准体重者每日需12~18 kcal/kg,体重≤标准体重10%者,每日需36~40 kcal/kg。热量分配:碳水化合物占40%~50%,脂肪占30%~40%,蛋白质占20%。早餐摄入10%热量,午餐和晚餐各占30%,餐间点心(3次)占30%。提倡低盐饮食。同时每日补充钙剂1~1.2 g,叶酸5 mg,铁剂15 mg及维生素等微量元素。

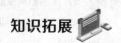

知识拓展

妊娠期血糖控制标准

时　间	血糖/(mmol·L^{-1})	血糖/(mg·L^{-1})
空腹	3.3~5.6	60~100
餐后2 h	4.4~6.7	80~120
夜间	4.4~6.7	80~120
餐前30 min	3.3~5.8	60~105

2)适度运动:适度运动可提高胰岛素的敏感性,改善血糖和脂代谢紊乱,避免体重增加过快,以利于糖尿病病情的控制和正常分娩。运动方式可选择散步、太极拳、上臂运动等有氧运动,每日运动量和时间基本不变,于餐后1 h进行,持续20~40 min,以不引起宫缩、胎心率变化、心悸为宜。通过控制饮食和适度运动,使整个孕期体重增加控制在10~12 kg的范围内较为理想。

3)合理用药:对通过饮食、运动不能控制的糖尿病孕妇,遵医嘱应用药物控制血糖,以避免低血糖、酮症酸中毒的发生,主要的治疗药物是胰岛素。因磺脲类及双胍类降糖药均能通过胎盘对胎儿产生毒性反应,故孕妇不宜用口服降糖药物治疗。显性糖尿病孕妇应在孕前即改为胰岛素治疗。一般妊娠20周时胰岛素的需要量开始增加,需及时进行调整。

3.分娩期

(1)分娩时间的选择:原则是在控制血糖,确保母儿安全的同时,尽可能推迟终止妊娠的时间,可等待至近预产期(38~39周);若血糖控制不满意,伴有严重的合并症或并发症,则在促进胎儿肺成熟后立即终止妊娠。

(2)分娩方式的选择:胎位异常、巨大儿,病情严重者,常选择剖宫产终止妊娠;若胎儿发育正常,产道条件良好,可试行阴道分娩。

(3)分娩时的护理:分娩时,应严密监测血糖、尿糖和尿酮体,为使血糖不低于5.6 mmol/L,可按每 4 g 糖加 1 U 胰岛素比例进行静脉输液,保证热量供应,预防低血糖;密切监护胎儿状况,观察子宫收缩和产程进展情况,控制总产程时间不超过 12 h。

4.产褥期

(1)防止低血糖:胎盘娩出后,由于抗胰岛素物质迅速下降,应重新评估胰岛素的需要量,根据血糖水平调整胰岛素用量。同时,注意观察有无低血糖表现,如心悸、出汗、脉搏加快等。

(2)预防产褥感染:保持全身皮肤尤其是腹部、会阴切口的清洁干燥,及早识别感染征象,及时处理。

(3)新生儿护理:新生儿出生后无论体重大小,均按高危儿护理。新生儿出生时取脐血测血糖,并在娩出 30 min 后开始喂服 25% 的葡萄糖液防止低血糖,同时注意预防低血钙、高胆红素血症和新生儿呼吸窘迫综合征的发生。

(4)指导母乳喂养:鼓励轻症糖尿病产妇实施母乳喂养,做到早吸吮和按需哺乳。重症不宜哺乳者,应及时退乳并指导人工喂养。

5.心理护理　向孕妇讲解妊娠合并糖尿病的相关知识,解除病人的疑惑,澄清错误的观念和行为,指导孕妇多与他人沟通交流,保持心情愉悦。

6.健康指导　指导孕妇正确控制血糖,鼓励其外出时携带糖尿病识别卡及糖果,掌握低血糖和高血糖的症状及紧急处理方法,避免发生不良后果。

【护理评价】

1.孕妇能否自我照顾,维持健康,避免母儿受伤。

2.孕妇及家属能否描述出监测及控制血糖的方法。

3.孕妇及家属是否对糖尿病、胰岛素的使用等相关知识有一定程度的了解。

8.3　妊娠合并缺铁性贫血孕妇的护理

贫血(anemia)是由多种病因引起,通过不同的病理过程,使人体外周血红细胞容量减少,低于正常范围下限的一种常见的临床症状。常以血红蛋白(Hb)浓度作为诊断标准。

世界卫生组织规定孕妇外周血血红蛋白<110 g/L 及血细胞比容<0.33 为妊娠期贫血,分为轻度和重度贫血,血红蛋白>60 g/L 为轻度,≤60 g/L 为重度。我国一直沿用的诊断标准为血红蛋白<100 g/L,红细胞计数<$3.5×10^{12}$/L。

【护理评估】

1.健康史

(1)病因及相关病史:评估既往有无慢性失血病史及营养不良病史。

(2)贫血与妊娠的相互影响

1)对孕妇的影响:妊娠可使原有贫血病情加重,而贫血则使妊娠风险增加。由于贫血,孕妇机体耐受力差,易疲倦,而长期倦怠感将影响孕妇的心情,进而影响母婴之间的感情及产后心理调适。重度贫血可导致一系列并发症,如贫血性心脏病、妊娠期高血压疾病性、心脏病、产后出血、失血性休克、产褥感染等危及孕产妇生命。

2)对胎儿的影响:孕妇骨髓和胎儿在竞争摄取孕妇血清铁的过程中,胎儿组织占优势,而铁通过胎盘又是单向运输,因此,一般情况下胎儿缺铁程度不会太严重。但当孕妇患重度贫血时,胎盘的氧分和营养物质不足以补充胎儿生长所需,可造成胎儿宫内生长受限、胎儿窘迫、早产或死胎等不良后果。

2.身体状况

(1)症状:轻度贫血多无明显症状,严重贫血,病人可表现为头晕、乏力、耳鸣、心悸、气短、倦怠、食欲不振等症状,甚至出现并发症及各种感染性疾病。

(2)体征:皮肤黏膜苍白、毛发干燥无光且易脱落、指(趾)甲扁平、脆薄易裂或反甲(指甲呈勺状),并可伴发口腔炎、舌炎等。

3.心理—社会支持状况　评估孕妇有无倦怠心理。孕妇及家人对贫血的认知程度,家庭社会支持系统是否完善。

4.辅助检查

(1)外周血象:为小红细胞低血红蛋白性贫血,血红蛋白<110 g/L,血细胞比容<0.33 或红细胞<$3.5×10^{12}$/L,即可诊断为贫血,白细胞计数及血小板计数均在正常范围。

(2)血清铁测定:能灵敏反映缺铁状况,正常成年妇女血清铁为 7~27 μmol/L。若孕妇血清铁<6.5 μmol/L,可以诊断为缺铁性贫血。血清铁<5.37 μmol/L(正常 8.95~26.9 μmol/L),总铁结合力 > 64.44 μmol/L(正常 54.1 μmol/L±5.4 μmol/L),血清铁下降可以出现在血红蛋白下降以前,是缺铁性贫血的早期表现。

(3)骨髓检查:诊断困难时可做骨髓检查,骨髓象为红细胞系统增生活跃,中、晚幼红细胞增多。

5.治疗原则及主要措施　补充铁剂,治疗并发症;积极预防产后出血和感染。

【护理诊断】

1.活动无耐力　与贫血导致的倦怠有关。

2.有受伤的危险　与贫血引起头晕、眼花等症状有关。

【护理目标】

1.妊娠期、分娩期母儿维持健康,无并发症发生。

2.孕产妇贫血症状得到改善,住院期间得到满意的生活护理。

3.孕产妇能根据贫血程度安排活动及工作量。

【护理措施】

1.非妊娠期　孕前积极治疗慢性失血性疾病,改变不良饮食习惯,调整饮食结构,适度增加营养,必要时补充铁剂。

2.妊娠期

(1)合理饮食:指导孕妇摄入高铁、高蛋白、高维生素饮食,如动物肝脏、瘦肉、蛋类、菠菜等,注意饮食搭配。

(2)正确服用铁剂:首选口服制剂。建议妊娠 4 个月后,每日遵医嘱服用铁剂,每日 3 次,饭后或餐中服用,可预防贫血的发生。服用铁剂时禁与茶、牛奶、咖啡等同服,可与酸性果汁或维生素 C 片同服,增加吸收。对于妊娠末期重度缺铁性贫血或口服铁剂胃肠道反应较重者,可采用深部肌内注射法补充铁剂。

(3)加强母儿监护:产前检查时常规查血常规,妊娠晚期重点复查。注意评估胎儿宫内发育状况,并积极预防各种感染。

3.分娩期　中、重度贫血的产妇临产前应配血备用,同时遵医嘱给予维生素 K_1、卡巴克洛(安络血)、维生素 C 等药物。血红蛋白<3.7 mmol/L(60 g/L),且接近预产期或短期内需进行剖宫产手术者,采用少量多次输血,以增加对失血的耐受性。严格控制输液总量和输液速度,以防发生急性左心衰竭。加强母儿监护,给予低流量吸氧;严密监测产程进展,鼓励产妇进食;第二产程酌情给予阴道助产。为预防产后出血,胎儿前肩娩出时,遵医嘱静脉或肌内注射宫缩剂或当胎儿娩出后经阴道或肛门置入卡前列甲酯栓 1 mg,以促进宫缩,减少出血。产程中严格无菌操作,产后遵医嘱给予抗生素预防感染。

4.产褥期　密切观察子宫收缩及阴道流血情况,遵医嘱补充铁剂,并继续使用抗生素防治感染。因重度贫血不宜哺乳者,应及时退乳并指导人工喂养。

5.心理护理　向病人及家属提供疾病的相关知识,提供心理支持,以缓解焦虑情绪。

6.健康指导　指导休息和活动,根据贫血程度安排活动及工作量。加强营养,增强机体抵抗力,并指导避孕措施。

【护理评价】

1.妊娠期、分娩期母儿是否维持健康,有无并发症发生。

2.孕产妇贫血症状是否得到改善,住院期间是否得到满意的生活护理。

3.孕产妇能否根据贫血程度安排活动及工作量。

思考题

选择题

1.孕早期心脏病患者,决定是否能继续妊娠的最重要依据是(　　　)。

A.心脏病种类　　　　　　B.心脏病变部位　　　　　　C.心功能分级

D.症状严重程度　　　　　E.有否以往生育史

2.妊娠合并风湿性心脏病,下列哪个体征是早期心衰的可靠诊断依据?(　　　)

A.心界扩大   B.心尖部闻及Ⅱ级收缩期杂音

C.肺底部持续性湿啰音   D.休息时心率>110次/min

E.下肢凹陷性水肿Ⅰ度

3.促使心脏病孕妇死亡的主要因素是(　　　)。

A.心脏病病程长   B.产程中用力过度   C.孕妇年龄大

D.心衰与感染   E.产后哺乳

4.妊娠8周,出现急性心力衰竭,最好的治疗是(　　　)。

A.先终止妊娠,再控制心力衰竭   B.控制心力衰竭后,继续妊娠

C.控制心力衰竭后,终止妊娠   D.控制心力衰竭的同时终止妊娠

E.以上都不妥当

5.先天性心脏病孕妇分娩时,正确处理是(　　　)。

A.宫口开全后,鼓励孕妇用力屏气,尽快结束分娩

B.胎儿娩出后,在腹部放置沙袋加压

C.预防产后出血,静脉注射麦角新碱

D.产后24 h内行输卵管结扎术

E.产后24 h鼓励产妇下床轻微活动,有助于子宫复旧

6.有关妊娠合并心脏病,下述哪项是错误的?(　　　)

A.宫口开全后应防止产妇用力屏气

B.胎儿娩出后给予镇静药如哌替啶(度冷丁)或吗啡

C.胎儿娩出后,若子宫收缩不佳,可肌注麦角新碱

D.如有产后出血,可以输血,但需要注意输血速度

E.产前、产时有心力衰竭的产妇产后继续用强心药

7.某妇,38岁。先天性心脏病,孕10周,孕前曾心衰一次,现心率100次/min,呼吸18次/min,目前处理是(　　　)。

A.严密监护下继续妊娠   B.立即行人工流产   C.手术助产缩短第二产程

D.等待自然分娩   E.剖宫产

8.先天性心脏病,孕38周,无心衰及头盆不称。宫口开大10 cm,S+3,目前处理是(　　　)。

A.严密监护下继续妊娠   B.立即行人工流产   C.手术助产缩短第二产程

D.等待自然分娩   E.剖宫产

9.对妊娠合并糖尿病,描述正确的是(　　　)。

A.分娩过程中,产妇血糖更高   B.可选择口服降糖药控制血糖

C.前置胎盘的发生率增加   D.妊娠高血压综合征发生率低

E.易出现新生儿低血糖

10.初孕妇,妊娠36周,感头晕、乏力、纳差2周。血常规:红细胞$3×10^{12}$/L,Hb 75g/L,血细胞比容0.25,最恰当的诊断是(　　　)。

A.巨幼红细胞性贫血   B.缺铁性贫血   C.再生障碍性贫血

D.感染性贫血   E.ABO溶血

(吴义军　张　红)

任务9　分娩期并发症产妇的护理

📖 **学习目标**

- 掌握胎膜早破、子宫破裂、产后出血及羊水栓塞的概念及主要护理诊断和护理措施。
- 熟悉胎膜早破、子宫破裂、产后出血的临床表现和治疗原则。
- 运用护理程序对胎膜早破、子宫破裂、产后出血及羊水栓塞产妇进行整体护理。
- 具有良好的沟通能力,运用语言和非语言沟通技巧,关爱母儿健康。

📖 **知识点**

- 胎膜早破护理体位,子宫破裂先兆体征,产后出血常见原因及护理措施。

9.1　胎膜早破与脐带脱垂产妇的护理

案例导入

张女士,24岁,孕2产0,停经40周,阴道流水2 h,伴不规则腹痛1 h入院。末次月经为2014年5月18日,无阴道流血史,无头晕、眼花等不适。产科检查:宫高40 cm,腹围101 cm,宫缩不规律,头先露,胎心音126次/min。阴道检查:头先露,S⁻²,宫口容一指尖,上推胎头见羊水流出。

请思考:你应如何接诊张女士?该采取哪些护理措施?如何对产妇进行健康指导?

胎膜于临产前破裂者,称为胎膜早破。胎膜破裂后常会引发宫缩,导致早产;如先露衔接不良,可发生脐带脱垂;破膜时间长可引起宫内感染。胎膜早破是早产和围生儿死亡的常见原因之一。

胎膜破裂后,脐带脱出于阴道或外阴部,称脐带脱垂(图9.1)。若胎膜未破,脐带位于先露部前方或一侧,则称为脐带先露(又称隐性脐带脱垂)。

【护理评估】

（一）询问健康史

1.可能原因　生殖道病原微生物上行性感染、羊膜腔压力增高、胎先露高浮、营养因素、宫颈内口松弛等是诱发胎膜早破和脐带脱垂的常见原因。

2.询问相关症状　阴道流液发生时间、流液量，有否腹痛及阴道流血，胎动有无过频或减少。

（二）评估身体状况

1.胎膜早破

（1）症状：孕妇自觉突然有液体自阴道流出，时多时少，断断续续，咳嗽、用力时明显。

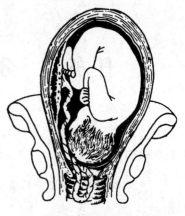

图9.1　脐带脱垂

（2）体征：肛诊检查触不到羊膜囊，上推先露部见有液体流出，流液中混有胎脂。

2.脐带脱垂

（1）症状：胎心率改变，如加快、减慢或不规则，变换体位或抬高臀部后可缓解。

（2）体征：未破膜时，行肛诊检查，可触及搏动的条索状物，若已破膜，行阴道检查，能触及或看到脐带。

（三）心理—社会支持状况

胎膜早破使孕妇及家属感到焦虑不安；脐带脱垂时，医护人员的紧急处理，会使产妇及家属感到情况危急，担心孩子的预后。

（四）辅助检查

1.阴道流液 pH 测定　正常时阴道分泌物为弱酸性，而羊水偏碱性，若阴道液 pH≥7.0时，说明胎膜破裂。

2.阴道液涂片检查　吸取阴道后穹隆液体，置1滴于玻片上，干燥后镜检，可见羊齿植物状结晶，或涂片染色后见胎儿上皮细胞、毳毛及脂肪小滴。

3.胎儿电子监护　有晚期变异减速，说明有脐带受压情况。

4.羊膜镜检查　可以直视胎儿先露部，看不到前羊水囊。

（五）治疗原则及主要处理措施

临床处理应根据孕周和胎儿情况而定。如距预产期尚远，严密观察，延长孕期；若近足月，又无头盆不称、胎位异常和脐带脱垂等，可等待自然临产，如观察24 h，仍无宫缩，应给予引产；如有感染，不论胎龄大小，均应及时终止妊娠。

诊断为脐带脱垂者，如有脐带搏动，说明胎儿存活，应立即行手术结束分娩。如胎儿已经死亡，可等待自然分娩。

【护理诊断】

1.自理能力缺陷　与卧床不能自理有关。

2.潜在并发症　早产、脐带脱垂、有感染的危险。

3.焦虑　担心孩子的预后。

【护理目标】

1.卧床期间生活需要得到满足。

2.脐带脱垂被预防或及时发现,无宫内感染征象,体温和白细胞数维持在正常范围内,阴道分泌物无臭味,早产得到有效治疗。

3.情绪稳定,自述焦虑减轻。

【护理措施】

(一)加强生活护理

向孕妇说明为防止脐带脱垂应该卧床,取得病人的合作;加强巡视,满足病人生活需要,如洗漱、进食、穿脱衣服、大小便等。

(二)防治脐带脱垂

1.破膜后立即听胎心音;观察羊水情况,检查胎位及先露高低,特别注意有无脐带脱垂和胎儿窘迫;记录破膜时间。

2.指导孕妇卧床休息,先露未衔接或臀先露者,嘱其绝对卧床休息,必要时抬高床尾或取臀高侧卧位休息。

3.治疗期间应监测宫缩、胎心、羊水等情况。嘱患者自数胎动,发现异常报告医生。

4.一旦发现脐带脱垂,如宫口已开全,先露较低,应协助立即接产,争取数分钟内娩出胎儿。如宫口未开全,应立即让产妇取头低臀高位,必要时戴无菌手套,一手置阴道内上推先露部,并做好剖宫产及抢救新生儿窒息的准备。

(三)防治感染

1.密切观察体温变化、羊水性状及气味,定期检测血常规;及时发现感染征象。

2.做好外阴护理,用 1:15 碘伏液棉球每日擦洗 2 次。指导病人使用消毒纸垫并及时更换,勤换内衣裤,便后清洁外阴。

3.房间定期消毒、通风,保持空气新鲜。

4.若发生羊膜炎,协助医生及早结束分娩。

(四)减轻焦虑

1.引导胎膜早破的孕妇说出其担忧的问题和心理感受,并给予安慰;向孕妇及家属说明目前的病情及所采取的治疗护理措施的目的。

2.当发生脐带脱垂时,护理人员应保持镇静,在紧急处理的同时向产妇简要说明所发生的情况及采取的措施,以减轻其紧张、恐惧心理,并使其配合处理。

(五)健康指导

1.指导孕妇妊娠期注意营养、卫生;胎位不正者及时纠正;妊娠最后一月禁性交,防止劳累、腹部受冲撞。

2.告知孕妇一旦破膜应立即平卧,并抬高臀部,禁止直立行走,尽快去医院就诊。

【护理评价】

1.母、儿生命是否安全,有无发生宫腔感染。

2.孕妇及其家属是否能面对现实,配合医护人员进行治疗和护理。

9.2 子宫破裂产妇的护理

案例导入

肖女士,31岁,孕40周,G2P0剖宫产史。于2014年2月7日23时50分由急诊入院。入院时患者神智模糊,面色苍白,烦躁不安,周身污满呕吐物,四肢冰凉,呼吸急促,24~28次/min,脉搏细弱,血压测不到,心率126次/min。查体:下腹部有一疤痕,宫底摸不清,胎心音未闻及,腹壁下触及胎头有浮球感,腹型似青蛙腹,阴道无流水及出血。拟"子宫破裂、出血性休克"。迅速建立两条静脉通道(用16号套管针静脉穿插),面罩吸氧,保暖,配血。血型为"O"型。急查血常规:WBC $11.8×10^9$/L,RBC $1.62×10^{12}$/L,Hb 54 g/L,Plt $75×10^9$/L,凝血酶原时间测定(PT)14 s,纤维蛋白原1.13 g/L。同时做好术前准备,通知手术室配合抢救。

请思考:为预防子宫破裂,观察产妇产程进展时应注意什么?

子宫体部或子宫下段于分娩期或妊娠晚期发生破裂,称为子宫破裂。如不及时处理,常引起母儿死亡,是产科中极为严重的并发症。近年来,随着计划生育和围生保健工作的加强,其发生率已明显下降。

子宫破裂多发生于分娩期,按发生的原因分为自然破裂和损伤破裂;按发生的时间分为妊娠期破裂和分娩期破裂;按破裂程度分为完全破裂和不完全破裂;按破裂的部位可分为子宫体部破裂和子宫下段破裂。

【护理评估】

(一)询问健康史

1.了解引起子宫破裂的病因。

表9.1 子宫破裂的病因

病因分类	原 因
胎先露下降受阻	骨盆狭窄、头盆不称、胎位不正(如忽略性横位)、胎儿畸形(如脑积水)等
子宫本身病变	子宫手术史(如剖宫产、子宫肌瘤剔除术)、子宫畸形、子宫发育不良
手术损伤	难产手术操作不当,造成损伤
缩宫素使用不当	分娩期不正确使用缩宫素,如胎儿未娩出给予肌注、或未按操作规程静脉点滴、或观察不细致等

2.了解孕产史,腹痛时间、性质、部位,伴随症状如恶心、呕吐、阴道流血、昏厥等,是否有胎动。

（二）评估身体状况

观察面色、神志，腹部形状、有否病理性缩复环，宫缩强度、阴道出血量；测生命体征，检查子宫轮廓、胎位、子宫压痛、反跳痛的位置及程度，注意胎心音的情况。

1.先兆子宫破裂　由于先露部下降受阻，产程延长，强有力的宫缩使子宫体部逐渐增厚变短，而下段被动拉长变薄，两者之间形成一环形凹陷，并逐渐上升达脐部或以上，子宫外形呈葫芦状，称为病理缩复环（图9.2）。此时，产妇腹痛难忍、烦躁不安、呼叫不已。子宫下段压痛明显，胎心改变，并可有血尿。此时如不及时处理，可发生子宫破裂。

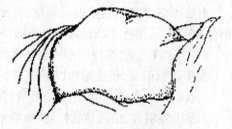

图9.2　先兆子宫破裂的腹部外观

2.子宫破裂　产妇突感腹部撕裂样剧痛，随之宫缩消失，疼痛暂时缓解，但很快进入休克状态。同时，胎动停止、胎心音消失、宫口回缩。由于血液、羊水、胎儿的刺激，使全腹有压痛、反跳痛及肌紧张，移动性浊音(＋)。

若子宫不完全破裂，症状、体征可不典型。

（三）评估心理状况

产妇因剧烈的腹痛和休克症状，会有一种不祥的预兆，产生恐惧心理；若胎儿死亡或子宫切除会使产妇产生悲伤、失望、内疚的情绪。家属给予患者心理上的支持与理解，可减轻其心理反应。

（四）参阅相关资料

参阅产检卡，医疗病历等。

（五）治疗原则及主要措施

先兆子宫破裂者，以抑制宫缩，同时尽快行剖宫产术为原则。若子宫已破裂，应在抢救休克的同时迅速手术，取出胎儿及附属物，并根据情况，进行子宫修补术或子宫切除术。术后给予大剂量抗生素控制感染。

【护理诊断】

1.疼痛、腹痛。

2.组织灌注量改变。

3.自我形象紊乱。

【护理目标】

1.产妇疼痛减轻，不发生子宫破裂。

2.产妇生命体征维持在正常范围内。

3.产妇及家属悲痛情绪有所缓解，能正视现实。

【护理措施】

（一）减轻疼痛，防止子宫破裂

子宫破裂关键在于预防，应消除或避免引起子宫破裂的原因。严密观察产程，点滴缩宫素须专人监护，胎儿娩出前严禁肌注缩宫素；严格掌握剖宫产等产科手术指征及方法。

1.观察宫缩和腹部形状，发现先兆子宫破裂的征象，立即停止静脉点滴缩宫素，同时报告医生。

2.给予吸氧、建立静脉通路,以缓解胎儿窘迫并预防休克,同时做好术前准备。

3.遵医嘱给予抑制宫缩药物。

4.对产妇疼痛的感受表示理解,并解释采取的治疗、护理措施,指导病人作深呼吸。允许家属陪伴,从精神上减轻病人对疼痛的敏感性。

（二）抢救休克,维持正常的生命体征

发生子宫破裂,迅速采取以下措施。

1.取中凹位或平卧位,并给予吸氧、保暖。

2.遵医嘱输液、给药,同时尽快做好术前准备。

3.术前及术后密切观察病人血压、脉搏、呼吸、意识、阴道流血等情况,并记录。

（三）心理护理

1.对于胎儿死亡或子宫切除的患者及家属所表现的悲伤、怨恨等情绪,应表示同情和理解。

2.帮助他们尽快从悲伤中解脱出来,树立生活的信心。

（四）健康指导

1.加强产前检查,对胎位不正者应尽早矫正;近足月时,若存在头盆不称、胎位不正等可造成梗阻性难产的因素或有子宫手术史者,应让其提前住院。

2.子宫破裂多发生于经产妇及多次刮宫的妇女,因此要宣传计划生育对妇女健康的重要性。

3.对子宫破裂行子宫修补术的病人,若无子女,应指导其避孕2年后再怀孕,避孕方法可选用药物或避孕套。

【护理评价】

1.产妇是否积极配合产程中医护人员的治疗。

2.产妇及家属是否能面对现实,谈论有关孩子的话题。

9.3 产后出血产妇的护理

案例导入

吴女士,32岁,已婚,孕1产0,因宫内妊娠39周,阴道流液1 h入院。入院后24 h因未出现宫缩,故给予缩宫素静脉滴注引产成功。并在会阴侧切术下顺娩一男活婴,体重4 000 g,身长53 cm,Apgar评分10分。5 min后胎盘自然剥离,查胎盘胎膜完整。随后阴道出现大量出血伴血块形成,色鲜红,共计800 mL。产妇呈贫血貌,给予宫缩剂促进子宫收缩,子宫收缩好,宫底平脐,但阴道鲜血仍呈喷流状。

　　体格检查:体温 36.8 ℃,脉搏 115 次/min,呼吸 21 次/min,血压 95/60 mmHg。神志清楚,面容苍白,轻度贫血貌,皮肤黏膜未见出血点。宫底平脐,宫体质硬。即刻行阴道检查:宫颈 4 点位有 3 cm 长裂伤,有活动性出血,阴道侧切伤口未见明显延伸。

　　请思考:护理诊断及相应的护理措施有哪些? 如何对产妇进行健康指导?

　　胎儿娩出后 24 h 内,阴道出血量超过 500 mL 者,剖宫产者出血量超过 1 000 mL,称为产后出血。多发生在产后 2 h 内,是引起产妇死亡的重要原因之一。

【护理评估】

(一)询问健康史

1.了解存在引起产后出血的原因　最常见为产后子宫收缩乏力;其次为胎盘因素(胎盘剥离不全、胎盘剥离后滞留、胎盘或胎膜残留、胎盘粘连)以及软产道损伤;少见于凝血功能障碍。

2.收集产妇有关病史,如贫血、双胎、巨大儿、胎盘早期剥离、重症肝炎等,有无产程延长、过量应用镇静剂等。

(二)评估身体状况

　　胎儿娩出后有多量阴道流血、伴或不伴有失血性休克。病因不同,其出血时间、性质也不同。

1.产后出血的特点

表 9.2　各主要原因引起的出血的特点

胎盘娩出前出血	软产道撕裂	胎儿娩出后或娩出过程中即有活动性、鲜红色血液自阴道流出
	胎盘滞留	间歇性流出暗红色血,宫缩时出血停止而松弛时量增多,胎盘娩出延迟
胎盘娩出后出血	产后宫缩乏力	检查胎盘、胎膜无缺损,腹部触摸宫体柔软,出血呈间歇性,经按摩宫缩好转,而出血明显减少
	凝血功能障碍	出血不凝或伴有注射部位出血、鼻出血及其他部位出血;确诊需借助实验室检查判断

2.会阴裂伤的分度　会阴裂伤分度见图 9.3、表 9.3。

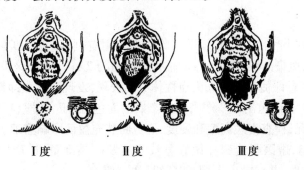

Ⅰ度　　　　Ⅱ度　　　　Ⅲ度

图 9.3　会阴裂伤分度

表 9.3　会阴裂伤分度

Ⅰ度	会阴皮肤及阴道入口黏膜撕裂
Ⅱ度	裂伤已达会阴体肌层
Ⅲ度	肛门外括约肌甚至直肠前壁撕裂

3.隐性出血　阴道外出血少,但血液积在阴道或宫腔内,此时宫底不断升高且柔软,推压宫底时,有大量血块和血液从阴道涌出,为宫腔内积血。

4.失血性休克症状　取决于出血量、速度及产妇身体素质。休克前常表现为眩晕、口渴、恶心、呕吐、打哈欠和烦躁不安,随之出现面色苍白、出冷汗、脉搏细数胸闷、呼吸急促、血压下降等。

（三）评估心理状况

由于产后出血,产妇及其家属多感到紧张和恐惧,担心产妇的生命安全。同时,因对医院环境和医疗技术条件不熟悉,对治疗和身体康复感到忧虑。

（四）参阅相关资料

分娩记录、医疗病历等。

（五）处理原则

立即查明病因,迅速止血、扩容纠正失血性休克及抗感染治疗。

【护理诊断】

1.组织灌注量不足　与失血性休克有关。

2.有感染的危险　与机体抵抗力降低、胎盘剥离创面或手术损伤有关。

3.活动无耐力　与贫血、营养摄入不足有关。

4.恐惧　产妇担心生命安全。

【护理目标】

1.产妇生命体征维持在正常范围,出血被发现和制止。

2.能说出感染的危险因素,体温和恶露无异常。

3.活动耐力渐增强,活动后无气急,情绪稳定,恐惧程度减轻。

【护理措施】

（一）防治休克

1.仔细测量和估计产后阴道流血量　临床上常用有刻度的器皿收集阴道出血;或采用面积估计法,一般以血染两层 5 cm×5 cm 估计出血量为 2 mL,10 cm×10 cm 为 5 mL,15 cm×15 cm 为 10 mL。注意评估产妇有无失血性休克的表现,发现异常立即报告医生。

2.观察生命体征及阴道出血　严密监测产妇的面色、血压、脉搏、呼吸等一般情况,注意宫缩及阴道流血情况,检查宫底高度和硬度,避免膀胱充盈而影响宫缩。

3.建立静脉通道,遵医嘱给药　做好急救物品及药品准备,让产妇取平卧位,保暖、给氧。按医嘱输液、输血,并记录出入量,注意纠正酸中毒等。

4.查找出血原因,协助医生迅速止血

(1)宫缩乏力性出血:加强宫缩以迅速有效地止血。

表 9.4　宫缩乏力性出血的处理措施

腹壁按摩子宫(图9.4)	一手置于子宫底部,拇指在前壁,其余四指在后壁,另一手在耻骨联合上按压下腹中部,将子宫上推,均匀有节律地按摩子宫,同时压出宫腔内积血
收缩剂的应用	在按摩子宫的同时遵医嘱用缩宫素 10 U 肌内注射或加入10%葡萄糖 20 mL 静脉缓慢注射,也可用缩宫素 20 U 加入 5%葡萄糖溶液中静脉点滴;血压不高者或无心脏病者,可用麦角新碱0.2 mg 肌内注射
宫腔内填塞纱条(图9.5)	在无输血及手术条件的情况下,抢救时可采用,但必须严格消毒,均匀填塞,不留空隙。填塞后应严密观察血压、脉搏等生命体征,注意宫底高度及子宫大小变化。24 h 后缓慢取出纱条,取出前先注射宫缩剂,给予抗生素防止感染
经阴道行子宫动脉结扎或次全子宫切除术	以上止血措施无效采用

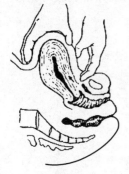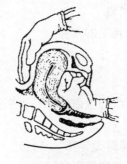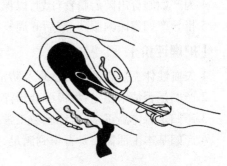

(a)腹壁按摩　　　(b)腹部–阴道双手按摸

图 9.4　按摩子宫法　　　　　　　图 9.5　宫腔填塞纱条

(2)胎盘因素:胎盘胎膜残留,用刮匙刮取宫内残留物;胎盘嵌顿,排空膀胱协助胎盘娩出或使用乙醚麻醉,松解狭窄环后用手取出;胎盘粘连,则在无菌操作下徒手剥离胎盘娩出;植入性胎盘不能分离者,行子宫次全切除。

(3)软产道撕裂:协助医生查明解剖关系,暴露裂伤部位,及时缝合伤口,防止产生血肿。

(4)凝血功能障碍:观察若有出血不凝或伴有注射部位出血、鼻出血及其他部位出血,协助医生查明病因,积极做好抗休克及纠正酸中毒等抢救的准备。使用药物改善凝血功能,输新鲜血液。

(二)缓解恐惧心理

1.陪伴在产妇身旁,解释出血的原因及各项治疗操作,并给予同情和鼓励,以增加安全感。

2.参与抢救时,助产士应冷静、敏捷,积极配合医生采取各种有效的治疗措施。

（三）预防感染

1.保持环境清洁，注意室内通风及消毒。

2.在止血抢救操作过程中（如人工剥离胎盘、宫腔内填塞纱条等）应严格执行无菌技术，防止细菌侵入生殖道。

3.监测体温变化，每日测体温4次。并定时送检血化验，发现异常报告医生；遵医嘱用抗生素。

4.会阴有伤口者，按会阴切开缝合术后护理。

（四）增强活动耐力

1.嘱产妇卧床休息，保持心情舒畅，酌情推迟下床活动时间。协助做好生活护理和婴儿护理。

2.指导病人增加营养，可少食多餐，给予高蛋白、高维生素，高热量易消化饮食。贫血严重者，遵医嘱静脉输血、补充铁剂等，以增加机体抵抗力。

（五）健康指导

1.对有产后出血危险的孕产妇需尽早做好准备工作。

2.向产妇讲解正常分娩过程，产后子宫复旧及恶露变化等知识，发现异常应及时就诊。

3.指导母乳喂养，促进子宫恢复，减少出血。

4.为产妇制订出院后膳食计划，以保证充足的营养。

5.指导产妇遵医嘱服药，产后6周复查。

【护理评价】

1.失血性休克是否被及时发现及防治，产妇生命体征是否平稳。

2.产妇是否情绪稳定，积极配合治疗。

3.产妇是否体温正常，白细胞数正常，恶露无异味。

4.产妇基本生活需要是否得到满足，疲劳感是否减轻。

9.4 羊水栓塞产妇的护理

羊水栓塞是指在分娩过程中羊水进入母体的血液循环，引起母体急性肺栓塞、过敏性休克、弥漫性血管内凝血（DIC）、急性肾功能衰竭等一系列的病理改变的严重并发症。可发生在足月分娩和妊娠10~14周钳刮术。大多发病突然，病情凶险，死亡率高达60%以上，是孕产妇死亡的主要原因之一。

近年研究认为，羊水栓塞主要是过敏反应，是羊水进入母体循环后，引起母体对胎儿抗原产生的一系列过敏反应，故建议命名为"妊娠过敏反应综合征"。

【护理评估】

（一）询问健康史

1.了解存在的病因　高龄初产妇、经产妇、有胎膜早破或人工破膜史、宫缩过强或缩宫素(催产素)应用不当、胎盘早期剥离、前置胎盘、子宫破裂或手术产易发生羊水栓塞。

2.收集产妇有关病史　羊水栓塞是由于羊水中的有形物质(胎儿毳毛、角化上皮、胎脂、胎粪)和促凝物质进入母体血液循环引起。胎膜已破、羊膜腔内压力增高(子宫收缩过强或强直性子宫收缩)、子宫壁上有异常开放的血管(宫颈或宫体损伤处有开放的静脉或血窦)是羊水栓塞发生的基本条件。

(二)评估身体状况

1.病理生理变化

(1)肺动脉高压:羊水进入母体血液循环后,其有形成分形成栓子,阻塞肺小血管,使肺小血管痉挛收缩,形成肺动脉高压,使右心负荷加重,出现充血性右心衰和缺血性左心衰,导致周围血循环衰竭,血压下降,出现休克;同时肺动脉缺血缺氧,肺水肿、甚至出血,造成急性呼吸衰竭。

(2)过敏性休克:羊水中有形成分成为致敏原作用于母体,引起Ⅰ型变态反应,导致过敏性休克。

(3)弥漫性血管内凝血(DIC):羊水中含有组织凝血活酶,进入母体的血液循环后,大量消耗凝血因子,激活纤溶亢进系统,导致DIC。

(4)急性肾功能衰竭:由于休克和DIC使得母体多脏器受累,出现急性肾功能衰竭。

2.临床表现　羊水栓塞多发生在分娩过程中,尤其是胎儿娩出前后的短时间内。发病时常首先出现一些前驱症状,如寒战、烦躁不安、咳嗽、气急、呕吐等症状。之后,很快出现呼吸困难、发绀。急性肺水肿时有咳嗽、吐粉红色泡沫痰、心率快、血压下降甚至消失。少数病例仅尖叫一声或打个哈欠后心跳呼吸骤停而死亡。有的可经过心肺功能衰竭和休克、出血、急性肾衰竭三个阶段。

(三)评估心理状况

由于羊水栓塞发病突然,病情凶险,产妇多感到痛苦和恐惧。家属因毫无思想准备,当产妇和胎儿的生命受到威胁时而感到焦虑,一旦抢救无效,会对医务人员产生抱怨和不满,甚至愤怒情绪。

(四)参阅相关资料

1.心电图　右心室,右心房扩张,可见到心肌劳损的表现。同时有心动过速。

2.胸片　表现为双侧弥漫性点状浸润阴影,沿肺门周围分布,伴有右心扩大。

3.实验室检查

(1)凝血功能的检查:DIC各项血液检查指标呈阳性。

(2)血涂片检查:采集下腔静脉血,镜检见到羊水的有形物质。

4.尸检　可见肺水肿、肺泡出血,主要脏器如肺、心、脑、胃等血管及组织中或心内血液离心后镜检找到羊水的有形物质。

(五)处理原则

一旦怀疑羊水栓塞,立即抢救。迅速抗过敏、纠正呼吸循环衰竭和改善低氧血症、抗休克、防止DIC和肾衰竭发生。

【护理诊断】

1.气体交换受阻　与肺动脉高压、肺水肿、过敏反应有关。

2.组织灌注量不足　与 DIC 及失血有关。

3.潜在并发症　休克、肾功能衰竭、感染。

4.恐惧　与病情危重有关。

【护理目标】

1.产妇胸闷、呼吸困难得到改善。

2.DIC 及失血得以纠正。生命体征平稳。

3.情绪稳定,恐惧程度减轻。

【护理措施】

1.改善低氧血症,维持心肺功能

(1)纠正缺氧:取半卧位,保持呼吸道通畅,行正压持续给氧,用面罩给氧或使用人工呼吸机,必要时行气管插管或气管切开。供氧可减轻肺水肿,改善脑缺氧。

(2)抗过敏:遵医嘱应用大剂量皮质激素,常选用地塞米松 20～40 mg 或氢化可的松 500 mg 静脉推注,以后依病情静脉滴注维持。

(3)解除肺动脉高压:尽早解除肺动脉高压,才能根本改善缺氧,预防急性右心衰竭、末梢循环衰竭和急性呼吸衰竭。遵医嘱用解痉剂:罂粟碱、氨茶碱、阿托品等解除肺、脑血管和冠状血管痉挛。

2.遵医嘱抗休克、防治 DIC、预防各器官功能衰竭

(1)抗休克:羊水栓塞引起的休克比较复杂,与过敏、肺源性、心源性及 DIC 等多种因素有关,必须综合考虑。

1)扩充血容量:休克时都存在有效血容量不足,应尽早、尽快补充新鲜血及血浆。扩容可选择低分子右旋糖酐-40、葡萄糖注射液 250～500 mL 静脉滴注。抗休克为 20～40 mL/min,日量不超过 1 000 mL。可根据中心静脉压指导输液。

2)纠正酸中毒:给 5%碳酸氢钠 250 mL 静脉滴注,最好做动脉血气分析及酸碱测定,按失衡情况给药。

3)调整血管紧张度:休克症状急骤而严重或血容量虽已补足但血压仍不稳定者,可选用血管活性药物,常用多巴胺 20～40 mg 加入 10%葡萄糖液 250 mL 静脉滴注,可保证重要脏器血供。

(2)防治 DIC:羊水栓塞诊断一旦确立,就应开始抗凝治疗,尽早使用肝素,以抑制血管内凝血,保护肾脏功能。警惕严重的产后出血发生,最安全的措施是在给肝素的基础上输新鲜血,并补充纤维蛋白原、血小板悬液及鲜冻干血浆等,以补充凝血因子,制止产后出血不凝。

(3)预防心、肾各器官功能衰竭:可用快速洋地黄制剂静脉注射,必要时 4～6 h 重复 1 次,辅以呋塞米静脉注射,防治心力衰竭。同时注意肾的血灌注量,当血容量补足后,血压回升而每小时尿量仍少于 17 mL 时,应给予利尿药物治疗。无效者常提示急性肾功能衰竭,应尽早采用血液透析等急救措施。及时正确使用抗生素以预防感染。

3.产科处理　羊水栓塞发生于胎儿娩出前,应遵医嘱积极改善呼吸循环功能、防止 DIC、抢救休克,待病情好转尽快结束分娩。如子宫颈口未开或未开全者,行剖宫产术;子宫颈口

开全,胎先露位于坐骨棘下者,可行产钳助产。术时及产后密切注意子宫出血等情况,产后出血不止者,行子宫切除术。

4.心理护理

(1)医护人员应沉着、冷静,以不增加产妇及其家属的焦虑和恐慌。

(2)陪伴在产妇身旁,给予鼓励,以增加安全感,缓解恐惧心理。

(3)理解和安慰家属,并向其介绍病情的严重性,以取得配合。必要时允许家属陪伴产妇。

(4)若产妇死亡,尽量做好家属安抚工作,帮助度过悲伤阶段。

5.预防措施

(1)人工破膜时不行人工剥膜,以减少子宫颈管的小血管破损。

(2)人工破膜应在宫缩间歇时进行。

(3)掌握剖宫产指征,术中刺破羊膜前保护好子宫切口上的开放性血管。

(4)掌握缩宫素应用指征,防止过强宫缩。

(5)对死胎、胎盘早期剥离等情况,应严密观察。

(6)避免产伤、子宫破裂、子宫颈裂伤等。

6.健康指导

(1)指导产妇产后加强营养,增强机体抵抗力,促进身体康复。

(2)产后 42 天检查时注意查尿常规和凝血功能检查。

(3)做好计划生育指导,再生育者需避孕一年。

【护理评价】

1.产妇胸闷、呼吸困难是否得到改善。

2.产妇是否发生了 DIC、休克、肾功能衰竭。失血是否得以纠正。生命体征是否平稳。

3.产妇情绪是否稳定,恐惧感是否减轻。能否主动配合治疗及护理。

思考题

选择题

1.胎膜早破是指(　　)。

A.胎膜在临产前破裂　　　　　　　　　B.胎膜在潜伏期破裂

C.胎膜破裂发生在活跃期　　　　　　　D.胎膜破裂发生在第一产程末

E.胎膜破裂发生在第二产程末

2.胎膜早破预防性使用抗生素的指征是(　　)。

A.破膜 2 h 以上　　　　　B.破膜 4 h 以上　　　　　　C.破膜 8 h 以上

D.破膜 10 h 以上　　　　　E.破膜 12 h 以上

3.胎膜早破孕妇正确的卧位是(　　)。

A.仰卧位　　　　　　　　B.右侧卧位　　　　　　　　C.左侧卧位,抬高臀部

D.头高足低位　　　　　　E.半坐卧位

4.产后出血是指(　　)。

A.胎盘娩出后 24 h 内出血达 500 mL　　B.胎儿娩出后 24 h 内出血达 500 mL

C.产后 10 d 内出血达 500 mL　　　　　D.产后 2 周内出血达 500 mL

E.产褥期出血 500 mL

5.产后出血最常见的原因是(　　)。

A.凝血功能障碍　　　　　B.软产道损伤　　　　　　　C.胎盘因素

D.子宫收缩乏力　　　　　E.子宫复旧不全

6.针对子宫狭窄环所致的胎盘嵌顿,正确的处理措施是(　　)。

A.牵拉脐带,协助胎盘娩出　　　　　　B.徒手伸入宫腔剥离胎盘

C.用刮匙取出残留胎盘　　　　　　　　D.按压宫底,协助胎盘娩出

E.使用麻醉药后,用手取出胎盘

7.分娩期产妇一旦发现子宫先兆破裂,首选的措施是(　　)。

A.抗休克,静脉输液、输血　　　　　　B.停止一切操作,抑制宫缩

C.行阴道助产,尽快结束分娩　　　　　D.使用大量抗生素预防感染

E.以上全正确

8.关于产后出血的诊断检查,下列正确的是(　　)。

A.评估产后出血量　　　　　　　　　　B.监测生命体征,测血压 15~30 min

C.腹部检查　　　　　　　D.胎盘检查　　　　　　　　E.以上都正确

9.以下关于羊水栓塞的治疗,错误的是(　　)。

A.使用肾上腺皮质激素抗过敏　　　　　B.治疗凝血功能障碍

C.使用抗生素预防感染　　　　　　　　D.使用镇静解痉药物解除支气管痉挛

E.等待自然分娩

10.羊水栓塞的常见病因有(　　)。

A.胎膜早破　　　　　　　B.前置胎盘　　　　　　　　C.子宫强直性收缩

D.子宫有开放的血管　　　E.以上都正确

11.张女士,第一胎足月顺产,当胎儿娩出后,立即阴道出血约 500 mL,血液呈鲜红色,很快凝成血块,此时胎盘尚未娩出,根据上述情况,考虑出血原因最大可能是(　　)。

A.宫缩乏力　　　　　　　B.软产道损伤　　　　　　　C.胎盘滞留

D.胎盘残留　　　　　　　E.凝血功能障碍

12.患者 25 岁,急产,胎儿娩出后产妇突然发生呼吸困难,紧张,迅速出现循环衰竭、休克及昏迷。该孕妇最大的可能是(　　)。

A.休克　　　　　　　　　B.子痫　　　　　　　　　　C.虚脱

D.羊水栓塞　　　　　　　E.心衰

(13~15 共用题干)

李女士,孕 37 周,第 1 胎,头先露。临产 11 h,宫口开全 30 min,见"拨露"及流出的羊水混浊,医师即钳产,娩出一体重 2 800 g 活女婴。15 min 后娩出胎盘,子宫间歇性出血

300 mL,检查:胎盘胎膜完整。宫体柔软,呈袋状,经按摩宫缩好转,出血量减少,宫颈未见损伤,阴道伤口出血不多。

13.李女士需产钳助产的原因是(　　　)。

　A.早产　　　　　　　　B.胎儿窘迫　　　　　　　　C.第一产程延长

　D.第二产程延长　　　　E.屏气用力欠佳

14.李女士出血原因最可能是(　　　)。

　A.软产道损伤　　　　　B.子宫收缩乏力　　　　　　C.胎盘、胎膜遗留

　D.凝血功能障碍　　　　E.子宫循环血量增多

15. 应采取的措施是(　　　)。

　A.继续观察　　　　　　B.给予静脉输血　　　　　　C.缝合阴道伤口

　D.加强子宫收缩　　　　E.抬高床头

(16~18 题共用题干)

　　某产妇双胎妊娠,产前合并有轻度妊娠期高血压疾病,产后阴道持续出血,胎儿娩出后24 h 出血量达 600 mL,检查子宫软,按摩后子宫变硬,阴道流血减少,该产妇诊断为产后出血。

16.造成该产妇产后出血的最可能原因是(　　　)。

　A.子宫收缩乏力　　　　B.胎盘残留　　　　　　　　C.软产道裂伤

　D.凝血功能障碍　　　　E.胎膜残留

17.该产妇给药首选(　　　)。

　A.麦角新碱　　　　　　B.硫酸镁　　　　　　　　　C.酚磺乙胺

　D.维生素 K　　　　　　E.缩宫素

18.该产妇最不可能出现的护理问题是?(　　　)

　A.有组织灌注量改变的危险　　　　　　　　　　　　B.有感染的危险

　C.疲乏　　　　D.有受伤的危险　　　　E.焦虑

(19~20 题共用备选答案)

　A.用刮匙取出残留组织　　B.应用宫缩剂止血　　　　C.结扎盆腔血管止血

　D.缝合止血　　　　　　　E.切除子宫止血

19.胎盘植入造成的产后出血应采取的止血措施为(　　　)。

20.软产道裂伤造成的出血应采取的止血措施为(　　　)。

(张　红　吴义军)

任务 10　异常产褥期产妇的护理

📖 学习目标

- 掌握产褥感染、产褥病率、晚期产后出血的概念；产褥感染、晚期产后出血的护理评估及护理措施。
- 熟悉产褥感染、晚期产后出血的病因及预防。
- 了解产后抑郁症的病因、表现及护理。
- 具有良好的沟通能力，运用语言和非语言沟通技巧，关爱母儿健康。

📖 知识点

- 产褥感染的护理措施。

10.1　产褥感染产妇的护理

案例导入

方女士，29 岁，妊娠 39 周，因产程较快，在家中分娩。产后第 10 d，寒战、发热，小腹胀痛，恶露有臭味，自行口服头孢类药物，效果不明显，到医院就诊。

请问：方女士最可能发生了什么情况？为确诊应做哪些检查？确诊后应给予哪些护理措施？

产褥感染是指分娩时及产褥期生殖道受病原体侵袭引起局部或全身的炎症变化。临床上多于产后 3~7 d 出现感染症状，可表现为发热、寒战，恶露增多有臭味，严重者可出现败血症、中毒性休克。若在分娩结束 24 h 以后的 10 日内，用口表每日测量体温 4 次，有 2 次达到或超过 38 ℃称为产褥病率。产褥病率多由产褥感染引起，此外还有泌尿系统感染、上呼吸道感染、急性乳腺炎等感染性疾病。

【护理评估】

1.健康史　询问有无泌尿、生殖道感染史，卫生习惯，本次妊娠情况，如有无并发症，分娩过程产程是否延长,有无手术助产及产道损伤情况等。

2.身体状况

(1)急性外阴、阴道、宫颈炎:外阴伤口感染时,局部有灼热、红肿、疼痛、硬结,伤口缝线处可见脓点或脓性分泌物;阴道炎症可出现阴道局部疼痛、黏膜充血、水肿、溃疡、脓性分泌物增多。宫颈感染,症状多不明显,感染可上延。

(2)急性子宫内膜炎、子宫肌炎:病原体经胎盘剥离面侵入先引起急性子宫内膜炎,是产褥感染最常见类型。表现为低热,下腹部疼痛,阴道有大量脓性分泌物且有臭味。继续侵犯肌层导致子宫肌炎,可表现为高热、寒战、头痛、子宫复旧不良,子宫有压痛,尤其宫底部明显,伴白细胞升高。

(3)急性盆腔结缔组织炎、输卵管炎:表现为寒战、高热,下腹疼痛、腹胀,宫旁结缔组织片状增厚、压痛、输卵管增粗、可触及形状不规则的包块,白细胞持续升高。

(4)急性盆腔腹膜炎与弥漫性腹膜炎:表现为高热、寒战,恶心、呕吐、腹胀,持续性下腹剧痛,有明显压痛、反跳痛、肌紧张。可形成盆腔脓肿,如炎症波及膀胱与肠管可出现尿频、腹泻、里急后重等。

(5)盆腔及下肢血栓性静脉炎:盆腔血栓性静脉炎表现为寒战、高热,可持续数周,局部表现与盆腔结缔组织炎相似。下肢血栓性静脉炎多继发于盆腔血栓性静脉炎,表现为弛张热、下肢持续性疼痛,因下肢静脉回流受阻,引起下肢水肿、皮肤发白、疼痛,称"股白肿"。

(6)脓毒血症及败血症:感染性血栓脱落进入血液循环可引起脓毒血症,随后可并发感染性休克。侵入血液循环的细菌大量繁殖形成败血症,出现持续性高热、寒战及全身中毒症状,可危及生命。

3.心理—社会支持状况　由于持续高热、寒战、局部疼痛使产妇产生焦虑不安的情绪,产妇可因母子分离及自己不能照顾新生儿而感到失落和内疚。

4.辅助检查

(1)血液检查:白细胞计数常超过 $20×10^9/L$,中性粒细胞明显升高,血沉加快。

(2)细菌培养:血液细菌培养可查出致病菌;也可采用宫颈与宫腔分泌物、后穹隆穿刺物作细菌培养和药敏试验,有助于诊断子宫内膜炎。

(3)CT、B 型超声、彩色超声多普勒检查:能够对炎性包块、脓肿做出定位及定性诊断。

5.治疗原则及主要措施　积极控制感染,并纠正全身状况。

(1)支持疗法:纠正贫血及电解质紊乱。

(2)清除感染灶:清除宫腔残留物,会阴伤口感染及脓肿及时切开引流。严重感染,经积极治疗无效,应及时行子宫切除术。

(3)正确使用抗生素:未确定病原体时,选用广谱、高效抗生素。然后根据细菌培养和药敏试验结果调整抗生素种类和数量,必要时加用肾上腺皮质激素。

【护理诊断】

1.体温过高　与生殖道局部及全身感染有关。

2.疼痛　与炎症刺激有关。

3.焦虑　与母子分离和相关知识缺乏有关。

【护理目标】

1.产妇感染得到控制,体温正常,白细胞计数正常。

2.产妇疼痛减轻或消失。

3.产妇情绪稳定,焦虑明显减轻或消失。

【护理措施】

1.一般护理

(1)保持室内安静、清洁、空气流通,注意保暖。

(2)指导产妇充足的休息,进食高蛋白、高热量、高维生素、易消化食物,鼓励多饮水,以保证足够的液体摄入。

(3)取半卧位,以利恶露排出或炎症局限于盆腔。

2.病情观察

(1)密切监测生命体征,每4 h 1次。

(2)观察是否出现恶心、呕吐、腹胀、腹痛、全身乏力等症状。

(3)观察并记录恶露的颜色、性状、量和气味,子宫复旧及会阴伤口情况。

3.治疗配合

(1)遵医嘱对症支持治疗。

(2)做好脓肿引流术、清宫术、后穹隆穿刺术的护理配合。

(3)正确有效地使用抗生素。

(4)出现感染性休克或肾衰竭者应积极配合抢救。

4.心理护理　及时向产妇及家属介绍病情及治疗护理情况,以解除产妇及家属的疑虑,增强治疗的信心。

5.健康指导　指导产妇自我观察,勤换会阴垫,保持会阴部清洁干燥;治疗期间禁盆浴。卧床采取半卧位或抬高床头,促进恶露排出。

【护理评价】

1.产妇感染是否得到控制,产妇体温是否正常,舒适感有无增加。

2.产妇疼痛是否逐渐减轻至消失。

3.产妇焦虑情绪是否减轻或消失,能否配合治疗与护理。

10.2　晚期产后出血产妇的护理

晚期产后出血是指分娩结束24 h后,在产褥期内发生的子宫大量出血。多见于产后1~2周,亦可迟至产后2月左右发病。

【护理评估】

1.健康史　护士在接诊产妇时应详细询问分娩经过,了解可能的原因。

(1)胎盘、胎膜残留:最常见,多发生于产后10 d左右。粘附在子宫腔内的小块胎盘组织发生变性、坏死、机化,可形成胎盘息肉。当坏死组织脱落时,基底部血管开放,引起大量出血。

(2)蜕膜残留:产后1周内正常蜕膜脱落并随恶露排出,若蜕膜剥离不全或剥离后长时间残留在宫腔内诱发子宫内膜炎症,影响子宫复旧,可引起晚期产后出血。

(3)子宫胎盘附着部位复旧不全:胎盘娩出后,子宫胎盘附着部位立即缩小,其边缘有内膜向内生长,内膜逐渐修复,需 6~8 周。若胎盘附着面复旧不全,可使血栓脱落,血窦重新开放,导致子宫大量出血。多发生在产后 2 周左右。

(4)感染:以子宫内膜炎多见,炎症可引起胎盘附着面复旧不全及子宫收缩不佳,血窦关闭不全导致子宫出血。

(5)剖宫产术后子宫切口裂开:多见于子宫下段剖宫产横切口两侧端,主要原因是感染与伤口愈合不良。

(6)肿瘤:妊娠滋养细胞肿瘤、子宫黏膜下肌瘤。

2.身体状况

(1)阴道流血:产后血性恶露持续时间延长,反复阴道流血或突然大量出血;剖宫产后出血,常表现为大量出血,甚至危及产妇生命。

(2)发热和腹痛:常合并感染,伴恶露量增多,有恶臭味。

(3)评估:有无面色苍白、脉搏细弱及血压下降;评估子宫复旧情况,腹部检查有子宫复旧不良,子宫入盆时间推迟等,伴有感染时子宫压痛明显等征象。必要时进行妇科检查。

3.心理—社会支持状况　因反复阴道流血或突然大量流血,产妇可出现紧张焦虑甚至恐惧情绪,由于不能正常哺乳及照顾新生儿,产妇及家属可出现担忧情绪。

4.辅助检查　血、尿常规检查;B 超检查了解子宫大小、宫腔内有无残留物、子宫切口愈合情况;刮出宫腔内组织送病检;血 HCG 测定。

5.治疗原则及主要措施

(1)保守治疗:纠正贫血,抗休克,给予宫缩剂和广谱抗生素。

(2)手术治疗

1)胎盘胎膜、蜕膜残留或胎盘附着面复旧不全,可行清宫术。

2)剖宫产术后切口裂开大量阴道流血者,行剖腹探查。切口周围组织坏死范围少,炎症反应轻微,可作清创缝合及髂内动脉、子宫动脉结扎止血或髂内动脉栓塞术;若组织坏死范围大,酌情行子宫次全切除术或子宫全切术。

【护理诊断】

1.体液不足　与子宫大量出血有关。

2.有感染的危险　与反复阴道流血、贫血致机体抵抗力低下有关。

【护理目标】

1.产妇阴道流血逐渐停止,腹痛消失。

2.产妇未发生感染。

3.产妇舒适感增加,情绪平稳。

【护理措施】

1.一般护理

(1)保持环境安静、清洁、舒适。

(2)指导产妇充分休息,取半卧立。进食高蛋白、高热量、高维生素、富含铁的食物。

(3)保持会阴清洁。

2.病情观察　严密观察阴道流血情况、生命体征及子宫复旧情况。

3.医护配合

(1)遵医嘱给予宫缩剂和广谱抗生素。

(2)做好清宫术、剖腹探查术的护理配合,并将刮出物送病理检查。

4.心理护理　关心安慰产妇,鼓励产妇及家属表达内心的疑虑,并适时提供帮助和指导,使其情绪稳定并配合治疗。

5.健康指导

(1)教会产妇观察恶露、子宫复旧及切口情况,有异常及时就诊。

(2)注意产褥期卫生,预防感染。

【护理评价】

1.产妇阴道流血是否停止,腹痛是否消失。

2.产妇是否发生感染。

3.产妇舒适感是否增加,情绪是否平稳。

10.3　产后抑郁症产妇的护理

案例导入

黄女士,29 岁,结婚 1 年,婚后意外怀孕,1 个月前顺利分娩一 3 500 g 的男婴。在家人的呵护下,母子健康。孩子满月后,家人发现黄女士的一些变化,她白天无精打采,晚上睡不着觉,怕声音和光亮,易发脾气,对什么都没有兴趣,胃口也不好,奶水明显减少,总担心孩子会生病,怀疑自己能否把孩子养大,甚至有抱孩子去跳楼的念头。看着黄女士日渐消瘦的面庞,家人很着急,即到医院就诊。

请问:黄女士最可能发生了什么情况? 黄女士最主要的护理诊断是什么? 该如何对黄女士进行护理?

产后抑郁症是指产妇在产褥期出现抑郁症状,是产褥期非精神病性精神综合征中最常见的一种类型。多在产后 2 周内发病,产后 4~6 周症状明显,病程可持续 3~6 个月。发病率国外报道为 3.5%~33.0%,国内为 3.8%~16.7%。产后抑郁症不仅影响产妇的生活质量,还会影响家庭功能及亲子行为,影响婴儿认知能力和情感发展。

【护理评估】

1.健康史　评估产妇的性格特征及人格类型,询问有无抑郁症、精神病的个人史及家族史,有无重大精神创伤史。了解本次妊娠经过及分娩过程是否顺利,有无难产、手术产、产时产后的并发症、婴儿健康状况及家庭社会支持系统等。

2.身体状况

(1)典型症状:情感低落、思维迟缓、意志活动减退,表现为压抑、沮丧、焦虑、易激惹、注意力不集中等。

(2)失去自理及照顾婴儿的能力,重者可有自我伤害或伤害婴儿的行为。

(3)自主神经功能紊乱的症状:心悸、头晕、耳鸣、食欲不振等。

3.心理—社会支持状况　评估产妇的情绪变化,人际交往能力及社会支持系统是否完善。

4.辅助检查

(1)爱丁堡产后抑郁量表:目前最常用,包括 10 个条目,4 级评分,总分≥12 分可诊断为产后抑郁症。

(2)产后抑郁筛查量表:包括睡眠/饮食失调、焦虑/担心、情绪不稳定、精神错乱、丢失自我、内疚/羞耻及自杀的想法等 7 个因素,共 35 个条目,分 5 级评分,总分≥60 分为筛查产后抑郁症的临界值。

知识拓展

　　爱丁堡产后抑郁表(EPDS)是一个在西方广泛应用的心理量表,1998 年香港中文大学的 Lee 等编译成中文版的 EPDS 表。EPDS 共 10 个条目,分别涉及心境、乐趣、自责、抑郁、恐惧、失眠、应付能力、悲伤、哭泣和自伤等。每个条目的描述也分为 4 级,按其所显示的症状严重程度从无到极重,分别赋值 0~3 分,即 0 分(从未)、1 分(偶尔)、2分(经常)、3 分(总是)。推荐用总分为 9 分作为筛查产后抑郁症患者的临界值,用 12分作为筛查严重产后抑郁症患者的临界值。

爱丁堡产后抑郁量表

注意:不只是您今天的感受,而是过去分娩至今的感受。

A.0 我不觉得悲伤。

　1 我觉得悲伤。

　2 我时时感到悲伤,无法驱除这种感受。

　3 我悲伤或不快乐得无法忍受。

B.0 对将来我并不感到特别沮丧。

　1 对将来我感到沮丧。

　2 我觉得将来没有什么希望。

　3 我感到将来没希望,事情不能改善。

C.0 我不觉得自己像是个失败者。

　1 我觉自己已比一般的人失败得更多。

　2 回顾过去,我所看到的就是一连串的失败。

　3 身为一个人我觉得我是彻底的失败者。

D.0 我现在从事情中得到的满足跟过去一样多。

1 与过去比较,现在我比较不能从事情中获得喜悦。

2 我再也不能从任何事情中获得真正的满足。

3 我对样样事都不满或厌烦。

E.0 我不特别觉得罪恶。

　1 相当多的时间我觉得罪恶。

　2 大部分时间,我觉得自己真的很罪恶。

　3 我总是感到罪恶。

F.0 我不认为我正受惩罚。

　1 我感到或许会受罚。

　2 我料想会受惩罚。

　3 我觉得自己正在受罚。

G.0 我对自己不感到失望。

　1 我对自己感到失望。

　2 我讨厌自己。

　3 我恨自己。

H.0 我不觉得自己比别人更坏。

　1 我因自己有弱点或错误而批评自己。

　2 我由于自己的过错而经常自责。

　3 我因发生的一切坏事而自责。

I.0 我没有自杀的念头。

　1 我有自杀的念头,但没有付诸实行。

　2 我想自杀。

　3 如果有机会我会自杀。

J.0 我并不比平常容易哭。

　1 我比以前更爱哭。

　2 现在我时时在哭。

　3 我过去很会哭,但如今纵使我想哭也哭不出来了。

K.0 我和以前一样,没有特别暴躁。

　1 我比以前容易激怒或暴躁。

　2 现在我时时感到暴躁。

　3 过去经常使我暴躁的事情一点也不再使我暴躁了。

L.0 我对他人并没失去兴趣。

　1 我现在不像过去那样对他人感到兴趣。

　2 我对他人已失去大部分的兴趣。

　3 我对他人已完全失去兴趣。

M.0 我大致与以前一样做决定。

　1 我现在比以前更会拖延去做决定。

2 我现在比以前更难做决定。

3 我再也无法做任何决定。

N.0 我不觉得我自己比以前丑。

　1 我烦恼自己看起来渐老或渐不吸引人了。

　2 我觉得外貌有了永久性变化,使我看起来不吸引人。

　3 我相信自己长得丑。

O.0 大致而言,我能够像往常一样好好地工作。

　1 我需要特别努力,才能开始做事。

　2 无论任何事情,我都必须很辛苦勉强自己,才能去做。

　3 我一点也无法工作。

P.0 我能像平常般睡好觉。

　1 我不如以往睡得好。

　2 我比平常早一二小时醒来,并且发现难以再入眠。

　3 我比平常早好几小时醒来,而且无法再入眠。

Q.0 我并没有比平常更疲倦。

　1 我比以前更容易累。

　2 几乎任何事我一做就累。

　3 我太累了以致无法做任何事。

R.0 我的食欲和以前一样好。

　1 我的食欲不如以前好。

　2 我的食欲很差。

　3 我没有一点食欲。

S.0 我近来体重未见减轻,即使有也是不多。

　1 我的体重减轻 5 磅(3.5 kg)以上。

　2 我的体重减轻 10 磅(6.6 kg)以上。

　3 我的体重减轻 15 磅(10 kg)以上。

T.0 我跟以前一样不担心我的健康。

　1 我担心我身体上的不舒服,诸如:头痛及身体上的病痛、胃不舒服或便秘等。

　2 我很担心身上的不舒服,并且难以去考虑其他事情。

　3 我非常担心我身体上的不舒服,以致无法去考虑任何其他的事情。

U.0 我并未发现我最近对于性的兴趣有任何转变。

　1 我对于性比以前不感兴趣。

　2 我目前对于性较缺乏兴趣。

　3 我对于性完全失去兴趣。

5.治疗原则及主要措施　识别诱因,对症处理。

(1)心理治疗:个体化的心理辅导,解除致病的心理因素。增强产妇的自信心,提高自我价值意识。

（2）药物治疗：抗抑郁药以尽量不通过乳汁为宜，如帕罗西汀、氟西汀、阿米替林和舍曲林。

【护理诊断】

1.家庭运作过程失常　与无法承担母亲角色有关。

2.有对自己实施暴力的危险　与产后严重的心理障碍有关。

【护理目标】

1.产妇情绪稳定，能配合护理人员及家人采取有效的应对措施。

2.产妇能进入母亲角色，能关心照顾婴儿。

3.产妇的生理、心理行为正常。

【护理措施】

1.一般护理　提供安静、安全、舒适的环境，合理营养，保证产妇有良好的哺乳能力。鼓励或陪伴产妇白天从事多次短暂的活动，协助产妇入睡，保证充足的睡眠。防止产妇出现自伤或伤害婴儿行为。

2.心理护理　鼓励产妇表达内心的感受，耐心倾听，并做好疏导工作，使产妇感到被支持、理解和尊重。指导产妇多与他人沟通交流，增强自信心。鼓励家庭社会支持系统共同参与，协助产妇适应母亲角色。

3.治疗配合　遵医嘱正确使用抗抑郁药，并注意观察药物疗效及不良反应。重症病人需请心理医师或精神科医师进行治疗。

4.健康教育

（1）避免不良的精神刺激和压力。

（2）为产妇提供心理咨询，以有效应对各种压力。

5.提供预防措施　产后抑郁症的产妇约70%能在产后1年内治愈，但再次妊娠有50%复发率，因此早期识别、早期干预是预防产后抑郁症加重、造成严重后果的根本措施。

（1）加强孕期保健，普及妊娠、分娩相关知识，减轻孕产妇对妊娠、分娩的紧张、恐惧心理。

（2）有精神疾病家族史的产妇，应密切观察，给予更多的关爱、指导，避免不良刺激。

（3）分娩过程中，医护人员要充满爱心和耐心，尤其对产程长、精神压力大的产妇，更需要解释分娩过程。

（4）对照看产妇的家属及卫生职业人员加强宣传，使产后抑郁症能被早期识别，并得到及时正确的治疗。

（5）关注高危人群，包括不良分娩史、死胎、畸形胎儿的产妇，应向她们说明产生的原因，用亲切、温和、友善的语言鼓励产妇，增强信心。

【护理评价】

1.产妇情绪是否稳定，能否配合护理人员及家人采取有效的应对措施。

2.产妇能否进入母亲角色，能否关心照顾婴儿。

3.产妇的生理、心理行为是否正常。

思考题

选择题

1.产褥感染的病因,错误的是(　　)。

A. 产道本身存在细菌　　　　　　　　B. 妊娠末期性交、盆浴

C. 医务人员的手、呼吸道以及各种手术器械的接触

D. 缩宫素的使用　　　　　　　　　　E.以上都是

2.产后异常表现是(　　)。

A. 产后 12 h 体温 37.8 ℃　　　　　　B. 产后 3 d 下腹部阵痛,有时需要服用止痛药

C. 产后 4 d 仍为血性恶露

D. 经阴道分娩的产妇,产后半月宫底在耻上一横指

3.产褥感染中最常见的是(　　)。

A.急性输卵管炎　　　　B. 急性外阴炎　　　　　　C.急性盆腔结缔组织炎

D.急性子宫内膜炎

4.会阴部感染表现不包括(　　)。

A.局部出血　　　　　　B.局部疼痛　　　　　　　C.局部触痛

D.局部红肿　　　　　　E.针孔流脓

5.产妇,26 岁,产后 10 d。血性恶露持续 8 d,近 2 d 反复阴道出血,量较多,导致该产妇晚期产后出血最可能的原因是(　　)。

A.子宫复旧不全　　　　B.子宫胎盘附着面感染　　C.蜕膜残留

D.剖宫产术后子宫伤口裂开　　　　　　E.胎盘、胎膜残留

（王　伟　胡亮亮）

参考答案

任务 1

1—5　CCCEA　　　6—10　BCCCC

任务 2

1—5　DCBCC　　　6—10　DCBDB

任务 3

1—5　DCABC　　　6—10　BEDDB

任务 4

1—5　EBAAB　　　6—10　EDBCC　　　11　E

任务 5

1—5　DDEBD　　　6—10　CBAAE　　　11—15　CCEBB　　　16—20　AAEDC

21—23　BDD

任务 6

1—5　BDCBE　　　6—10　DCDCC

任务 7

1—5　ECEAC　　　6—10　CCDAA

任务 8

1—5　CDDCB　　　6—10　CBCEB

任务 9

1—5　AEDBD　　　6—10　EBEEE　　　11—15　BDBBD　　　16—20　AEDED

任务 10

1—5　DDDEE

参考文献

[1] 谢幸,苟文丽.妇产科学[M].8版.北京:人民卫生出版社,2013.

[2] 张宏玉,蔡文智.助产学[M].北京:中国医药科技出版社,2014.

[3] 魏碧容.高级助产学[M].2版.北京:人民卫生出版社,2012.

[4] 郑修霞.妇产科护理学[M].5版.北京:人民卫生出版社,2012.

[5] 雷蕴,耿力.妇产科护理学[M].北京:人民卫生出版社,2014.

[6] 张海琴.妇产科护理[M].北京:中国科学技术出版社,2014.

[7] 茅清,李丽琼.妇产科学[M].7版.北京:人民卫生出版社,2014.